实用消化内科疾病诊疗新进展

于 飞 编著

天津出版传媒集团

天津科技翻译出版有限公司

图书在版编目（CIP）数据

实用消化内科疾病诊疗新进展 / 于飞编著 . — 天津：
天津科技翻译出版有限公司 , 2018.5（2024.4重印）
 ISBN 978-7-5433-3851-7

 Ⅰ . ①实… Ⅱ . ①于… Ⅲ . ①消化系统疾病 — 诊疗
Ⅳ . ① R57

 中国版本图书馆 CIP 数据核字（2018）第 126189 号

出　　　版：天津科技翻译出版有限公司
出　版　人：刘子媛
地　　　址：天津市南开区白堤路 244 号
邮政编码：300192
电　　　话：022-87894896
传　　　真：022-87895650
网　　　址：www.tsttpc.com
印　　　刷：三河市华东印刷有限公司
发　　　行：全国新华书店
版本记录：787×1092　16 开本　15 印张　300 千字
　　　　　2018 年 5 月第 1 版　2024 年 4 月第 2 次印刷
　　　　　定价：95.00 元

作 者 简 介

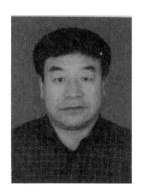

    于飞，汉族，1968 年生，甘肃灵台人，大学本科，2016 年 6 月任榆中县第三人民医院院长。

    从事内科疾病诊疗 20 余年，在业务学术方面，先后开展了经内镜置入支架治疗、内镜下介入治疗和电子结肠镜诊疗。先后在国家级、省级刊物发表多篇论文。带领榆中县第一人民医院内科团队荣获甘肃省医学会消化内镜专业委员会授予的"富士最佳图片奖"。2015 年，被甘肃省抗癌协会聘为"甘肃省抗癌协会胃癌／大肠癌专业委员会青年委员会委员"。

前　言

　　消化内科疾病是临床实践中的常见病、多发病，与遗传、环境、生活方式、社会心理等多种因素有关，严重威胁着人类的健康和生活质量。随着医学科学的迅速发展，消化内科在诊断技术和治疗方法上都有了很大的提高，新的设备、新的诊治手段、新的药物和新的观点日新月异，对许多疾病的认识也在不断深化和提高。作为一名消化内科的医生必须不断学习，更新知识，以尽快适应和跟上科技发展的变化要求。为了及时总结消化内科的成熟经验，充分反映消化内科领域的最新成就，同时便于临床医生能合理有效地开展诊疗，编者在参阅了目前较权威、较先进的文献资料的基础上，结合自身的临床经验，编著了《实用消化内科疾病诊疗新进展》一书。

　　本书共六章，详细介绍了胃十二指肠疾病、肠道疾病、胃肠动力性疾病、功能性胃肠病、消化内镜的临床应用、结肠动力功能检测等方面的内容。本书概念清楚、重点突出、层次分明、结构严谨、语言简洁流畅、图像清晰典型、图文并茂。期望为广大医师，尤其是为基层医务工作者提供一部资料新、内容全、专业性强、临床实用价值较高的参考书。

　　由于编者水平有限，书中难免存在不足，敬请广大读者批评、指正。

目　录

第一章 胃十二指肠疾病

第一节 胃十二指肠的解剖与功能

一、胃的解剖

胃是消化系统的重要器官，上连食管，下续十二指肠，有收纳食物、分泌胃液消化食物的作用，而且还具备分泌功能。胃的大小、形态、位置可因其充盈程度、体位、年龄和体形等状况而有不同，成人胃的容量为 1 000 ～ 3 000 mL，在中等度充盈时，平均长度为 25 ～ 30 cm。胃大部分位于左季肋区，小部分位于腹上区。胃的位置常因体形、体位、胃内容物的多少及呼吸而改变，有时胃大弯可达脐下甚至盆腔。

胃有上下二口，大小二弯，前后二壁，并分为四部。胃的上口称贲门，即胃的入口，上接食管。下口称幽门，即胃的出口，与十二指肠相接。胃小弯相当于胃的右上缘，凹向右后上方，胃小弯在近幽门处有一凹陷，称角切迹，此角在钡剂造影时为胃小弯的最低处，是胃体与幽门部在胃小弯的分界。胃大弯起始于贲门切迹，此切迹为食管左缘与胃大弯起始处所构成的夹角。胃大弯从起始处呈弧形凸向左上方，形成胃底的上界，其后胃大弯凸向左前下方，形成胃的下缘。胃在空虚时有明确的前后壁，充盈时胃就不存在明显的前后壁。

（一）胃的分区

一般将胃分为 5 个区域。

1. 贲门

食管与胃交界处，在第 11 胸椎左侧，其近端为食管下端括约肌，位于膈食管裂孔下 2 ～ 3 cm，与第 7 肋软骨胸骨关节处于同一平面。食管腹段与胃大弯的交角叫贲门切迹，该切迹的胃黏膜面有贲门皱襞，具有防止胃内容物向食管反流的作用。贲门部为贲门周围的部分，与胃的其他部分无明显的分界线。

2. 胃底

胃的最上部分，位于贲门至胃大弯水平连线之上。胃底上界为横膈，其外侧为脾，食管与胃底的左侧为 His 角。胃底指贲门切迹平面以上膨出的部分，其中含有空气，于 X 线片上可见此气泡，在放射学中称胃泡。

3. 胃体

胃底以下部分为胃体，其左界为胃大弯，右界为胃小弯；胃小弯垂直向下突然转向右，其交界处为胃角切迹，胃角切迹到对应的胃大弯连线为其下界。胃体所占面积最大，含大多数壁细胞。

4. 胃窦

胃角切迹向右至幽门的部分称为胃窦部，主要为 G 细胞。

5. 幽门

位于第 1 腰椎右侧，幽门括约肌连接胃窦和十二指肠。幽门为胃的出口，连接十二指肠，相连接处的浆膜表面见一环形浅沟，幽门前静脉沿此沟的腹侧面下行，该静脉是术中区分胃幽门与十二指肠的解剖的标志。幽门部又可分为左侧部较膨大的幽门窦，临床上称此处为胃窦；右侧部近幽门处呈管状的幽门管，幽门管长 2 ～ 3 cm。胃溃疡和胃癌易发生于幽门窦近胃小弯处。

(二) 胃的毗邻与韧带

胃前壁左侧与左半肝邻近，右侧与膈邻近，其后壁隔网膜囊与胰腺、左肾上腺、左肾、脾、横结肠及其系膜相邻，胃的前后壁均有腹膜覆盖，腹膜自胃大、小弯移行到附近器官，即为韧带和网膜。

1. 肝胃韧带与肝十二指肠韧带

肝胃韧带连接肝左叶下横沟和胃小弯，肝十二指肠韧带连接肝门与十二指肠，共同构成小网膜，为双层腹膜结构。肝十二指肠韧带中含胆总管、肝动脉和门静脉。

2. 胃结肠韧带

连接胃和横结肠，向下延伸为大网膜，为 4 层腹膜结构。大网膜后层与横结肠系膜的上层相连，在横结肠肝区与脾区处，两者之间相连较松，容易解剖分离；而在中间，两者相连较紧，解剖胃结肠韧带时，注意避免伤及横结肠系膜中的结肠中动脉。

3. 胃脾韧带

连接脾门与胃大弯左侧，内有胃短血管。

4. 胃膈韧带

由胃大弯上部胃底连接膈肌，全胃切除术时，游离胃贲门及食管下段，需切断此韧带。

5. 胃胰韧带

胃窦部后壁连接胰头颈部的腹膜皱襞，此外，胃小弯贲门处至胰腺的腹膜皱襞，其内有胃左静脉。在门静脉高压时，血液可经胃左静脉至食管静脉、奇静脉流入上腔静脉，可发生食管胃底静脉曲张。胃的韧带有肝胃韧带、胃膈韧带、胃脾韧带、胃结肠韧带和胃胰韧带。胃胰韧带位于胃后方、小网膜囊的后壁上，循胃左动脉的走行而形成一个半月形的皱襞，从腹腔动脉起始处向上至胃、贲门，是手术时显露胃左动脉和腹腔动脉的标志。

(三) 胃的血管

1. 胃的动脉

胃是胃肠道中血供最丰富的器官，来自腹腔动脉及其分支。沿胃大、小弯形成两个动脉弓，再发出许多分支到胃前后壁。

(1) 胃左动脉：起于腹腔动脉，是腹腔动脉的最小分支，也是胃的最大动脉。左上方经胃胰腹膜皱襞达贲门，向上发出食管支与贲门支，然后向下沿胃小弯在肝胃韧带中分支到胃前后壁，在胃角切迹处与胃右动脉相吻合，形成胃小弯动脉弓。15% ～ 20% 的左肝动脉可起自胃左动脉，与左迷走神经肝支一起，到达肝脏，偶尔其是左肝叶唯一动脉血流。于根部结扎胃左动脉，可导致急性左肝坏死，手术时，应注意。

(2) 胃右动脉：起源自肝固有动脉或胃十二指肠动脉，行走至幽门上缘，转向左，在肝胃韧带中沿胃小弯，从左向右，沿途分支至胃前、后壁，到胃角切迹处与胃左动脉吻合。

(3) 胃网膜左动脉：起于脾动脉末端，从脾门经脾胃韧带进入大网膜前叶两层腹膜间，沿胃大弯左行，有分支到胃前后壁及大网膜，分布于胃体部大弯侧左下部，与胃网膜右动脉吻合，形成胃大弯动脉弓。胃大部切除术常从第一支胃短动脉处在胃大弯侧切断胃壁。

(4) 胃网膜右动脉：起自胃十二指肠动脉，在大网膜前叶两层腹膜间沿胃大弯由右向左，沿途分支到胃前后壁及大网膜，与胃网膜左动脉相吻合，分布至胃大弯左半部分。

(5) 胃短动脉：脾动脉末端的分支，一般 4 ～ 5 支，经胃脾韧带至胃底前后壁。

(6) 胃后动脉：系脾动脉分支，一般 1 ～ 2 支，自胰腺上缘经胃膈韧带，到达胃底部后壁。

(7) 左膈下动脉：由腹主动脉分出，沿胃膈韧带，分布于胃底上部和贲门。胃大部切除术后左膈下动脉对残胃血供有一定作用。胃的动脉间有广泛吻合支，如结扎胃左动脉、胃右动脉、胃网膜左动脉及胃网膜右动脉 4 根动脉中的任何 3 根，只要胃大弯、胃小弯动脉弓未受损，胃仍能得到良好血供。

2. 胃的静脉

胃的静脉与各同名动脉伴行，均汇入门静脉系统。冠状静脉 (即胃左静脉) 的血液可直接或经过脾静脉汇入门静脉；胃右静脉直接注入门静脉。胃短静脉、胃网膜左静脉均回流入脾静脉；胃网膜右静脉则回流入肠系膜上静脉。远端脾肾静脉吻合术能有效地为胃食管静脉曲张减压，足以证明胃内广泛的静脉吻合网络。

(1) 胃左静脉：即胃冠状静脉，汇入门静脉。

(2) 胃右静脉：途中收纳幽门前静脉，位于幽门与十二指肠交界处前面上行进入门静脉，幽门前静脉是辨认幽门的标志。

(3) 胃网膜左静脉：注入脾静脉。

(4) 胃网膜右静脉：注入肠系膜上静脉，也是有用的解剖标志。

(5) 胃短静脉：经胃脾韧带入脾静脉。

(6) 胃后静脉：经胃膈韧带，注入脾静脉。胃的动脉来源于腹腔动脉干。沿胃大弯有发自脾大弯的动脉弓。沿胃短动脉发自脾动脉并走行到胃底。胃后动脉可以是一支或两支，发自脾动脉主干或其分支，于小网膜囊后壁的腹膜后面伴同名静脉上行，经胃膈韧带分布于胃体后壁的上部。稍偏胃小弯侧的胃膈韧带，在向腹后辟延续处的腹膜常形成一腹膜皱襞，该皱襞是手术中寻找胃后动脉的标志。

(四) 胃的淋巴引流

胃壁各层具有丰富的毛细淋巴管，起始于胃黏膜的固有层。在黏膜下层，肌层和浆膜下层内交织成网，分别流入各胃周淋巴结，最后均纳入腹腔淋巴结而达胸导管。淋巴引流一般伴随血管而行，汇入相应的胃周四个淋巴结区。

1. 胃左淋巴结区

贲门部、胃小弯左半和胃底的右半侧前后壁，分别注入贲门旁淋巴结、胃上淋巴结，最后至腹腔淋巴结。

2. 胃右淋巴结区

胃幽门部、胃小弯右半的前后壁，引流入幽门上淋巴结，由此经肝总动脉淋巴结，最后流入腹腔淋巴结。

3. 胃网膜左淋巴结区

胃底左半侧和胃大弯左半分别流入胃左下淋巴结，脾门淋巴结及胰脾淋巴结，然后进入腹腔淋巴结。

4. 胃网膜右淋巴结区

胃大弯右半及幽门部，引流入胃幽门下淋巴结，然后沿肝总动脉淋巴结，进入腹腔淋巴结。

（五）胃的神经

支配胃的神经有副交感神经和交感神经。

1. 副交感神经

胃的副交感神经来自迷走神经，迷走神经核位于第 4 脑室基底经颈部颈动脉鞘进入纵隔障，形成几个分支围绕食管，到膈食管裂孔上方融合成左右迷走神经，于贲门处左迷走神经位前，约在食管中线附近浆膜深面，手术时，需切开此处浆膜，方可显露。右迷走神经位后，于食管右后方下行。前干在贲门前分为肝支和胃前支（前 Latarget 神经），肝支在小网膜内右行入肝，胃前支伴胃左动脉在小网膜内距胃小弯约 1 cm 处右行，一般发出 4 ～ 6 支到胃前壁，于角切迹处形成终末支称为鸦爪支，分布于幽门窦及幽门管前壁。后干在贲门背侧分为腹腔支和胃后支。腹腔支随胃左动脉起始段进入腹腔神经丛。胃后支（后 Latarget 神经）沿胃小弯行走，分支分布于胃后壁，其终末支也呈鸦爪状分布于幽门窦和幽门管后壁。后迷走神经有分支分布于胃底大弯侧称为 Grassi 神经或罪恶神经，壁细胞迷走神经切断术时，应予切断，以减少复发。迷走神经大部分纤维为传入型，将刺激由肠传入脑，胃的牵拉感和饥饿感冲动，则由迷走神经传入延髓，手术过度牵拉，强烈刺激迷走神经可致心搏骤停。迷走神经各胃支在胃壁神经丛内换发节后纤维，支配胃腺和肌层，通过乙酰胆碱作为传递增强胃运动和促进胃酸和胃蛋白酶分泌。选择性迷走神经切断术是保留肝支和腹腔支的迷走神经切断术，壁细胞迷走神经切断术保留肝支、腹腔支和前后鸦爪支，仅切断支配壁细胞的胃前支和胃后支及其全部胃壁分支。减少胃酸分泌，达到治疗溃疡的目的，又可保留胃的排空功能及避免肝、胆、胰肠功能障碍。

2. 交感神经

胃交感神经节前纤维起自脊髓 T_5 ～ T_{10}，经交感神经至腹腔神经丛内腹腔神经节，节后纤维沿腹腔动脉系统分布于胃壁，其作用为抑制胃的分泌和蠕动，增强幽门括约肌的张力，并使胃的血管收缩。胃的痛感冲动随交感神经，通过腹腔丛交感神经干进入 T_5 ～ T_{10} 封闭腹腔丛神经丛可阻断痛觉传入。包括运动神经、感觉神经以及由它们发出的神经纤维和神经细胞共同构成肌间丛、黏膜下神经丛。胃的运动神经包括交感神经与副交感神经，前者的作用是抑制胃的分泌和运动功能，后者是促进胃的分泌和运动功能。交感神经与副交感神经纤维共同在肌层间和黏膜下层组成神经网，以协调胃的分泌和运动功能。胃的交感受神经来自腹腔神经丛。胃的副交感神经来自左、右迷走神经。左迷走神经在贲门前面，分出肝支和胃前支。迷走神经的胃前支、后支都沿胃小弯行，分别发出分支和胃动脉、静脉分支伴行，分别进入胃前后壁。最后的终末支，在距幽门 5 ～ 7 cm 处进入胃窦，形似"鸦爪"，可作为高选择性胃迷走神经切断术的标志。

（六）胃壁的细微结构

胃壁组织由外而内分为 4 层，即浆膜层、肌层、黏膜下层和黏膜层。

1. 浆膜层

覆盖于胃表面的腹膜，由结缔组织和间皮组成，形成各种胃的韧带，与邻近器官相连接，于胃大弯处形成大网膜。

2. 肌层

浆膜下较厚的固有肌层，由 3 层不同方向的平滑肌组成。外层纵行肌与食管外层纵行平滑肌相连，在胃大小弯处较厚，中层环行肌，在幽门处增厚形成幽门括约肌。内层斜行肌，胃肌层内有 Auerbach 神经丛。

3. 黏膜下层

肌层与黏膜之间，是胃壁内最富于胶原的结缔组织层，有丰富的血管淋巴网，含有自主神经 Meissner 丛。

4. 黏膜层

胃壁内形成数条较大的皱襞，其表面被浅沟划分成很多形状不规则的黏膜隆起区，称胃小区。胃小区表面分布许多小的凹陷，称胃小凹。整个胃黏膜约有 350 万个胃小凹，每个小凹底部有 3～5 条胃腺开口。黏膜层包括表面上皮、固有层和黏膜肌层。

（1）上皮：黏膜腔面及胃小凹表面均衬以单层柱状上皮，细胞核位于基底部，细胞质染色浅呈透明状。这种细胞分泌特殊的黏液样物质，故又称表面黏液细胞，其分泌的黏液不能被盐酸所溶解。表面黏液细胞不断退化死亡脱落，再由小凹深部和胃腺颈部未成熟的表面黏液细胞不断增生并向上移动加以补充，每 4～5 天更新 1 次。

（2）固有层：由细密的结缔组织组成。含有较多的淋巴细胞，浆细胞及嗜酸性粒细胞。有时可见孤立淋巴小结。固有层被大量排列紧密的胃腺所占据。根据部位和结构不同，可将胃腺分为胃底腺、贲门腺和幽门腺。

1）胃底腺：分布于胃底和胃体的固有层内，是一种较长的管状腺，故通常把它分为颈部、体部和底部，底部常有 2～3 个分支。胃底腺由壁细胞、主细胞、颈黏液细胞和内分泌细胞组成。壁细胞：分泌盐酸和内因子，主要在胃底和胃体，少量在幽门窦近侧；黏液细胞：分泌黏液。主细胞：分泌胃蛋白酶原，主要在胃底或胃体；内分泌细胞：G 细胞分泌胃泌素，D 细胞分泌生长抑素，EC 细胞释放 5-羟色胺呈嗜银或嗜银染色。

2）贲门腺：位于贲门部固有层内的黏液腺。

3）幽门腺：位于幽门部固有层内，亦为黏液腺。幽门腺有较多的分泌细胞。

（3）黏膜肌层：分内环、外纵两层。黏膜肌层的收缩和弛缓可改变黏膜形态，有助于胃腺分泌物排出。

二、十二指肠的解剖

十二指肠是小肠最上段的部分，始于胃幽门，位于第 1 腰椎右侧，呈 C 字形，包绕胰头部，于十二指肠空肠曲处与空肠相接，位于第 2 腰椎左侧，长 25～30 cm。与其他小肠不同处：部位较深，紧贴腹后壁 1～3 腰椎的右前方；较固定，除始末两处外，均在腹膜后；肠腔较大；与胰胆管关系密切。

（一）十二指肠的分部

十二指肠据其形态可分成四部分。

1. 球部

幽门向右并向后上，到肝门下胆囊颈处转向下，形成十二指肠上曲，接第二段降部，长5 cm，近端一半有大小网膜附着，为十二指肠球部，属腹膜内位，能活动，其余部分在腹膜外，无活动性。此段上方为肝方叶、胆囊及肝十二指肠韧带，其下方为胰头，后方为胆总管、胃十二指肠动脉、门静脉通过，与下腔静脉间仅隔一层疏松结缔组织。球部黏膜面平坦无皱襞，钡剂 X 线检查呈三角形阴影，前壁溃疡易穿孔，涉及结肠上区，后壁溃疡穿孔则累及网膜囊。

2. 降部

始于十二指肠上曲，沿腰椎右侧垂直下降至第 3 腰椎转向右形成十二指肠下曲，接第三段水平部，长 7 ～ 8 cm，位腹膜外，横结肠及系膜于其前跨越，后方为右肾及右输尿管，内侧为胰头，胆总管末端降部黏膜多为环状皱襞，其后内侧壁有纵行皱襞，下端为 Vater 乳头，位于降部中、下 1/3 交界处。胆总管、胰管开口于此，其左上方 1 cm 处另见一小乳头为体胰管 (Santorini) 开口处，胃十二指肠动脉的分支胰十二指肠上动脉支行走于胰头与十二指肠降部沟内。

3. 水平部

长 12 ～ 13 cm，十二指肠下曲开始，于输尿管、下腔静脉、腰椎和主动脉前方，水平方向至第 3 腰椎左侧，位腹膜外，上方为胰头，前方右侧为腹膜，左侧为空回肠系膜根部跨越，肠系膜上动脉于水平部前下降进入肠系膜根部。如肠系膜上动脉起点过低，可引起肠系膜上动脉压迫症 (Wilkes 综合征)。肠系膜上动脉分支胰十二指肠下动脉位于胰腺及水平部上缘沟内。

4. 升部

水平部向左上斜升，到达第 2 腰椎左侧折转向下前和左侧形成十二指肠空肠曲，与空肠相连，长 2 ～ 3 cm。十二指肠空肠曲左缘，横结肠系膜下方，为十二指肠悬韧带，即屈氏 (Treitz) 韧带，韧带较小呈三角形的肌纤维组织带，伸入腹膜后，位于胰腺和脾静脉后，左肾静脉前由左右膈脚在腹膜后附着于末端十二指肠上缘，有时达附近空肠。小肠梗阻探查时或胃空肠吻合时均需以十二指肠空肠曲为标记，由于十二指肠被坚硬的腹膜固定，因此有时在严重的腹部钝性损伤时，易挤压至脊柱而致撕裂。

（二）十二指肠的血管

1. 动脉

十二指肠的血供主要来自胰十二指肠上动脉和胰十二指肠下动脉，胰十二指肠上动脉是胃十二指肠的分支，又分为胰十二指肠上前动脉和胰十二指肠上后动脉，分别沿胰头前后与十二指肠降部间沟内下行。胰十二指肠下动脉是肠系膜上动脉分支，也分为前后两支，沿胰头前后与十二指肠水平部间沟内上行，分别与相应的胰十二指肠上前、后动脉吻合，形成前后两动脉弓，于腹腔动脉和肠系膜上动脉间形成广泛动脉吻合网。由于胰头和十二指肠均由此二动脉供应，因此不可能单独切除胰头或十二指肠，十二指肠周围丰富的动脉吻合网，要靠外科结扎或动脉栓塞 1 ～ 2 支主要血管，达到控制十二指肠后壁溃疡出血是非常困难的。此外，十二指肠上部尚有来自胃十二指肠动脉的十二指肠上动脉和十二指肠后动脉以及胃网膜右动脉和胃右动脉的小分支供应。

2. 静脉

十二指肠静脉多与相应动脉伴行，除胰十二指肠上后静脉直接汇入门静脉外，其他静脉均汇入肠系膜上静脉。

（三）十二指肠的淋巴引流和神经

十二指肠淋巴引流一般与血管伴行，原发性十二指肠癌可直接侵犯或通过淋巴浸润胰腺，通常首先扩散到十二指肠周围淋巴结和肝脏，胰腺癌转移往往到十二指肠上曲和十二指肠后淋巴结。

十二指肠内部神经支配源自 Auerbach 和 Meissner 神经丛，副交感神经来自迷走神经的前支和腹腔支。交感神经来自腹腔神经节的内脏神经。

（四）十二指肠壁的微细结构

小肠是消化和吸收的重要部位，绒毛和肠腺是与小肠功能相适应的特殊结构。十二指肠作为小肠的一部分，也具有小肠管壁的典型四层结构，包括黏膜、黏膜下层、肌层和浆膜层。在距幽门 2～5 cm 处的小肠壁上开始出现环形皱襞，它是黏膜和黏膜下层共同向肠腔突出所形成的，在十二指肠的远侧部及空肠近侧部最发达。黏膜的表面可见许多细小的突起，称肠绒毛，由上皮和固有层共同向肠腔突出而形成。绒毛根部的上皮向固有层内凹陷形成肠腺。绒毛及肠腺的上皮相连续，肠腺直接开口于肠腔。

1. 肠绒毛

肠绒毛长 0.5～1.5 mm，形状不一，十二指肠的绒毛呈叶状。上皮覆盖绒毛的表面，为单层柱状上皮，大部分是吸收细胞，少部分是分泌黏液的杯状细胞，作用为分泌黏液，对黏膜有保护和润滑作用。固有层是绒毛的中轴，由细密的结缔组织构成，其中含有较多的淋巴细胞、浆细胞、巨噬细胞、嗜酸性粒细胞等细胞成分，并有丰富的毛细血管，以利于氨基酸和葡萄糖的吸收。在绒毛中央可见中央乳糜管，可收集运送上皮细胞吸收进来的脂肪。

2. 肠腺

肠腺又称肠隐窝，是小肠上皮在绒毛根部下陷至固有层而形成的管状腺，开口于相邻绒毛之间，构成肠腺的细胞有吸收细胞、杯状细胞、未分化细胞、帕内特细胞和内分泌细胞。吸收细胞和杯状细胞与肠绒毛的上皮细胞相同。未分化细胞通过不断分裂增生，从肠腺下部向绒毛顶端迁移以补充绒毛顶端脱落的吸收细胞和杯状细胞。帕内特细胞则具有合成蛋白质和多糖复合物的功能。十二指肠除含有普通肠腺外，黏膜下层还有分支管泡状的十二指肠腺，又称 Brunner 腺，开口于普通肠腺的底部，它是一种黏液腺，腺细胞可以产生中性糖蛋白及碳酸氢盐，可保护十二指肠黏膜免受胃酸和胰液的侵蚀。十二指肠腺还分泌尿抑胃素，能强烈抑制胃酸分泌并刺激小肠上皮生长转化过程。

三、胃的生理

胃具有运动和分泌两大功能。从生理观点，胃分为近端胃和远端胃。近端胃包括贲门、胃底部和胃体部，有着接纳、储藏食物和分泌胃酸的功能。远端胃相当于胃窦部，分泌碱性胃液，同时将所进食物磨碎，与胃液混合搅拌，达到初步消化的作用，形成食糜，并逐步分次地自幽门排至十二指肠。

（一）胃的运动

食物由胃进入十二指肠的过程称为胃排空。食物从胃完全排空需 4～6 小时，以往认为幽门及幽门括约肌的自律性是控制胃排空与十二指肠内容物向胃反流的最主要因素，这一传统观点现已被完全更新。实验证明，幽门括约肌并不具有充分管制食物通过幽门的作用。幽门窦、幽门括约肌和十二指肠第一部在解剖结构与生理功能上成为一个统一体，三者紧张性改变和对胃蠕动波到达时产生的反应具有一致性，由于幽门括约肌收缩持续时间比其他两者长，因此可阻止十二指肠内容物的倒流。胃内液体食物的排空取决于幽门两侧的胃和十二指肠内的压力差。固体食物必须先经胃幽门窦研磨至直径在 2 mm 以下，并经胃内的初步消化，固体食物变为液态食糜后向右排空至十二指肠。胃既有接纳和储存食物的功能，又有泵的功能。胃底和胃体的前部（也称头区）运动较好，主要功能为储存食物。胃体的远端和胃窦（称尾区）有较明显的运动，其功能是研磨食物，使食物与胃液充分混合，逐步排入十二指肠。

1. 容受性舒张

咀嚼和吞咽食物时刺激了口腔、咽和食管的感受器，通过迷走神经反射地使胃底和胃体的胃壁舒张，准备接纳入胃食物，这种现象称为容受性舒张。胃容量由空腹时 50 mL 进食后增加到 500～5000 mL 而胃腔内的压力变化不大。胃底和胃体的平滑肌纤维具有弹性，其长度较原来增加 2～3 倍，可容纳数十倍于原来体积食物。胃的容受性舒张是通过迷走神经的传入和传出通路反射实现的，切断两侧迷走神经后，容受性舒张不再出现。这个反射中，迷走神经的传出通路是抑制性纤维，其末梢释放的递质既非乙酰胆碱，也非去甲肾上腺素，而可能是某种肽类物质。此外，胃头区有持续缓慢性收缩和胃底波，保持一定压力有利于食物缓慢向尾区移动。

2. 胃的蠕动

食物进入胃后约 5 分钟，蠕动即开始。蠕动是从胃的中部开始，有节律地向幽门方向进行。胃饱满时，尾区的运动主要是蠕动。胃的基本电节律起源于胃体大弯侧近端 1/3 和远端 2/3 连接处的纵行肌为起搏点，由此沿胃体和胃窦向幽门方向扩散，其速度愈近胃窦愈快，大弯侧略快于小弯侧，这样把胃内容物向前推移，蠕动波到达胃窦时，速度加快。蠕动的生理意义是：一方面是食物与胃液充分混合，以利于胃液发挥消化作用；另一方面则可搅拌和粉碎食物，并推进胃内容物通过幽门向十二指肠移行。

3. 胃的排空

胃的排空是食物由胃排入十二指肠的过程。胃蠕动将食糜送入终末胃窦时，胃窦内压力升高，超过幽门和十二指肠压力，使一部分食糜送入十二指肠，由于终末胃窦持续收缩，幽门闭合，而终末胃窦处压力持续升高，超过胃窦近侧内压力，食糜（颗粒直径＞1 mm）又被持续收缩送向近侧胃窦，食糜反复推进与后退，食糜与消化液充分混合，反复在胃内研磨，形成很小颗粒（颗粒直径＜0.5 mm），待幽门开放，十二指肠松弛时，再使一部分食物进入十二指肠，待下一蠕动波传来时再行重复。

胃的排空率受来自胃和十二指肠两方面因素的控制。

(1) 胃内因素促进排空

1) 胃内食物量对排空率的影响：胃内容物作为扩张胃的机械刺激，通过壁内神经反射或迷走-迷走神经反射，引起胃运动的加强。一般，食物由胃排空的速率和留在胃内食物量的平方根成正比。食物的渗透压和化学成分也对排空产生影响。糖类的排空时间较蛋白质类为短，脂肪类食物排空时间最长，胃完全排空通常为 4 ～ 6 小时。

2) 胃泌素对胃排空的影响：扩张刺激以及食物的某些成分，主要是蛋白质消化产物，可引起胃窦黏膜释放胃泌素。胃泌素除了引起胃酸分泌外，对胃的运动也有中等程度的刺激作用，可提高幽门泵的活动，但使幽门舒张，因而对胃排空有重要的促进作用。

(2) 十二指肠因素抑制排空

1) 肠 - 胃反射对胃运动的抑制：十二指肠壁上存在多种感受器，酸、脂肪、渗透压及机械扩张，都可刺激这些感受器，反射性的抑制胃运动，引起胃排空减慢，这个反射称为肠 - 胃反射，其传出冲动可通过迷走神经、壁内神经，甚至还可能通过交感神经等几条途径传到胃。肠 - 胃反射对酸的刺激特别敏感，当 pH 值降到 3.5 ～ 4.5 时，反射即可引起，它抑制幽门泵的活动，从而阻止酸性食糜进入十二指肠。

2) 十二指肠产生的激素对胃排空的抑制：当过量的食糜，特别是酸或脂肪由胃进入十二指肠后，可引起小肠黏膜释放几种不同的激素，抑制胃的运动，延缓胃的排空。促胰液素、抑胃肽等都具有这种作用，统称为肠抑胃素。

上述在十二指肠内具有抑制胃运动的各项因素并不是经常存在的，随着盐酸在肠内被中和，食物消化产物的被吸收，它们对胃的抑制性影响便逐渐消失，胃运动便又逐渐增强，因而又推送另一部分食糜进入十二指肠。

胃运动还受神经调节：①迷走神经为混合性神经，其内脏运动 (副交感) 纤维主要通过神经递质如乙酰胆碱和激肽刺激平滑肌运动。迷走神经所含的内脏感觉纤维使胃底在进食时产生容受性舒张。②交感神经主要是通过胆碱能神经元释放神经递质或直接作用于平滑肌细胞而抑制胃平滑肌运动。

(二) 胃的分泌

胃液分泌分为基础分泌 (或称消化间期分泌) 和刺激性分泌 (即消化期分泌)。基础分泌是指不受食物刺激时的基础胃液分泌，其量甚小；刺激性分泌则可以分为三个时相：①迷走相或称头相；②胃相；③肠相。

1. 胃液的成分

(1) 盐酸：胃液中的盐酸称胃酸，为壁细胞分泌，胃分泌盐酸的能力取决于壁细胞的数量和功能状态，胃液中 H^+ 的最大浓度可高至 150 ～ 170 mmol/L，比血液 H^+ 浓度高百万倍以上。壁细胞内的 H^+ 由水解离而来，依靠分泌小管侧细胞膜上的离子泵或 H^+-K^+-ATP 酶，将 H^+ 主动转入小管内，同时将小管内的 K^+ 置换进入细胞，血浆 Cl 通过壁细胞进入小管内与 H^+ 结合成 HCl。

壁细胞基底膜上有胆碱能、胃泌素和组胺受体。迷走神经胆碱能兴奋可直接作用于壁细胞胆碱能受体分泌盐酸，也可通过中间神经元刺激胃窦部神经介质胃泌素释放肽 (GRP) 或铃蟾肽 (bombesin) 分泌胃泌素。胃泌素可通过血液循环直接作用于壁细胞胃泌素受体，促进胃酸分泌。局部刺激胃肥大细胞分泌组胺，直接作用于壁细胞组胺受体分泌胃酸。

盐酸的作用为激活胃蛋白酶原；杀灭胃内细菌，使胃和小肠内呈无菌状态；盐酸到小肠后引起胰泌素释放，促进胰液胆汁和小肠液分泌；盐酸的酸性环境有助于小肠对铁和钙的吸收。

(2) 胃蛋白酶原：胃腺的主细胞产生胃蛋白酶原，幽门腺和 Brunner 腺也可分泌胃蛋白酶原，经胃酸的作用，胃腔内 pH 值降至 5.0 以下，无活性的胃蛋白酶原能变为活性的胃蛋白酶，pH 值为 1.8 ~ 3.5 时酶的活性最强，随着 pH 值升高，其活性降低，pH 值 6 以上则被灭活。此外，胃蛋白酶原可通过分离出小分子多肽的途径，自我激活为胃蛋白酶，分子量由 42 500 降至 35 000。

胃蛋白酶是一种内肽酶，能水解摄入食物中的蛋白质肽键，产生多肽和氨基酸较少，胃泌素、组胺及迷走神经兴奋等刺激胃酸分泌的因素，也能促使胃蛋白酶原分泌，阿托品则抑制其分泌。

(3) 内因子：壁细胞分泌的一种糖蛋白，能与维生素 B_{12} 相结合，在回肠远端黏膜吸收，保护维生素 B_{12} 不被小肠水解酶破坏。缺乏内因子时，维生素 B_{12} 吸收不良，影响红细胞生成，产生巨幼红细胞性贫血。增加胃酸蛋白酶原分泌的因素，同样能增加内因子分泌。

(4) 黏液：胃黏膜上皮细胞、胃腺体黏液颈细胞以及贲门腺和幽门腺均分泌黏液，无色透明为碱性，黏液中主要为糖蛋白，还有黏多糖、黏蛋白等。黏膜上皮分泌的黏液呈胶冻状，黏稠度甚大，覆盖胃黏膜表面，为不溶性黏液。胃腺体分泌的黏液为透明水样液体，为可溶性黏液。

黏液与胃黏膜分泌的 HCO_3^- 组成"黏液碳酸氢盐屏障"保护胃黏膜，胃腔内 H^+ 向胃壁扩散，通过胶冻黏液层的速度很慢，H^+ 和 HCO_3^- 在此层中和，因此黏液层腔侧的 pH 值为 2，呈酸性，而上皮细胞侧 pH 值为 7，呈中性或偏碱性，使胃蛋白酶丧失分解蛋白质的作用，有效地防止 H^+ 逆向弥散，使胃黏膜免受 H^+ 侵蚀。

2. 胃液分泌的调节

胃液分泌可分为基础分泌和刺激性分泌。基础分泌调节因素主要是迷走神经张力和胃泌素释放，胃液呈中性或碱性。刺激性分泌有三个时相。

(1) 头相：食物的气味、形状和声音对视觉、嗅觉、听觉等刺激通过大脑皮质以条件反射形式引起胃液分泌，食物在口腔咀嚼和吞咽，刺激口腔、咽和食管的感受器，也能引起胃液分泌，由于这些感受器主要集中在头面部位，其传出神经为迷走神经，通过末梢释放乙酰胆碱引起胃酸分泌，称为头相分泌。分泌量大，占餐后泌酸量的 20% ~ 30%，酸度高，胃蛋白酶含量更高，此外，迷走神经兴奋胃窦部释放胃泌素，通过血循环作用于壁细胞使胃酸分泌增加。引起胃泌素释放的迷走神经纤维非胆碱能可能是肽类物质，不能被阿托品阻断，胃迷走神经切断后，头相分泌即消失。

(2) 胃相：食物进入胃底和胃体，膨胀对胃壁引起机械性刺激，通过迷走神经兴奋和壁内神经丛的局部反射，增加胃酸分泌，食物特别是蛋白质消化产物，直接作用于胃窦部 G 细胞，大量释放胃泌素特别是肥大细胞释放组胺，促使壁细胞分泌大量增加，这种分泌称为胃相分泌。其特点为胃液量大，酸度高，胃蛋白酶含量较低。胃内盐酸的浓度对胃液分泌呈负反馈调节，pH 值 > 3 时分泌增加，pH 值为 1.2 ~ 1.5 时，胃液分泌明显抑制，盐酸通过刺激 D 细胞释放生长抑素，抑制胃泌素及胃酸分泌，并能直接抑制 G 细胞，减少胃泌素释放。十二指肠溃疡患者胃酸高于正常，但其胃相分泌中，胃泌素值并不降低，可能与反馈机制缺陷有关。

(3) 肠相：食物进入十二指肠和空肠近端，十二指肠黏膜释放胃泌素，空肠黏膜释放肠泌酸素 (en-tero-oxyntin)，氨基酸在小肠吸收后也能引起胃液分泌，称为肠相分泌。但胃液分泌量较小，占餐后胃酸分泌量的 5% ～ 10%。盐酸对十二指肠黏膜刺激，使其释放促胰液素、胆囊收缩素、脂肪消化产物也能刺激十二指肠黏膜释放抑胃肽，这些肠抑胃素均能抑制胃液分泌。另外，这些胃肠激素对胃运动和胃排空也有调节作用，胃排空受神经和体液因素的调控。胃肠激素在这两方面均发挥重要作用，它们以内分泌、神经内分泌或作为肽能神经递质等方式对胃排空进行精细调节。

胃液的分泌还受一些内源性物质的影响，包括乙酰胆碱、胃泌素及组胺。

(1) 乙酰胆碱：大部分支配胃的副交感神经节后纤维末梢释放乙酰胆碱。乙酰胆碱直接作用于壁细胞膜上的胆碱能受体，引起盐酸分泌增加。该作用能被胆碱能受体阻断药 (如阿托品) 阻断。

(2) 胃泌素：主要由胃的 G 细胞分泌，释放后通过血液循环作用于壁细胞，刺激其分泌盐酸。

(3) 组胺：产生组胺的细胞是存在于固有膜中的肥大细胞，正常情况下，胃黏膜恒定释放少量组胺，通过局部弥散到邻近的壁细胞，刺激其分泌。

以上三种内源性促分泌物，一方面可通过各自在壁细胞上的特异性受体，独立地发挥刺激胃酸分泌的作用；另一方面，三者又相互影响，具有协同作用。

四、十二指肠的生理

(一) 十二指肠的分泌

十二指肠黏膜下层中十二指肠腺 (Brunner 腺)，分泌碱性液，内含黏蛋白，黏稠度很高，保护十二指肠黏膜上皮,不被胃酸侵蚀。全部小肠黏膜均有肠腺又称 Lieberkuhn 腺，分泌小肠液。十二指肠黏膜上皮还有许多不同的内分泌细胞，分泌各种内分泌素调节消化分泌和运动功能。

1. S 细胞

分泌胰泌素，使胰腺导管上皮细胞分泌大量水分和碳酸氢盐，胰液分泌量大为增加，酶的含量不高。尚能刺激肝胆汁分泌，胆盐不增加，抑制胃酸分泌和胃的运动。胰泌素分泌受十二指肠腔内 pH 值调节，当 pH 值＜ 4.5 时，十二指肠黏膜即分泌，否则即反馈抑制，与胆囊收缩素有协同作用。

2. I 细胞

分泌胆囊收缩素，引起胆囊强烈收缩,Oddi 括约肌松弛,促使胆囊胆汁排放,促进胰酶分泌，促进胰组织蛋白质和核糖核酸合成对胰腺组织有营养作用，抑制胃酸分泌延迟胃排空，十二指肠腔内脂肪和蛋白质激起胆囊收缩素分泌。

3. K 细胞

分泌抑胃肽 (GIP)，抑制胃酸分泌及胃蠕动，葡萄糖和脂肪可促使其分泌，进食糖类后可加强胰岛素分泌。

4. D 细胞

分泌生长抑素，对胃肠道功能起抑制作用，胃液分泌和动力，胆囊收缩，小肠动力和血流量，胰高血糖素，胰岛素、胰多肽均呈抑制作用，可用以治疗食管静脉曲张出血、肠外瘘及消化性溃疡等。

5. EC 细胞

分泌胃动素，十二指肠及小肠内的肠嗜铬细胞释放胃泌素，可定时调节肠移行性运动综合

波 (MMC)。

此外，尚有 EC 细胞分泌 5- 羟色胺以及血管活性肠肽 (VIP)P 物质等，十二指肠黏膜腺体分泌的肠液中含有多种消化酶如脂肪酶、蔗糖酶、乳糖酶、蛋白酶等，对消化起补充作用。

（二）十二指肠的运动

十二指肠和小肠的运动有紧张性收缩、分节运动和蠕动三种形式，使食糜与消化液充分混合，进行化学性消化，并向远端推进，小肠平滑肌的基本电节律起搏点位于十二指肠近胆管入口处的纵行肌细胞，其频率为 11/min，在禁食时或消化间期，小肠的运动形式为移行性运动综合波 (MMC)，以一定间隔于十二指肠发生，沿着小肠向远端移行，周期性一波又一波进行。

十二指肠运动的调节，除纵行肌和环行肌间内在神经丛起主要作用，一般副交感神经的兴奋加强肠运动，而交感神经兴奋则起抑制作用。但有时要依肠肌当时的状态决定。除神经递质乙酰胆碱和去甲肾上腺素外，肽类激素如脑啡肽、P 物质和 5- 羟色胺均有兴奋作用。

五、常用的胃、十二指肠动力研究方法

（一）胃排空的检测

胃排空的监测方法较多，包括核素法、B 超、X 线及呼气试验等方法。

1. 核素法

核素测定方法是将放射性标记的药物，混匀于标准食物内，口服后用伽马照相机在胃区进行连续照相，不仅可获得胃区的动态图像，同时可经计算机处理获得胃排空时间，因此称为放射性同位素闪烁照相法。由于所用的放射性药物的化学性能稳定，不被胃肠道及胃肠道黏膜所吸收，在胃内的运动过程与食物的运动过程完全一致。

常见的适应证包括：①具有持续或反复的上腹不适、疼痛、早饱、腹胀、恶心和呕吐等症状，需明确或除外胃动力异常；②为胃轻瘫和功能性消化不良等胃动力异常疾病提供诊断依据，明确严重程度，以及帮助分析病因；③食管或胃疾病需要手术，手术前帮助确立诊断，手术后了解胃排空的变化；④评价胃动力药物的治疗效果，并协助寻找更好的治疗胃动力异常的药物；⑤胃的生理和病理研究。

2.B 超

实时超声对胃运动功能的检查包括：胃窦、幽门的运动频率及强度；十二指肠胃逆蠕动的观察；胃内容物的排空等。超声波胃排空的检查方法目前常用的是 Boloni 法，以胃窦面积和胃窦体积为基础。胃窦面积法是根据患者不同体位时胃窦面积的变化反映胃的排空速度。而胃窦体积法则通过试餐前后胃窦体积的变化反映胃的排空。该方法与核素法有较好的一致性。

超声波检查无创、患者易于接受，可在短期内重复进行。因此，临床上多用于对胃肠动力药物的疗效观察。但是超声波胃排空技术需要经验丰富的操作者且耗时较长，在普通的混合试餐中此技术无法区分液体和固体，仅能用来观察液体和固液体混合食物的排空；另外，超声波图像还受胃肠气体的干扰。

3.^{13}C 呼气试验

放射性同位素闪烁照相法无论在基础研究还是临床应用上，目前均认为是评估胃排空的金标准，尤其是双重标记同位素法的应用不仅能同时观察胃液体及固体的排空状况，还可了解食物在胃内的分布情况。但是该方法的放射性以及需要较高的核医学条件而限制了它的应用。

^{13}C 是一种稳定的同位素，具有同碳元素相同的化学特性但无放射性。水溶性的醋酸或辛酸不在胃内分解吸收而以原型排入十二指肠，在十二指肠近端迅速被吸收并经肝脏代谢产生 CO_2 呼出体外，根据呼气中 ^{13}C 丰度变化反映胃对液体食物的排空。因此，应用 ^{13}C 标记的试餐可测定胃排空状况。$^{13}CO_2$ 呼吸试验胃排空检测法由于其操作简便、无放射性，结果稳定、可靠而适用于基础和临床科研，尤其是用于对胃肠动力药物的临床疗效评价。但与闪烁照相法相比，单纯 $^{13}CO_2$ 呼吸试验不能同时检测胃液相和固相排空、$^{13}CO_2$ 呼吸试验无法显示食物在胃内的分布。

4. 不透 X 线标志物法

用不透 X 线标志物的测定原理是口服一种或一种以上不透 X 线标志物后定期摄片，计算在一定时间内不透 X 线标志物通过胃的情况。不透 X 线标志物可用硫酸钡做成钡条，长度为 10 mm，直径为 1 mm。进试餐时，分 4～5 次吞服不透 X 线的标志物 20 个，餐后定期摄腹部 X 线片，直至标志物从胃内全部排出，或摄片至餐后一段时间，在拍片之前，可口服少许钡剂，使之勾画出胃的轮廓，以便于观察。

该方法操作简单，仪器要求不高，只要能进行腹部 X 线片，均可进行该检查。而且该方法目前已经简化成餐后 5 小时照一张腹部 X 线片，很容易完成。可用于功能性消化不良、各种病因的胃轻瘫及胃动力紊乱情况的胃排空功能的测定，并用于观察促动力药对胃排空的反应。由于钡条是不消化的标志物，因此从某一种程度上来说，胃钡条排空检查也反映胃消化间期的功能。

（二）胃电图的应用

胃电图（EGG）可检测异常胃电节律，该方法利用皮肤电极从人体腹壁体表记录胃电活动，作为胃功能活动的客观生物电指标。根据胃电图波形及参数的特异性，可对胃的疾病患者做出参考诊断，同时亦可对治疗效果做出判定。该设备包括电极、记录仪及分析软件等。正常胃电主频为 2～4 周/分，餐后占 75% 以上。临床上用来检查胃轻瘫、评估提示有胃动力障碍症状的患者（恶心、呕吐、餐后饱胀、餐后腹痛等）、检测改变胃肌电活动的药物疗效（止呕药、促胃肠动力药）、检测有胃肠道其他部位症状的患者，是否也存在胃运动功能异常。

该检查的缺点在于检查时间过短，可能会漏诊短暂的胃电节律失常、运动可导致胃电节律失常样误差、记录到结肠电信号、与十二指肠电节律重叠（10～12 周/分）、皮肤准备不足可能会放大运动或其他电波（如手提电话）干扰所致的误差。

由于胃电图检查结果与临床实际情况存在较多的不确定性，目前认为胃电图检查只用于临床研究，暂不宜用于临床诊断。

（三）顺应性的检测

胃的顺应性与弹性有关，顺应性大小主要由结缔组织和平滑肌决定。胃的顺应性以压力变化和容积变化的比和表示，即在同样的压力状态下容积越大，顺应性越大；同样容积状态下压力越大，顺应性越小。胃顺应性检测与胃内压力、排空及症状发生等均有密切关系，其检测具有重要的临床意义，主要用来检查近端胃压力及容积关系。

顺应性的检测设备为电子恒压器，由一个应力传感器通过电子转换器连接于一个注气（抽气）系统（气泵）。该检查通过在胃内置入一个双腔气囊，分别外连应力传感器和气泵。电子恒压器通过一个电子反馈机制来改变囊内的气体量以维持气囊内的恒压状态。当囊内压力升高时，气泵开始抽气，当囊内压力降低时，气泵开始注气。因此，在恒压状态下电子恒压器可以根据气囊内体积（缩小或扩大）的变化来测定胃底运动（收缩或舒张）的变化。

（四）胆汁－胃反流的检测

利用放射性核素在胆汁内浓聚，而不被胃肠道黏膜所吸收，并经肠道排出的特点，来观察有无胆汁－胃反流。所用的核素包括 $^{99m}Tc-$ 二乙基乙酰苯胺基亚氨二醋酸（$^{99m}Tc-EHIDA$）患者需空腹 12 小时，检查时患者仰卧于伽马照相机探头下，视野包括上腹部，自肘静脉注入核素，按胆道显像方法照相，待胆囊显影、肠道内出现放射性，即给患者口服另一种核素，以显示胃的轮廓和位置，若有胆汁－胃反流，即可在胃的区域内，出现放射性填充。

（五）胃十二指肠压力监测

消化道的压力测定是指通过压力传感器，将消化道腔内的压力变化的机械性信号变为电信号，经多导生理仪记录下来的一种技术。该技术是胃肠动力生理和病理生理及临床诊断的重要研究和检查手段。由于消化道各部分有其运动生理特点，因此各部分的压力测定有所不同，而胃和十二指肠的测压要求观察消化间期和消化期的运动模式。

胃和十二指肠压力监测系统包括微型传感器、监测导管、生理记录仪及灌注系统。压力监测的内容包括移行性复合运动的参数、胃窦幽门十二指肠协调收缩的情况、孤立性幽门收缩波及餐后压力形式等。

测压能提供有关消化间期和消化期的动力信息，有助于确定病理生理改变如肌源性还是神经源性；有助于确定病变的部位，还能监测病程和对治疗的反应。测压可避免一些更具侵入性的检查。胃窦、幽门、十二指肠压力测定主要用于排除代谢、黏膜损害和机械性梗阻后可疑有胃动力异常。下列情况可行胃窦、幽门、十二指肠压力测定：①有消化不良症状，经内镜或 X 线检查排除器质性病变；②有梗阻症状但经内镜或造影排除机械性梗阻；③一些内分泌、代谢、神经性和精神性疾病，如有明确胃排空的延缓或小肠通过时间延长。该检查的禁忌证主要与经口插管有关，如有解剖异常、憩室和瘘管、有呼吸道疾病或对窒息反射高敏的患者，耐受差。

第二节　急性胃炎

急性胃炎是指由多种病因引起急性胃黏膜炎症和损伤。常见病因有理化因素（进食粗糙或过冷过热的食物、大量饮酒、非甾体抗感染药、糖皮质激素、抗生素、十二指肠液反流等）、微生物感染（沙门菌属、幽门螺杆菌等）、细菌毒素（金黄色葡萄球菌毒素等）、应激（大面积烧伤、颅内病变、大手术后、创伤、休克等）。

一、病因

1. 物理因素

过冷、过热的食物和饮料，浓茶、咖啡、烈酒、刺激性调味品、过于粗糙的食物、药物（特别是非甾体类消炎药如阿司匹林、吲哚美辛等），均可刺激胃黏膜，破坏黏膜屏障。

2. 化学因素

阿司匹林等药物还能干扰胃黏膜上皮细胞合成硫糖蛋白，使胃内黏液减少，脂蛋白膜的保护作用削弱，引起胃腔内氢离子逆扩散，导致黏膜固有层肥大细胞释放组胺，血管能透性增加，以致胃黏膜充血、水肿、糜烂和出血等病理过程，前列腺素合成受抑制，胃黏膜的修复亦受到影响。

3. 生物因素

细菌及其毒素。常见致病菌为沙门菌、嗜盐菌、致病性大肠杆菌等，常见毒素为金黄色葡萄球菌毒素或杆菌毒素，尤其是前者较为常见。进食污染细菌或毒素的食物数小时后即可发生胃炎或同时合并肠炎，此即急性胃肠炎。葡萄球菌及其毒素摄入后合并肠炎此即急性胃肠炎。葡萄球菌及其毒素摄入后发病更快。近年因病毒感染而引起本病者也在少数。

4. 精神、神经因素

精神、神经功能失调，各种急重症的危急状态，以及机体的变态（过敏）反应均可引起胃黏膜的急性炎症损害。

5. 胃内异物或胃石、胃区放射治疗

均可作为外源性刺激，导致本病。情绪波动、应激状态及体内各种因素引起的变态反应可作为内源性刺激而致病。

二、类型

急性胃炎是胃黏膜的一种急性炎症反应，临床上根据病因及病理变化的不同，可将急性胃炎分为急性单纯性胃炎、急性糜烂性胃炎、急性腐蚀性胃炎、急性化脓性胃炎四种类型。

(1) 急性单纯性胃炎：急性单纯性胃炎可由化学物质、物理因素、微生物感染或细菌毒素等引起。其胃黏膜病变主要为充血、水肿，黏液分泌增多，表面覆盖白色或黄色渗出物，可伴有点状出血和轻度糜烂，本病发病多急骤，主要表现为上腹部不适、疼痛、食欲缺乏、恶心呕吐等。因感染而致病者常伴有急性肠炎而有腹泻、脐周疼痛，重者可有发热、失水、酸中毒，甚至休克。本病病程较短，具有自限性。其治病原则主要为祛除病因、对症治疗、合理应用抗生素及注意纠正水电解质紊乱等。

(2) 急性糜烂性胃炎：急性糜烂性胃炎是以胃黏膜多发性糜烂为特征的急性胃炎，常伴有出血。口服药物（如水杨酸盐制剂、保泰松、吲哚美辛、利舍平、糖皮质激素等）、酗酒及危重疾病的应激状态为其常见病因。本病典型的临床表现为上消化道出血，有呕血和黑粪；但出血量一般不大，且常呈间歇性，可自止。急性糜烂性胃炎的治疗原则主要为积极治疗原发病，祛除致病因素，并做相应的制酸和止血处理。如果为上消化道大出血应及时给予输血、输液、积极补充血容量。

(3) 急性腐蚀性胃炎：急性腐蚀性胃炎是由于吞服强碱、强酸或其他腐蚀剂而引起的胃黏膜损伤。胃部病变在轻者表现为黏膜充血、水肿、糜烂，重者可有急性溃疡、胃壁坏死甚或穿孔。本病在吞服腐蚀剂后即有口腔、咽喉部的烧灼和窒息感、舌水肿、流涎与咽下困难，并有胸骨后和上腹部剧痛，亦可有持续呃逆、呕吐、咳嗽，发热可达 38℃ ～ 39℃，呼吸困难，严重者呕吐物呈血性，出现虚脱、休克甚至并发食管、胃穿孔而引起纵隔炎、腹膜炎。本病是一种严重的内科急症，必须及早积极抢救，监测生命指征，应用解毒剂，营养支持及抗生素防治感染。

(4) 急性化脓性胃炎：急性化脓性胃炎是胃壁细菌感染引起的化脓性病变。最常见的致病菌为链球菌，其次为葡萄球菌和肺炎双球菌及大肠杆菌。呼吸道感染或其他感染、胃溃疡、胃息肉摘除以及胃手术为其诱因。本病起病急骤，临床主要表现为寒战、高热、上腹部剧痛、恶心、呕吐，偶有脓性呕吐物。本病一旦确诊，应立即给予手术，并用大剂量抗生素控制感染、纠正休克、维持水电解质平衡。

三、临床表现

本病大多症状轻微或无症状，部分患者表现为急性起病，上腹部或剑突下疼痛，可呈阵发性加重或持续性隐痛甚至剧痛等症状；由饮食不洁引起的急性胃炎多伴有肠炎，出现脐周疼痛、恶心、呕吐、腹泻、食欲减退等，严重呕吐或腹泻者可出现水及电解质紊乱、酸中毒甚至休克等；由药物或应激状态所致的胃炎，如服用非甾体抗感染药 (NSAID)、大面积烧伤、严重创伤、感染等，则以呕血或黑粪为特点，出血量大时可导致失血性休克；急性腐蚀性胃炎有吞服强酸、强碱或其他腐蚀剂史，口腔或咽部有腐蚀性损伤，胸骨后及上腹部剧痛，频繁呕吐、寒战或发热，重症者有呕血、脱水及休克。

常见体征：轻者可无明显体征，部分患者可出现上腹部或剑突下轻压痛，脐周压痛，肠鸣音亢进，严重者可出现急腹症甚至休克。

四、辅助检查和实验室检查

考虑感染因素引起者，可做血常规检查，了解是否有白细胞计数、中性粒细胞比例增高；伴肠炎者，予行大便常规、大便培养检查，了解大便常规是否见有黏液及红细胞、白细胞，大便培养可检出病原菌。

怀疑有出血者，应做大便潜血或呕吐物潜血试验，以及血常规了解红细胞、血红蛋白、血细胞比容等情况。

胃镜检查可见局部或弥散性充血、水肿、散在点状或片状糜烂 (可伴有浅表溃疡)，甚至出血等一过性病变。病理组织学可见胃黏膜固有层以中性粒细胞为主的炎症细胞浸润。

X 线钡剂检查无诊断价值。

五、诊断

1. 有病前饮食不当史、服药史、酗酒或急性应激状态等明确病史。

2. 临床表现

起病较急，有恶心、呕吐、厌食、中上腹不适或疼痛或伴水样腹泻等。重者脱水、酸中毒、休克。体检中上腹部及脐周轻度压痛，肠鸣音亢进。

3. 个别以上消化道大出血为主要表现，而症状不典型者，可结合急诊胃镜检查 (24 ～ 48 小时内进行)，如显示胃黏膜多发性糜烂，有点状或片状出血，有时见浅小溃疡，应考虑急性糜烂出血性胃炎。临床须注意，腐蚀性胃炎急性期禁做胃镜检查，静止期可见瘢痕形成和胃变形。

六、鉴别诊断

1. 消化性溃疡

消化性溃疡上腹部疼痛有节律性、周期性，病程长，不难和急性单纯性胃炎鉴别。而合并上消化道出血时，通过胃镜检查就能确诊病因。

2. 急性胰腺炎

急性胃炎时，上腹部疼痛伴恶心、呕吐，与急性胰腺炎相似。但急性胰腺炎上腹部疼痛剧烈且常向腰背部放射，甚至可引起休克。可伴恶心、呕吐，但呕吐后腹痛不缓解，而急性胃炎呕吐后腹痛常缓解，腹痛程度也轻。检查血和尿淀粉酶或做腹部 B 超更易于鉴别。

3. 急性胆囊炎

急性胆囊炎时，右上腹痛，墨菲征阳性，可伴黄疸。做腹部 B 超检查易于鉴别。

七、治疗

1. 一般治疗

针对病因，去除损害因子，积极治疗原发病，清淡或半流质饮食，必要时禁食。

2. 药物治疗

急性胃炎常规治疗包括抑酸药、胃黏膜保护药、抗生素及对症治疗等。

(1) 抑酸药：主要包括 H_2 受体拮抗剂 (H2RA) 和质子泵抑制剂 (PPI)。H2RA 有抑制作用及刺激胃酸分泌，但以抑制作用为主，常见药物包括西咪替丁、雷尼替丁、法莫替丁等，其中西咪替丁可以通过血脑屏障，明显抑制基础和夜间胃酸分泌，也能抑制由组胺、分肽胃泌素、胰岛素和食物等刺激引起的胃酸分泌，偶有精神异常等副作用，与雄激素受体结合而影响性功能，经肝细胞色素 P_{450} 代谢而延长华法林、苯妥英钠、茶碱等药物的肝内代谢。雷尼替丁、法莫替丁和尼扎替丁上述副作用较少。

PPI 作用于壁细胞胃酸分泌终末步骤中的关键酶 H^+-K^+-ATP 酶，使 H^+ 和 K^+ 不能交换，H^+ 不能排出，胃酸不能合成，因此抑酸作用比 H2RA 更强且作用持久。常见药物包括奥美拉唑、兰索拉唑、雷贝拉唑、泮托拉唑、埃索美拉唑。奥美拉唑能特异性地作用于胃黏膜细胞，使 H^+-K^+-ATP 不可逆转失活，对组胺、五肽促胃泌素、刺激迷走神经或由二丁基环腺苷酸引起的胃酸分泌有强大而持久的抑制作用，能迅速缓解疼痛，减少胃液的总量和胃蛋白酶的分泌量，增强胃血流量，常见副作用有头晕、头痛、恶心、腹胀、口干等，长期服用可持续抑制胃酸分泌，使胃内细菌过度增长；兰索拉唑的副作用有头痛、腹泻、便秘、恶心、呕吐等，泮托拉唑副作用较少见；以上药物长期服用可持续抑制胃酸分泌，使胃内细菌过度增长，偶见胃黏膜细胞增生和萎缩性胃炎。

(2) 胃黏膜保护药：胃黏膜保护药能增强胃黏膜的屏障功能，常用的药物有前列腺素衍生物、前列腺素 E、前列环素均能抑制胃酸分泌，如前列腺素衍生物米索前列醇，使基础分泌和夜间分泌减少，刺激胃黏膜的分泌，使黏液层增厚和十二指肠碱性肠液的分泌增加，增加黏膜血流等作用；其副作用较轻，常表现为消化道反应，如腹泻。使用该药时，应注意因该药会引起子宫收缩，故孕妇禁用，有脑血管或冠状动脉疾病者慎用。铝碳酸镁是氢氧化铝、氢氧化镁、碳酸盐和水的化合物，口服后迅速释放铝碳酸镁，形成多层网状晶体结构，沉积黏膜表面，形成保护层，起机械保护作用，阻挡各种损害因子对胃黏膜的伤害，中和胃酸，调节胃内 pH 值，上调胃黏膜防御修复系统的各种防御修复因子。吸附组胺和胆汁酸，预防胆汁酸的致癌作用。大剂量服用可导致稀烂便和大便次数增多，偶见便秘、口干和食欲缺乏。长期服用可导致血清电解质变化。

枸橼酸铋钾能在胃内迅速溶解，在胃酸作用下在溃疡灶表面形成不溶性含铋沉淀保护性薄膜，隔绝胃酸、胃蛋白酶与胃表面黏膜的接触，抑制其侵蚀作用，同时还能刺激内源性前列腺素的释放，从而促进胃黏液分泌，隔离胃酸与胃黏膜表面，起到保护作用，但该药长期使用会过量蓄积而引起神经毒性，故不能长期使用。

(3) 抗生素：考虑由于细菌感染引起，可选用喹诺酮类、氨基糖苷类、头孢菌素类抗生素。常用药物如左氧氟沙星胶囊，具有广谱抗菌作用，尤其对需氧革兰阴性杆菌活性高，该药副作用较轻，常见胃肠道反应，如食欲缺乏、腹泻、恶心或呕吐，对本品及喹诺酮类药过敏的患者禁用。

(4) 对症支持治疗：呕吐、腹泻较轻者，可口服葡萄糖及电解质液以维持水电解质平衡，严重时需静脉补充葡萄糖盐水及其他相关电解质，注意补充胶体渗透压及监测血钾情况。如腹痛可局部热敷或用解痉药 (如阿托品、复方颠茄片、山莨菪碱等)，呕吐可用多潘立酮 (吗丁啉) 或甲氧氯普胺等。有酸中毒时，应酌情补充碱性液。急性糜烂性胃炎可予制酸药和 (或)H_2 受体拮抗剂及胃黏膜保护药物如硫糖铝等。上消化道出血时采用止血措施等。

八、预防

主要是注意饮食卫生，不吃不洁或可疑被污染的食物，不吃腐败变质或超过保存期的食物，不宜吃半生不熟的鱼虾或各种肉类。平时要注意食具的消毒，养成良好的卫生习惯，如饭前便后洗手。

第三节　慢性胃炎

慢性胃炎系指不同病因引起的胃黏膜的慢性炎症或萎缩性病变，其实质是胃黏膜上皮遭受反复损害后，由于黏膜特异的再生能力，以致黏膜发生改变，且最终导致不可逆的固有胃腺体的萎缩，甚至消失。本病十分常见，确切患病率尚不清楚。占接受胃镜检查患者的 80% ～ 90%，男性多于女性，随年龄增长发病率逐渐增高。

一、慢性非萎缩性胃炎

慢性胃炎是由各种病因引起的胃黏膜慢性炎症。2006 年，中国慢性胃炎共识意见根据内镜及病理组织学改变，将慢性胃炎分为非萎缩性 (浅表性) 胃炎及萎缩性胃炎两大基本类型。慢性非萎缩性胃炎 (non-atrophic) 是指不伴有胃黏膜萎缩性改变、胃黏膜层以淋巴细胞和浆细胞为主的慢性炎症细胞浸润的慢性胃炎，根据病变分布，可再分为胃窦炎、胃体炎、全胃炎以胃窦为主或全胃炎以胃体为主。

(一) 流行病学

幽门螺杆菌 (HP) 感染为慢性非萎缩性胃炎的主要病因，慢性非萎缩性胃炎的流行情况因不同国家、不同地区 HP 感染的流行情况而异。HP 感染呈世界范围分布，一般发展中国家的 HP 感染率高于发达国家，感染率随年龄增加而升高，男女差异不大。我国属 HP 高感染率国家，估计人群中 HP 感染率为 40% ～ 70%。流行病学研究资料显示，经济落后、居住环境差及不良卫生习惯与 HP 感染率呈正相关。由于 HP 感染几乎无例外地引起胃黏膜炎症，感染后机体一般难以将其清除而成为慢性感染，因此人群中 HP 感染引起的慢性非萎缩性胃炎患病率与该人群 HP 的感染率相平行。

（二）病因和发病机制

1.HP 感染

HP 感染是慢性非萎缩性胃炎最主要的病因，两者的关系符合 Koch 提出的确定病原体为感染性疾病病因的 4 项基本要求 (Koch's postulates)，即该病原体存在于该病的患者中，病原体的分布与体内病变分布一致，清除病原体后疾病可好转，在动物模型中该病原体可诱发与人相似的疾病。研究表明，80% ～ 95% 的慢性活动性胃炎患者胃黏膜中有 HP 感染，5% ～ 20% 的 HP 阴性率反映了慢性胃炎病因的多样性；HP 相关胃炎者，HP 胃内分布与炎症分布一致；根除 HP 可使胃黏膜炎症消退，一般中性粒细胞消退较快，但淋巴细胞、浆细胞消退需要较长时间；志愿者和动物模型中已证实 HP 感染可引起胃炎。

HP 一般生物学特性和致病性详见专门章节。其感染引起的慢性非萎缩性胃炎中胃窦为主，全胃炎患者胃酸分泌可增加，十二指肠溃疡发生的危险度较高；而胃体为主全胃炎患者胃溃疡和胃癌发生的危险性增加。

2.胆汁和其他碱性肠液反流

幽门括约肌功能不全时含胆汁和胰液的十二指肠液反流入胃，可削弱胃黏膜屏障功能，使胃黏膜遭到消化液作用，产生炎症、糜烂、出血和上皮化生等病变。

3.其他外源因素

酗酒、服用 NSAID 等药物、某些刺激性食物等均可反复损伤胃黏膜。这类因素均可各自或与 HP 感染协同作用而引起或加重胃黏膜慢性炎症。

（三）预后

由于绝大多数慢性胃炎的发生与 HP 感染有关，而 HP 自发清除却较为少见，故慢性胃炎可持续存在，多数患者可无症状。流行病学研究显示，部分 HP 相关性胃窦炎 (< 20%) 可发生十二指肠溃疡，少部分慢性非萎缩性胃炎可发展为慢性多灶性萎缩性胃炎，后者常合并肠上皮化生。HP 感染引起的慢性胃炎还偶见发生胃黏膜相关淋巴组织淋巴瘤。在不同地区人群中不同个体感染 HP 的后果不同，被认为是细菌、宿主 (遗传) 和环境因素三者相互作用的结果，但对其具体机制至今尚未完全明了。

（四）临床表现

流行病学研究表明，多数慢性非萎缩性胃炎患者无任何症状。少数患者可有上腹痛或不适、上腹胀、早饱、嗳气、恶心等非特异性消化不良症状。某些慢性萎缩性胃炎患者可有上腹部灼痛、胀痛、钝痛或胀闷且以餐后为主，食欲缺乏、恶心、嗳气、便秘或腹泻等症状。内镜检查和胃黏膜组织学检查结果与慢性胃炎患者症状的相关分析表明，患者的症状缺乏特异性，且症状之有无及严重程度与内镜所见及组织学分级并无肯定的相关性。

伴有胃黏膜糜烂者，可有少量或大量上消化道出血，长期少量出血可引起缺铁性贫血。胃体萎缩性胃炎可出现恶性贫血，常有全身衰弱、疲软、神情淡漠、隐性黄疸，消化道症状一般较少。

体征多不明显，有时上腹轻压痛，胃体胃炎严重时可有舌炎和贫血。

慢性萎缩性胃炎的临床表现不仅缺乏特异性，而且与病变程度并不完全一致。

（五）实验室及其他检查

1. 胃镜及活组织检查

胃镜检查并同时取活组织做组织学病理检查是最可靠的诊断方法。内镜下慢性非萎缩性胃炎可见红斑（点状、片状、条状），黏膜粗糙不平，出血点（斑），黏膜水肿及渗出等基本表现；有时可见糜烂及胆汁反流。由于内镜所见与活组织检查的病理表现常不一致，因此诊断时应两者结合，在充分活检的基础上以活组织病理学诊断为准。

2. 幽门螺杆菌检测

活组织病理学检查时可同时检测幽门螺杆菌，并可在内镜检查时多取 1 块组织做快速尿素酶检查以增加诊断的可靠性。根除幽门螺杆菌治疗后，可在胃镜复查时重复上述检查，亦可采用非侵入性检查手段，如 ^{13}C 或 ^{14}C 尿素呼气试验、粪便幽门螺杆菌抗原检测及血清学检查（定性检测血清抗幽门螺杆菌 IgG 抗体）。但近期应用抗生素、质子泵抑制剂、铋剂等药物者会使上述检查（血清学检查除外）呈假阴性。

（六）诊断

鉴于多数慢性胃炎患者无任何症状，有症状也缺乏特异性，且缺乏特异性体征，因此根据症状和体征难以做出慢性胃炎的正确诊断。慢性非萎缩性胃炎的确诊主要依赖于内镜检查和胃黏膜活检组织学检查，尤其是后者的诊断价值更大。

慢性胃炎的诊断应力求明确病因。HP 感染是慢性非萎缩性胃炎的主要致病因素，故应作为慢性胃炎病因诊断的常规检测。

（七）治疗

慢性非萎缩性胃炎的治疗目的是缓解消化不良症状和改善胃黏膜炎症。治疗应尽可能针对病因，遵循个体化原则，对无症状、幽门螺杆菌阴性的非萎缩性胃炎的患者无须特殊治疗。

1. 关于根除幽门螺杆菌

慢性非萎缩性胃炎的主要症状为消化不良，其症状应归属于功能性消化不良范畴。目前国内、外均推荐对幽门螺杆菌阳性的功能性消化不良行根除治疗。因此，有消化不良症状的幽门螺杆菌阳性慢性非萎缩性胃炎患者均应根除幽门螺杆菌。

2. 关于消化不良症状的治疗

由于临床症状与慢性非萎缩性胃炎之间并不存在明确关系，因此，对症状治疗事实上属于功能性消化不良的经验性治疗。慢性胃炎伴胆汁反流者可应用促动力药（如多潘立酮）和（或）有结合胆酸作用的胃黏膜保护剂（如铝碳酸镁制剂）。有胃黏膜糜烂和（或）以反酸、上腹痛等症状为主者，可根据病情或症状严重程度选用抗酸剂、H_2 受体拮抗剂或质子泵抑制剂 (PPI)。促动力药如多潘立酮、莫沙必利及盐酸伊托必利等可用于上腹饱胀、恶心或呕吐等为主要症状者。胃黏膜保护剂如硫糖铝、瑞巴派特、替普瑞酮、吉法酯、依卡倍特及铝碳酸镁等适用于有胆汁反流、胃黏膜损害和（或）症状明显者。抗抑郁药或抗焦虑药可用于有明显精神因素的慢性胃炎伴消化不良症状患者。中药治疗可拓宽慢性胃炎的治疗途径。上述药物除具对症治疗作用外，对胃黏膜上皮修复及炎症也可能具有一定作用。

二、慢性萎缩性胃炎

慢性萎缩性胃炎是一种以胃黏膜固有腺体萎缩为病变特征的常见的消化系统疾病，多见于中老年人。临床主要表现为食欲减退、恶心、嗳气、胃灼热，上腹出现持续或间断性胀满、隐痛，少数患者可发生上消化道出血、消瘦、贫血及营养不良等。其发病率随年龄的增长而明显增多。慢性萎缩性胃炎分为自身免疫性（A型）和多灶萎缩性（B型）。胃黏膜活检是最为可靠的诊断方法。在第二届全国慢性胃炎共识中，重申"胃黏膜萎缩是指胃固有腺体减少"，组织学上有两种类型：①化生性萎缩：胃固有腺体被肠化或假幽门腺化生腺体替代；②非化生性萎缩：胃黏膜层固有腺体被纤维组织或纤维肌性组织替代，炎症细胞浸润引起固有腺体数量减少。

（一）流行病学

慢性萎缩性胃炎是原因不明的慢性胃炎，在我国是一种常见病、多发病，在慢性胃炎中占10%～20%。

（二）病因

胃内攻击因子与防御修复因子失衡是慢性萎缩性胃炎发生的根本原因。具体病因与慢性非萎缩性胃炎相似。包括HP感染；长期饮浓茶、烈酒、咖啡、过热、过冷、过于粗糙的食物，可导致胃黏膜的反复损伤；长期大量服用非甾体类消炎药如阿司匹林、吲哚美辛等可抑制胃黏膜前列腺素的合成，破坏黏膜屏障；烟草中的尼古丁不仅影响胃黏膜的血液循环，还可导致幽门括约肌功能紊乱，造成胆汁反流；各种原因的胆汁反流均可破坏黏膜屏障造成胃黏膜慢性炎症改变。比较特殊的是壁细胞抗原和抗体结合形成免疫复合体在补体参与下，破坏壁细胞；胃黏膜营养因子（如胃泌素、表皮生长因子等）缺乏；心力衰竭、动脉硬化、肝硬化合并门脉高压、糖尿病、甲状腺病、慢性肾上腺皮质功能减退、尿毒症、干燥综合征、胃血流量不足以及精神因素等均可导致胃黏膜萎缩。

（三）发病机制

胃内攻击因子与防御修复因子失衡是慢性萎缩性胃炎的发病机制。幽门螺杆菌(HP)感染是慢性萎缩性胃炎的主要病因，其致病机制与以下因素有关。

(1)具有毒素作用的酶：HP产生多种酶，如尿素酶及其代谢产物氨、过氧化氢酶、蛋白溶解酶及磷脂酶A等，对黏膜有破坏作用。

(2)HP分泌的细胞毒素，如含有细胞毒素相关基因（慢性萎缩性胃炎A)和空泡毒素基因(vagA)的菌株，导致胃黏膜细胞的空泡样变性及坏死。

(3)HP抗体：可造成自身免疫损伤。

此外，长期饮浓茶、烈酒、咖啡，进食过热、过冷、过于粗糙的食物，可导致胃黏膜的反复损伤。长期大量服用非甾体类消炎药(NSAIDs)，如阿司匹林、吲哚美辛等可抑制胃黏膜前列腺素的合成，破坏黏膜屏障。烟草中的尼古丁不仅可影响胃黏膜的血液循环，还可导致幽门括约肌功能紊乱，导致胆汁反流，各种原因的胆汁反流均可破坏黏膜屏障，引起胃黏膜慢性炎症改变。壁细胞抗原和抗体结合形成免疫复合体在补体的参与下，破坏壁细胞。胃黏膜营养因子（如胃泌素、表皮生长因子等）缺乏、心力衰竭、动脉硬化、肝硬化合并门静脉高压、糖尿病、甲状腺病、慢性肾上腺皮质功能减退、尿毒症、干燥综合征、胃黏膜血流量不足及精神因素等均可导致胃黏膜腺体减少。

（四）病理生理学基础

1973 年，Strickland 将慢性萎缩性胃炎分为 A、B 两型，A 型是胃体弥漫萎缩，导致胃酸分泌下降，影响维生素 B_{12} 及内因子的吸收，常合并恶性贫血，病理过程与自身免疫有关；B 型在胃窦部，少数人可发展成胃癌，与 HP 感染、化学损伤（胆汁反流、NSAIDs、吸烟及酗酒等）有关，我国 80% 以上的慢性萎缩性胃炎属于 B 型。

（五）预后

慢性萎缩性胃炎绝大多数预后良好，少数可癌变，其癌变率为 1% ～ 3%。目前认为，慢性萎缩性胃炎若早期发现，积极治疗，病变部位萎缩的腺体是可以恢复的，其可转化为浅表性胃炎或被治愈，改变了以往人们对慢性萎缩性胃炎不可逆转的认识。单纯性萎缩性胃炎，尤其是轻、中度萎缩性胃炎癌变率低，重度萎缩性胃炎伴中、重度肠上皮化生及重度异型增生者，或伴癌胚抗原阳性的患者，癌变率高，应引起高度重视，定期随访；每 3 ～ 6 个月复查胃镜一次，有条件者可检测细胞脱氧核糖核酸 (DNA) 含量及肿瘤相关抗原。手术后萎缩性残胃炎者因其长期受胆汁反流的刺激，癌变率较高，应积极采取措施，减轻十二指肠反流液的刺激，预防癌变的发生。

（六）临床表现

慢性萎缩性胃炎的临床表现不仅缺乏特异性，而且与病变程度并不完全一致。

1. 症状

临床上，有些慢性萎缩性胃炎患者可无明显症状，但大多数患者可有食欲缺乏、恶心、嗳气、上腹部灼热感、进食后上腹胀痛或饱胀等。严重者可有消瘦、贫血、脆甲、舌炎或舌乳头萎缩等，少数胃伴有黏膜糜烂者可伴出现有上消化道出血。A 型萎缩性胃炎并发恶性贫血在我国少见。

2. 体征

本病无特异体征，上腹部可有轻度压痛。

（七）实验室及辅助检查

1. 实验室检查

(1) 胃液分析：测定基础胃液分泌量 (BAO) 及注射组胺或五肽胃泌素后测定最大泌酸量 (MAO) 和高峰泌酸量 (PAO)，以判断胃泌酸功能，有助于萎缩性胃炎的诊断及指导临床治疗。A 型慢性萎缩性胃炎患者多无酸或泌酸减少，B 型慢性萎缩性胃炎患者可正常或泌酸减少。

(2) 胃蛋白酶原 (PG) 测定：胃蛋白酶原由主细胞分泌，慢性萎缩性胃炎时，血及尿中的胃蛋白酶原含量减少。研究证明，胃体黏膜萎缩时血清 PGI 水平及 PG Ⅰ/Ⅱ 比例下降，严重时可伴餐后血清胃泌素 17(G17) 水平升高；胃窦黏膜萎缩时餐后血清 G17 水平下降，严重时可伴 PGI 水平及 PG Ⅰ/Ⅱ 比例下降。这些指标的变化不但与萎缩的程度相关，而且与萎缩的部位相关。

(3) 血清胃泌素测定：胃窦部黏膜的 G 细胞分泌胃泌素。A 型慢性萎缩性胃炎患者，血清 G17 常明显增高；B 型慢性萎缩性胃炎患者胃窦黏膜萎缩，直接影响 G 细胞分泌胃泌素功能，血清 G17 低于正常。

(4) 免疫学检查：壁细胞抗体 (PCA)、内因子抗体 (IFA)、胃泌素分泌细胞抗体 (GCA) 测定，可作为慢性萎缩性胃炎及其分型的辅助诊断。

(5) 血清维生素 B_{12} 浓度和维生素 B_{12} 吸收试验：维生素 B_{12} 吸收有赖于内因子，只需少量内因子即可保证维生素 B_{12} 在回肠末端吸收。正常人空腹血清维生素 B_{12} 的浓度为 $300 \sim 900 \ ng/L$，若 $< 200 \ ng/L$ 可肯定有维生素 B_{12} 吸收不良。维生素 B_{12} 吸收试验能检测维生素 B_{12} 在回肠末端吸收情况。方法：用 ^{58}CO 和 ^{57}CO 标记的氰钴素胶囊同时口服，^{57}CO-氰钴素胶囊内加有内因子，口服后收集 24 小时尿液，分别测定 ^{58}CO 和 ^{57}CO 的排除率。正常时两者的排除率均应 $> 10\%$，恶性贫血患者因缺乏内因子，尿中 ^{58}CO 排除率 $< 10\%$，而 ^{57}CO 排除率则正常。

2. 影像学检查

大多数萎缩性胃炎患者胃肠 X 线钡餐检查无异常发现。气钡双重造影可显示胃体黏膜皱襞平坦、变细，胃体大弯的锯齿状黏膜皱襞变细或消失，胃底部光滑，部分胃窦炎胃黏膜可呈锯齿状或黏膜粗乱等表现。

3. 胃镜及活组织检查

胃镜检查及活检是最可靠的诊断方法。胃镜诊断应包括病变部位、萎缩程度、肠化生及异型增生的程度。肉眼直视观察萎缩性胃炎内镜所见有两种类型，即单纯萎缩和萎缩伴过形成。前者主要表现为黏膜红白相间，以白为主，血管显露，皱襞变平甚至消失；后者主要表现为黏膜呈颗粒或小结节状。

4. 幽门螺杆菌检查

包括有创检查和无创检查。有创检查主要指通过胃镜检查获得胃黏膜活体标本的相关检查，包括快速尿素酶试验、病理 HP 检查 (HE、Warthin-Starry 及 Giemsa 染色)、组织细菌培养、组织 PCR 技术。无创检查指不需要通过胃镜获得标本，包括血清抗体检测、^{13}C 或 ^{14}C-尿素呼气实验、粪 HP 抗原检测等方法。

(八) 诊断及鉴别诊断

1. 诊断标准

慢性萎缩性胃炎在临床上无特异性表现，故诊断慢性萎缩性胃炎需依据临床表现结合相关辅助检查，尤其是胃镜检查及胃黏膜活组织检查。胃镜及黏膜活检是确诊本病唯一可靠的方法。胃镜检查：镜下胃黏膜色泽红白相间，以白为主，局部灰白色，胃黏膜变薄，黏膜下血管网透见。病理学活检：于典型炎症部位取活体组织，胃黏膜腺体萎缩 1/3 为轻度萎缩性胃炎，萎缩 2/3 为中度萎缩性胃炎，重度为大部分腺体萎缩。

2. 鉴别诊断

主要鉴别的疾病有消化性溃疡、胃癌、功能性消化不良、胆囊炎、胆石症、慢性肝炎及慢性胰腺疾病等。

(九) 治疗

慢性萎缩性胃炎的治疗原则是消除或削弱攻击因子，增强胃黏膜防御，改善胃动力，防止胆汁反流，改善萎缩和预防胃癌的发生。对轻度无症状的萎缩性胃炎患者，可不服药，有症状者，给予药物对症治疗。中度以上，尤其是重度萎缩伴有重度肠上皮化生及异型增生者，因癌变的可能性增大，需高度警惕，积极治疗，密切随访。

1. 一般治疗

慢性萎缩性胃炎患者不论其病因如何，均应戒烟、忌酒，避免应用损害胃黏膜的药物（如 NSAIDs 等），避免对胃黏膜有刺激性的食物和饮品，饮食宜规律，少吃油炸、烟熏、腌制食物，不食腐烂变质的食物，多吃新鲜蔬菜和水果，所食食品须新鲜并富于营养，保证有足够的蛋白质、维生素（如 β 胡萝卜素、维生素 C 及叶酸等）及铁质摄入，精神乐观，生活规律。

2. 治疗方法

(1) 根除 HP 治疗：慢性萎缩性胃炎伴有中、重度萎缩或中、重度肠上皮化生或异型增生、有胃癌家族史的患者应给予根除 HP 治疗。根除 HP 治疗可使病患者改善症状。大量研究证实，根除 HP 可使胃黏膜活动性炎症改善。多数研究表明，根除 HP 可防止胃黏膜萎缩和肠化的进一步发展，但是否能得到逆转尚待更多研究证实。对 HP 感染有效的药物包括质子泵抑制剂 (PPI)、铋剂、阿莫西林、克拉霉素、四环素、甲硝唑、替硝唑、呋喃唑酮等。PPI 对 HP 有较强的抑制作用，能加强抗菌药物的杀菌活性。临床常用的一线根除 HP 的治疗方案包括铋剂加两种抗生素和质子泵抑制剂加两种抗生素，一线方案治疗失败后可选择铋剂加 PPI 加两种抗生素的四联治疗方案。2000 年国内推荐的根除 HP 治疗方案见表 1-1。

表 1-1　推荐的根除 HP 的治疗方案

方案与用药	用法	疗程
一、铋剂 + 两种抗生素		
1. 铋剂标准剂量 + 阿莫西林 0.5 g+ 甲硝唑 0.4 g	均每日两次	2 周
2. 铋剂标准剂量 + 四环素 0.5 g+ 甲硝唑 0.4 g	均每日两次	2 周
3. 铋剂标准剂量 + 克拉霉素 0.5 g+ 甲硝唑 0.4 g	均每日两次	1 周
二、质子泵抑制剂 (PPD)+ 两种抗生素		
1.PPI 标准剂量 + 克拉霉素 0.5 g+ 阿莫西林 1.0 g	均每日两次	1 周
2.PPI 标准剂量 + 阿莫西林 1.0 g+ 甲硝唑 0.4 g	均每日两次	1 周
3.PPI 标准剂量 + 克拉霉素 0.25 g+ 甲硝唑 0.4 g	均每日两次	1 周
三、其他方案		
1. 雷尼替丁枸橼酸铋 (RBC)0.4 g 替代推荐方案二中的 PPI		
2.H_2-RA 或 PPI+ 推荐方案一，组成四联疗法		

注：方案中甲硝唑 0.4 g 可用替硝唑 0.5 g 替代；HP 对甲硝唑耐药率已较高，耐药影响疗效；呋喃唑酮抗 HP 作用强，HP 不易产生耐药性，可用呋喃唑酮 0.1 g 替代甲硝唑；PPI+ 铋剂 + 两种抗生素组成的四联疗法多用于治疗失败者。

(2) 保护胃黏膜：加强胃黏膜屏障功能，避免黏膜损害，对于萎缩性胃炎的治疗尤为重要，可给予硫糖铝、胶体铋剂、前列腺素 E、替普瑞酮、吉法酯、谷氨酰胺类（麦滋林 -S)、瑞巴派特等药物。长期服用维酶素对黏膜保护可能有一定的积极作用。吉法酯能增加胃黏膜更新，提高细胞再生能力，增强胃黏膜对胃酸的抵抗能力，达到保护胃黏膜的作用。

(3) 抑制胆汁反流：促动力药（如多潘立酮）可防止或减少胆汁反流；铝碳酸镁制剂可增

强胃黏膜屏障功能、结合胆酸，从而减轻或消除胆汁反流所致的胃黏膜损害。考来烯胺可络合反流至胃内的胆盐，防止胆汁酸破坏胃黏膜屏障，方法为每次 3～4 g，一日 3～4 次。

(4) 改善胃动力：上腹饱胀或恶心、呕吐的发生可能与胃排空迟缓相关，促动力药如多潘立酮、莫沙必利、盐酸伊托必利及替加色罗等可改善上述症状。

(5) 抑酸或抗酸治疗：慢性萎缩性胃炎伴有胃黏膜糜烂或以胃灼热、反酸、上腹饥饿痛等症状为主者，根据病情或症状严重程度，可选用抗酸剂、H_2 受体阻滞剂或 PPI。

(6) 抗抑郁或抗焦虑治疗：可用于有明显精神因素的慢性胃炎伴消化不良症状的患者，同时应予耐心解释或心理治疗。

(7) 助消化治疗：对于伴有腹胀、食欲缺乏等消化不良症而无明显胃灼热、反酸、上腹痛症状者，可选用含有胃酶、胰酶和肠酶等复合酶制剂治疗。

(8) 改善萎缩和预防胃癌：某些具有生物活性功能的部分抗氧化维生素和硒可降低胃癌发生的危险度。叶酸具有预防胃癌的作用，可能与改善萎缩性胃炎有关。维生素 C、维生素 E、茶多酚及大蒜素具有一定的预防胃癌作用。维生素 A 类衍生物对胃癌可能有一定的预防作用。硒对胃癌的预防有一定作用。

(9) 对症治疗：包括解痉止痛、止吐、改善贫血等。缺铁性贫血的患者应补充铁剂。大细胞贫血者根据维生素 B_{12} 或叶酸缺乏，分别给予补充。维生素 B_{12} 为 50～100 μg/d，连用20～30 天；叶酸为 5～10 mg，每日 3 次，直至症状和贫血完全消失。

(10) 中医中药治疗：可拓宽慢性萎缩性胃炎的治疗途径。

(11) 手术治疗：中年以上的慢性萎缩性胃炎患者，如在治疗或随访过程中出现溃疡、息肉、出血，或即使未见明显病灶，但胃镜活检病理中出现中、重度异型增生者，可结合患者临床情况可以考虑做部分胃切除，胃切除标本中有可能检出早期胃癌。

3.疗效评价

目前尚未有统一的疗效评价标准。建议疗效评判标准：显效：症状消失或基本消失、体征显著好转，黏膜组织学改变由萎缩性转变为浅表性；有效：症状明显减轻，体征改善，黏膜组织学改变减轻或病变范围缩小；无效：治疗前后症状、体征无显著变化，黏膜组织学无变化或加重。

第四节　消化性溃疡

消化性溃疡 (PU) 是指发生在胃和十二指肠的慢性溃疡，因溃疡的形成与胃酸/胃蛋白酶的消化作用有关，故得名。消化性溃疡是消化系统常见疾病，包括胃溃疡 (GU) 及十二指肠溃疡。消化性溃疡的发生是由于损害胃十二指肠黏膜的侵袭因素及黏膜自身防御、修复因素之间失去平衡的结果。其中侵袭因素包括幽门螺杆菌感染、胃酸分泌增多、胃蛋白酶激活、非甾体抗感染药损害等，其他的影响因素有遗传因素、胃十二指肠的运动异常、应激和心理因素、饮食、吸烟、病毒感染等。

一、流行病学

本病为常见病，发病率占人口的 10% ～ 12%，常发生于青壮年，老年患者亦不少见，胃溃疡的好发年龄较十二指肠溃疡约迟 10 年。国内资料显示，男性患病多于女性，男女之比在十二指肠溃疡为 (4.4 ～ 6.8)：1，胃溃疡为 (3.6 ～ 4.7)：1。此外，消化性溃疡与遗传及血型亦有一定关系。患者家族中发病率高于一般人，O 型血者特别是血型物质非分泌者十二指肠溃疡发病率较高。近几十年来，随着社会经济的不断发展和幽门螺杆菌 (HP) 根除治疗的广泛应用，HP 感染率明显下降。有迹象表明，消化性溃疡发病率的下降与 HP 感染率的下降密切相关。而饮食习惯的改变也可能是消化性溃疡发病率下降的原因，如食用油脂从动物油改为植物油，后者富含合成具有细胞保护作用的前列腺素微量物质。另外，近年来烟草消费量的下降也是西方国家消化性溃疡发病率下降的相关因素。

二、病因和发病机制

在导致各类胃炎的病因。持续作用下，黏膜糜烂可进展为溃疡。消化性溃疡发病的机制是胃酸、胃蛋白酶的侵袭作用与黏膜的防御能力间失去平衡，胃酸和胃蛋白酶对黏膜产生自我消化。如果将黏膜屏障比喻为"屋顶"，胃酸、胃蛋白酶比喻为"酸雨"，漏"屋顶"遇上虽然不大的"酸雨"或过强的"酸雨"腐蚀了正常的"屋顶"都可能导致消化性溃疡发生。部分导致消化性溃疡发病的病因既可以损坏"屋顶"，又可增加"酸雨"。消化性溃疡与其常见病因的临床关联如下。

(一)HP 感染

是消化性溃疡的主要病因，十二指肠球部溃疡患者的 HP 感染率高达 90% ～ 100%，胃溃疡为 80% ～ 90%。同样，在 HP 感染高的人群，消化性溃疡的患病率也较高。根除 HP 可加速溃疡的愈合，显著降低消化性溃疡的复发。

(二) 药物

长期服用 NSAIDs、糖皮质激素、氯吡格雷、化疗药物、双磷酸盐、西罗莫司等药物的患者可以发生溃疡。NSAIDs 是导致胃黏膜损伤最常用的药物，有 10% ～ 25% 的患者可发生溃疡。

(三) 遗传易感性

部分消化性溃疡患者有该病的家族史，提示可能的遗传易感性。正常人的胃黏膜内，大约有 10 亿壁细胞，平均每小时分泌盐酸 22 mmol，而十二指肠球部溃疡患者的壁细胞总数平均为 19 亿，每小时分泌盐酸约 42 mmol，比正常人高出 1 倍左右。但是，个体之间的壁细胞数量也有很大的差异，在十二指肠球部溃疡和正常人之间存在显著的重叠现象。

(四) 胃排空障碍

十二指肠、胃反流可导致胃黏膜损伤；胃排空延迟及食糜停留过久可持续刺激胃窦 G 细胞，使之不断分泌促胃液素。

其他与消化性溃疡相关的病因和疾病列于表 1-2。

应激、吸烟、长期精神紧张、进食无规律等是消化性溃疡发生的常见诱因。尽管胃溃疡和十二指肠球部溃疡同属于消化性溃疡，但胃溃疡在发病机制上以黏膜屏障功能降低为主要机制，十二指肠球部溃疡则以高胃酸分泌起主导作用。

表 1-2　与消化性溃疡相关的病因和疾病

感染	HP、单纯疱疹病毒、结核、巨细胞病毒、海尔曼螺杆菌
药物	NSAIDs、糖皮质激素、氯吡格雷、化疗药物、双磷酸盐、西罗莫司
遗传	高胃酸
胃排空障碍	十二指肠 - 胃反流
激素	胃窦 G 细胞功能亢进、促胃液素瘤、系统性肥大细胞增生症
血供不足或血流淤滞	休克、肝硬化
浸润性疾病	克罗恩病、结节病
手术后状态	胃窦切除术后
放射治疗	

三、病理学

胃溃疡多发生于胃小弯，也可见于胃窦或高位胃体，胃大弯和胃底甚少见。胃大部分切除术后发生的吻合口溃疡，多见于吻合口空肠侧。十二指肠溃疡主要见于球部，约 5% 见于球部以下部位，称球后溃疡。在球部的前后壁或大、小弯侧同时见有溃疡，称对吻溃疡。胃和十二指肠均有溃疡者，称复合性溃疡。消化性溃疡绝大多数是单个发生，少数可有 2 ～ 3 个溃疡并存，称多发性溃疡。十二指肠溃疡的直径一般 < 1 cm；胃溃疡的直径一般 < 2.5 cm，但直径 2.5 ～ 4 cm 的巨大溃疡并非罕见。典型的溃疡呈圆形或卵圆形，深而壁硬，呈"打洞"或"漏斗"形，溃疡边缘常有增厚而充血水肿，溃疡基底光滑、清洁，上面覆盖有灰白或灰黄色纤维渗出物。

四、临床表现

（一）症状和体征

上腹部疼痛是消化性溃疡最为主要的症状，其特点为慢性疼痛病史，呈周期性和节律性发作。慢性是指临床症状有自然缓解和反复发作的倾向。周期性是指消化性溃疡症状逐步出现，持续数日、数周、数月后缓解，数月至数年后又行复发，晚秋至春季多见，可由精神紧张、饮食不当和服用药物不当等因素诱发，十二指肠溃疡的周期性特点比胃溃疡更明显。节律性指疼痛的发生和缓解与进食有一定关系，胃溃疡疼痛多出现在餐后 0.5 ～ 1.5 小时，持续 1 ～ 2 小时，至下次进餐前消失；十二指肠溃疡疼痛多在餐前或夜间出现，持续至进餐时或服药后消失。胃溃疡疼痛部位往往在腹上区剑突下正中或稍偏左，十二指肠溃疡疼痛部位在腹上区或中腹上区剑突下或脐上方偏右，疼痛可向背部放射。消化性溃疡疼痛的性质和程度不一，疼痛性质以饥饿样不适和烧灼痛为多见，亦可为钝痛、刺痛、胀痛或隐痛。十二指肠溃疡可有夜间痛醒现象。本病其他症状尚可有唾液分泌增多、上腹部灼热感、反胃、反酸、嗳气、恶心、呕吐等其他胃肠道症状，其发生率和严重程度与患者的病情和个体差异有关。

消化性溃疡的体征较少，缓解期多无明显阳性体征，发作期可有腹上区压痛，压痛点比较局限和固定，可伴或不伴有局部肌紧张，程度较轻。胃溃疡压痛点常在腹上区偏左，十二指肠溃疡在腹上区偏右或剑突下，压痛明显、范围大，有反跳痛和肌紧张等往往提示溃疡穿孔，伴周围组织炎症反应。

（二）特殊类型的消化性溃疡

1. 幽门管溃疡

上腹部疼痛症状常较重，无明显节律性，多于进餐后很快出现，不易被制酸药物控制。患者常发生呕吐，呕吐后疼痛可缓解。幽门管溃疡易并发幽门梗阻和上消化道出血。

2. 球后溃疡

溃疡发生在十二指肠上角以下，距幽门 3 cm 以外，常发生在十二指乳头近端的后壁。上腹部疼痛节律与球部溃疡相似，但症状较重，且易放射至后背，夜间痛多见。球后溃疡易出血，内科治疗效果差。

3. 巨大溃疡

溃疡直径大于 2.5 cm，可以发生在胃或十二指肠。上腹部疼痛节律常不典型，制酸药物不能完全缓解。巨大溃疡易发生大出血或穿孔，胃巨大溃疡中多数属恶性。

4. 复合性溃疡

胃与十二指肠同时存在溃疡，多数是十二指肠溃疡发生在先，胃溃疡在后。本病约占消化性溃疡的 70%，多见于男性。其临床症状并无特异性，但幽门狭窄的发生率较高，出血的发生率高达 30%～50%，多来自胃溃疡。本病病情较顽固，并发症发生率高。

5. 应激性溃疡

应激性溃疡系指在严重烧伤、颅脑外伤、脑肿瘤、颅内神经外科手术、中枢神经系统疾病、严重外伤及大手术、严重的急性或慢性内科疾病（如脓毒病、肺功能不全）等应激情况下在胃和十二指肠产生的急性溃疡。严重烧伤引起的急性应激性溃疡又称为 Cushing 溃疡。颅脑外伤、脑肿瘤或颅内神经外科手术引起的溃疡亦称为 Cushing 溃疡。应激性溃疡的发病率近年来有增加的趋势。

6. 无症状型溃疡

无明显症状的消化性溃疡患者，因其他疾病做胃镜或 X 线钡餐检查时偶然被发现，或当发生出血或穿孔等并发症时，甚至于尸体解剖时被发现。这类消化性溃疡可见于任何年龄，老年人尤为多见。

（三）并发症

1. 出血

出血是本病最常见的并发症，其发生率占本病患者的 20%～25%，也是上消化道出血的最常见病因。并发出血者其消化性溃疡病史大多在一年以内，但一次出血后容易发生第二次或更多次出血。尚有 10%～15% 的患者少量出血可为消化性溃疡的首见症状。对临床表现不典型而诊断困难者，应争取在出血后 24～48 小时内进行急诊内镜检查，其确诊率可达 90% 以上，从而使患者得到及时诊断和治疗。

2. 溃疡穿孔

溃疡穿透浆膜层至游离腹腔可致急性穿孔，如溃疡穿透与邻近器官组织粘连，则称为穿透性溃疡或溃疡慢性穿孔。急性穿孔时，由于十二指肠或胃内容物流入腹腔，导致急性弥散性腹膜炎，临床上可突然出现剧烈腹痛。后壁穿孔或穿孔较小而只引起局限性腹膜炎时称亚急性穿孔。亚急性或慢性穿孔所致的症状不如急性穿孔剧烈，可只引起局限性腹膜炎、肠粘连或肠梗阻征象，并于短期内即可见好转。

3. 幽门梗阻

大多由十二指肠溃疡引起，但也可发生于幽门前及幽门管溃疡。其发生原因通常是由于溃疡活动期，溃疡周围组织的炎性充血、水肿或反射性地引起幽门痉挛。呕吐是幽门梗阻的主要症状，多于餐后 30 ～ 60 分钟后发生，呕吐次数不多，每隔 1 ～ 2 天一次，一次呕吐量可超过 1L，内含发酵宿食。

4. 癌变

少数胃溃疡患者可发展为胃癌，癌变的发生率不超过 2%。十二指肠球部溃疡并不引起癌变。

五、诊断与鉴别诊断

（一）诊断

慢性病程、周期性发作的、节律性上腹疼痛是疑诊消化性溃疡的重要病史，胃镜可以确诊。不能接受胃镜检查者，X 线钡餐发现龛影，可以诊断溃疡，但难以区分其良性或恶性。

（二）鉴别诊断

1. 其他引起慢性上腹痛的疾病

虽然通过胃镜可以检出消化性溃疡，但部分患者在消化性溃疡愈合后症状仍不缓解，应注意是否有慢性肝胆胰疾病、慢性胃炎、功能性消化不良等与消化性溃疡曾经共存。

2. 胃癌

胃镜发现胃溃疡时，应注意与癌性溃疡鉴别，典型胃癌溃疡形态多不规则，常 > 2 cm，边缘呈结节状，底部凹凸不平、覆污秽状苔。部分癌性胃溃疡与良性胃溃疡在胃镜下难以区别。因此，对于胃溃疡，应常规在溃疡边缘取活检。对有胃溃疡的中老年患者，当溃疡迁延不愈时，应多点活检，并在正规治疗 6 ～ 8 周后复查胃镜，直到溃疡完全愈合。

3. Zollinger-Ellison 综合征

当溃疡为多发或位于不典型部位、对正规抗溃疡药物疗效差、病理检查已除外胃癌时，应考虑 Zollinger-Ellison 综合征。该综合征由促胃液素瘤或促胃液素细胞增生所致，临床以高胃酸分泌，血促胃液素水平升高，多发、顽固及不典型部位消化性溃疡及腹泻为特征。促胃液素瘤是一种胃肠胰神经内分泌肿瘤，多位于胰腺和十二指肠，肿瘤病理性地分泌大量促胃液素，刺激胃酸过度分泌，致严重而顽固的溃疡，多数溃疡位于十二指肠球部和胃窦小弯侧，其余分布于食管下段、十二指肠球后及空肠等非典型部位。此外，大量酸性胃液进入小肠，脂肪酶在酸性环境中失活，脂肪不能充分分解，吸收障碍，导致腹泻，可见于约 1/3 的患者，水泻 5 ～ 30 次 / 日。促胃液素瘤通常较小，生长缓慢，但最终都将发展为恶性。恶性与良性之间的鉴别主要依据其细胞的增生指数及有无肝或淋巴结转移。临床疑诊时，应检测血铬粒素 A 及促胃液素水平；增强 CT 有助于发现肿瘤。由于这类肿瘤具有大量生长抑素受体表达，采用长效生长抑素类似物如奥曲肽微球治疗，可以有效缓解症状，使溃疡愈合，且能抑制肿瘤生长。

六、特殊检查

（一）胃分泌功能检查

测定每小时基础胃酸分泌量 (BAO)、每小时胃酸最大分泌量 (MAO) 及 BAO/MAO 比值可以了解胃酸分泌情况。因正确性不高，临床价值不大。

（二）幽门螺杆菌检测

目前认为 HP 是慢性胃炎、消化性溃疡、胃癌和胃黏膜相关淋巴样组织 (MALT) 淋巴瘤的主要致病因素，临床常用的检测分为侵入性和非侵入性两大类，前者需在内镜下取胃黏膜活检。包括组织涂片或切片染色镜检、尿素酶试验、细菌培养、聚合酶链反应 (PCR) 等；非侵入性检查主要有 ^{13}C 或 ^{14}C 标记的尿素呼气试验、血清学试验和粪 HP 抗原检测等。组织尿素酶检测是一种简便、价廉、快速首选的诊断方法。细菌培养和 PCR 检测技术检测较复杂且费用较高，适用于科研工作，细菌培养是诊断 HP 感染最可靠的方法。尿素呼气试验：先让患者空腹情况下服用一定剂量 ^{13}C 或 ^{14}C 标记的尿素，HP 的尿素酶将尿素分解成氨和标记的 CO_2，CO_2 入血液循环，经呼吸释放，检测呼气中标记的 CO_2，可确定是否存在 HP，此法能克服因 HP 在胃内灶性分布引起的取样误差，方法敏感性和特异性高，并为非侵入性，易为患者接受。

（三）内镜检查

内镜检查不仅可直接观察胃和十二指肠溃疡的部位、形态、大小和数目，还可在直视下活检做病理和 HP 检查，是确诊的主要手段。对于消化性溃疡的诊断和良、恶性溃疡的鉴别诊断，内镜检查的准确性高于钡餐检查。根据消化性溃疡的发生发展过程，可分为几个不同阶段，即活动期 (A 期)、愈合期 (H 期) 和瘢痕期 (S 期)，各期又分为 2 个阶段，即 A1、A2，H1、H2，S1、S2 期。十二指肠溃疡内镜下表现不如胃溃疡典型。

（四）X 线钡餐检查

利用气钡双重造影并辅以低张、加压和变动体位及角度可以观察胃和十二指肠各部的形状、轮廓、位置、张力、蠕动及黏膜像。消化性溃疡的 X 线表现分为直接征象和间接征象。直接征象代表溃疡本身的形态，即龛影。间接征象代表溃疡导致的功能性改变和瘢痕性改变。

七、治疗

（一）一般治疗

注意生活饮食规律，定时进餐，避免辛辣、过咸的食物，少饮浓茶、咖啡等饮料，避免过度劳累和精神紧张，消除紧张、焦虑等情绪，改变某些不当的生活习惯，戒烟，忌酒，慎用或不用 NSAIDs、激素等药物。

（二）药物治疗

消化性溃疡的治疗药物根据作用机制大体可分为减少攻击因素的药物和增强防御功能的药物两大类，前者主要包括抑酸药、抗酸药及具有根除 HP 作用的药物；后者则主要是黏膜保护剂。

1. 抑制胃酸分泌的药物

酸是溃疡产生的基础，消化性溃疡的最终形成是由于胃酸 - 胃蛋白酶自身消化所致。抑酸治疗的目的是缓解疼痛症状，促进溃疡愈合。

(1) 质子泵抑制剂：酸相关疾病的疗效直接与胃内 pH 值有关，一般而言，对消化性溃疡的治疗要求胃内 pH 值 > 3，胃食管反流病 (GERD) 要求 pH 值 > 4，HP 感染要求 pH 值 > 5，上消化道出血要求 pH 值 > 6。按上述要求合理使用 PPI 均能达到治疗目的。质子泵抑制剂 (PPI) 对胃壁细胞泌酸小管中的 H^+-K^+-ATP 酶具有直接作用，而 H^+-K^+-ATP 酶是酸分泌的最后共同通路，因此 PPI 已成为消化性溃疡等胃酸相关性疾病的首选药物，其疗效远高于 H_2 受体拮抗剂。奥美拉唑是第一个用于临床的 PPI，其后又有兰索拉唑、潘妥拉唑、雷贝拉唑、埃索美拉唑等相继投入使用。由于 H^+-K^+-ATP 酶的半衰期较长，为 30 ～ 48 小时，因此，质子泵抑制剂的抑酸作用可持续 18 ～ 24 小时。治疗消化性溃疡需使胃内 pH 值 > 3 的时间达 18 h/d 以上。通常，奥美拉唑的最大抑酸作用出现在 6 小时以后，其抑酸程度与奥美拉唑的剂量及其血中的浓度有关。每天服用 1 次奥美拉唑，其抑酸作用 5 天达到稳态，1 周后基础胃酸的抑制率可达 100%，五肽促胃液素刺激的胃酸抑制率可达 98%。PPI 在肝脏代谢失活，失活后由肾脏排出体外，是一种比较安全的药物。研究显示，肝肾功能受损通常不影响其代谢过程。PPI 治疗消化性溃疡的常用剂量：奥美拉唑 20 mg/d，兰索拉唑 30 mg/d，潘妥拉唑 40 mg/d，雷贝拉唑 10 mg/d，埃索美拉唑 20 mg/d。治疗十二指肠溃疡疗程一般为 2 ～ 4 周，治疗胃溃疡疗程为 4 ～ 6 周。其中雷贝拉唑和埃索美拉唑能迅速缓解症状，其缓解症状的速度一般只需 1 ～ 2 天，优于其他 3 种 PPI 制剂。

(2)H_2 受体拮抗剂：H_2 受体拮抗剂可竞争性拮抗组胺刺激促胃液分泌的作用，明显抑制基础胃酸及组胺、五肽胃泌素、进食等刺激的胃酸分泌，几乎完全抑制夜间酸分泌，抑制迷走神经刺激的胃酸分泌。目前临床应用的有 3 代产品，其代表产品第 1 代为西咪替丁，第 2 代为雷尼替丁，第 3 代为法莫替丁、尼扎替丁及罗沙替丁等。新一代产品较前一代产品作用更强，副作用更少。法莫替丁活性最强，相当于西咪替丁的 20 ～ 50 倍；雷尼替丁、罗沙替丁和尼扎替丁次之，药效相当于西咪替丁 4 ～ 10 倍。法莫替丁 40 mg 约与雷尼替丁 300 mg、尼扎替丁 300 mg、西咪替丁 1 200 ～ 1 600 mg 等效。最初的 H_2 受体拮抗剂服用方法是每天多次口服法，如西咪替丁，一日 4 次 (早、午、晚各服 200 mg，睡前 400 mg)；雷尼替丁 150 mg，一日 2 次；法莫替丁 20 mg，一日 2 次；尼扎替丁 150 mg，一日 2 次。近年研究显示，每天多次给药与夜间一次性服药法在溃疡愈合速度、症状缓解及安全性上均无差异。后一种给药方法可有效地抑制消化性溃疡患者夜间酸分泌，而对日间酸分泌影响较小。现多主张每晚睡前一次性服用西咪替丁 800 mg 或雷尼替丁 300 mg、法莫替丁 40 mg、尼扎替丁 300 mg、罗沙替丁 150 mg。

2. 胃黏膜保护剂

胃黏膜保护功能下降，是溃疡病特别是胃溃疡发生的主要原因。在治疗的同时加用胃黏膜保护剂不仅能够缓解症状，还能提高溃疡愈合质量，防止复发。胃黏膜保护剂的主要作用机制是增强胃黏膜 - 黏液屏障、增加碳酸氢盐的分泌、增加黏膜血流、促进细胞更新、提高前列腺素和表皮生长因子等细胞因子的合成。

目前已知的具有胃黏膜保护作用的药物有：①单纯保护作用的药物：如麦滋林 -S、替普瑞酮、吉法酯、硫糖铝、米索前列醇等；②兼有抗酸作用的药物：如铝碳酸镁、氢氧化铝、硫酸磷酸铝等；③兼有杀菌作用的药物：如胶体铋；④清除氧自由基的药物：如超氧化歧化酶、谷胱甘肽、瑞巴派特等；⑤其他保护作用的药物：如钙离子拮抗剂、表皮生长因子、生长抑素、巯基物质等。

(1) 硫糖铝：是一种蔗糖八硫酸酯聚氢氧化铝的复盐，是硫酸化多糖和氢氧化铝复合物。在酸性胃液中，凝聚成糊状黏稠物，附着于胃、十二指肠表面形成物理屏障。服用时不宜与食物、抗酸剂或其他药物同服，以免影响疗效。硫糖铝常用剂量为每次 1 g，3 ～ 4 次 / 天，治疗溃疡时的疗程为 4 ～ 8 周。副作用轻微，主要为便秘，长期使用可能出现低磷血症。硫糖铝治疗 4 周，十二指肠溃疡和胃溃疡的愈合率分别为 59%～85% 和 36%～61%，治疗 8 周的愈合率分别为 79%～91% 和 75%～94%。

(2) 铋制剂：枸橼酸铋钾、枸橼酸铋钾等在酸性环境下，水溶性胶体铋通过枸橼酸聚合形成大分子链，进而形成薄膜沉积在胃黏膜表面。另外，还有杀 HP 的作用。如枸橼酸铋钾的常用剂量为 110 mg，一日 3 次，治疗溃疡的疗程为 4 周，根除 HP 剂量为 220 mg，一日 2 次。副作用为黑舌及黑便，长期大量服用可能会产生铋神经毒性。

(3) 吉法酯：可增加黏膜上皮内前列腺素含量，促进溃疡愈合。常用剂量为 1.0 g，3 次 / 天，饭后服用。无明显副作用。

(4) 米索前列醇：为前列腺素制剂，是合成前列腺素 E_1 的衍生物，可直接保护胃黏膜上皮的完整性，还可有效地治疗和预防非甾体抗感染药引起的胃黏膜损害。本品常用剂量为 200 μg，一日 4 次，餐前或睡前口服，疗程 4～8 周。副作用为轻度腹泻，偶见恶心、头痛和眩晕。

(5) 替普瑞酮：对胃黏膜具有直接保护作用，促进黏膜表面上皮细胞再生。常用剂量 50 mg，一日 3 次，饭后服用。副作用为偶尔出现便秘、腹泻、腹痛等。

(6) 麦滋林 -S：麦滋林 -S 的主要成分是水溶性奥和 L- 谷氨酰胺，两者联合应用有利于溃疡组织再生、修复和保护性因子的形成。麦滋林 -S 治疗 4 周，溃疡愈合率为 60% 左右。常用剂量 0.67 g，3 次 / 天，餐后服用。无明显副作用。

(7) 瑞巴派特：除具有黏膜保护作用外，其清除自由基的作用亦很显著。瑞巴派特治疗 8 周，溃疡愈合率为 67.1%。常用剂量为 100 mg，一日 3 次。副作用发生率低，主要是便秘、丙氨酸氨基转移酶升高。

(三) 幽门螺杆菌相关性溃疡的治疗

对 HP 阳性的消化性溃疡，无论是初发还是复发，一律应接受 HP 的根除治疗。现在已知任何单一药物都不能有效根除 HP。二联疗法由于根除率较低 (50% 左右)，同时由于首次治疗失败容易诱发细菌耐药，因此临床已不再应用。目前推荐以 PPI 或铋剂为基础，加用两种抗生素的三联疗法作为一线方案。常用抗生素为阿莫西林、甲硝唑、克拉霉素、呋喃唑酮、四环素等。对首次根除失败者可以选择 PPI 加铋剂同时加用两种抗生素的四联疗法作为二线或补救方案。这时可以选择较为少用的抗生素如四环素、呋喃唑酮或庆大霉素等。如果反复治疗根除失败，可以对菌株进行培养和药物敏感试验来选择抗生素。

(四)NSAID 相关性溃疡的防治

NSAID 相关溃疡的治疗：随着 NSAID 应用的日益普遍，该类药物已成为除 HP 感染外消化性溃疡的第二大病因。NSAID 所致消化性溃疡症状较轻者只需停药或减少剂量溃疡即可愈合，使用有效的抗溃疡药物能够加快治愈。如果不能停用 NSAID，应选用 PPI 治疗。奥美拉唑 (20 mg，一日 1 次)、米索前列醇 (200 μg，一日 4 次) 治疗 NSAID 相关溃疡的愈合率分别为 89% 和 74%。铋剂和硫糖铝对 NSAID 相关溃疡的疗效尚不肯定。在预防方面，目前常采取在服用 NSAID 时加服抗溃疡药物或选用特异性 COX-2 受体拮抗剂的方法来进行一级和二级预防。另一个方法是尽量减少消化性溃疡发生的危险因子，例如 HP。研究表明，对于感染 HP 需要长期服用 NSAID 的患者，如果合并消化不良症状或既往有溃疡病史，那么在长期服用 NSAID 前进行根除 HP 治疗能够有效防止溃疡及其并发症的发生。

（五）外科治疗

由于抗溃疡药物，如 H_2 受体拮抗剂、PPI 和胃黏膜保护剂的应用，消化性溃疡的治愈率大为提高。HP 的根除治疗又降低了溃疡的复发率，使需要外科治疗的消化性溃疡患者明显减少，仅限于上消化道大出血、溃疡穿孔和瘢痕性幽门梗阻等并发症患者。

第五节 幽门螺杆菌感染

幽门螺杆菌 (HP) 是定植于胃黏膜上皮表面的一种微需氧革兰阴性菌。螺旋杆菌属螺菌科，由活动的螺旋形菌体和数根带鞘鞭毛组成。1982 年，澳大利亚学者 Marshall 和 Warren 首先从人胃黏膜中分离培养出幽门螺杆菌，并证明其与胃十二指肠疾病，尤其是慢性胃炎和消化性溃疡的发病相关。此后的二十多年，全世界范围内大量的研究结果进一步证明了幽门螺杆菌对慢性胃炎和消化性溃疡的致病性，而且这种细菌与胃腺癌和胃黏膜相关淋巴组织淋巴瘤 (MALT) 发病也密切相关。澳大利亚学者 Warren 和 Mar-shall 因为他们对幽门螺杆菌的发现，并证明该细菌感染会导致胃炎和消化性溃疡，赢取了 2005 年诺贝尔生理学及医学奖。

一、流行病学和自然病史

流行病学资料表明，幽门螺杆菌在全球自然人群中的感染率超过 50%，但各地差异甚大，发展中国家幽门螺杆菌感染率明显高于发达国家。在不同人群中，儿童幽门螺杆菌的感染率为 10%～80%。10 岁前，超过 50% 的儿童被感染。我国不同地区、不同民族的人群胃内幽门螺杆菌检出率在 30%～80%。年龄、种族、性别、地理位置和社会经济状况都是影响幽门螺杆菌感染率的因素。其中首要因素为人群之间社会经济状况的差异。基础卫生设施、安全饮用水和基本卫生保健的缺乏，以及不良饮食习惯和过于拥挤的居住环境均会增加幽门螺杆菌的感染率。

幽门螺杆菌主要通过口－口或粪－口途径传播。污染的胃镜可造成医源性传播。幽门螺杆菌感染者大多无症状。细菌的自发性清除也很少见。所有幽门螺杆菌感染者最终均会发展成胃炎；15%～20% 的感染者会发展成消化性溃疡；少于 1% 的感染者会发展成胃癌，但存在地区差异。在慢性胃炎、胃溃疡和十二指肠溃疡患者中，幽门螺杆菌的检出率显著超过对照组的自然人群，分别为 50%～70%、70%～80% 以及 90%。

二、致病因子

HP 是 G 杆菌，呈"S"形或"L"形，长 1.5～5.0 μm，宽 0.3～1.0 μm，电镜下可见菌体表面光滑，一端有 2～6 条带鞘鞭毛，鞭毛顶端膨大呈球形，HP 依靠鞭毛运动。因其黏附特性而定植于胃黏膜小凹及其邻近表面上皮而繁衍。

目前认为 HP 的致病机制包括：HP 的定植、毒素引起的胃黏膜损害、宿主免疫应答介导的胃黏膜损伤及 HP 感染后胃泌素和生长抑素调节失衡所致的胃酸分泌异常等。

参与 HP 致病的因子很多，按其致病机制及其特点，分为四类：①与 HP 定植有关的致病因子；②以损伤胃黏膜为主的致病因子；③与炎症和免疫损伤有关的致病因子；④其他致病因子。

在诸多的致病因子中，HP 产生的尿素酶在 HP 的致病机制中起着十分重要的作用。HP 可水解尿素释放氨 (NH_3)，直接对胃黏膜造成损伤，而 HP 本身在其产生的"氨云"包绕之中则免受胃酸、胃蛋白酶的侵袭，使其在较低的 pH 值环境中得以生存。HP 产生的分子量为 87 kD 的空泡细胞毒素 (VacA) 及分子量为 128 kD 的细胞毒素相关蛋白 (CagA) 是 HP 的重要致病因子。感染了 Tox+/CagA+HP 菌株患者的胃窦黏膜中有大量中性粒细胞浸润，可能与通过增加胃黏膜上皮分泌白细胞介素 -8(IL-8) 有关。HP 毒素与 HP 的其他致病因子如脂多糖、蛋白酶、脂酶及磷脂酶 A_2 等共同作用，对胃黏膜产生局部的炎症反应和免疫反应，使胃黏膜遭受炎症和免疫损伤，而损害的胃黏膜则更容易遭受胃酸、胃蛋白酶的侵袭。HP 感染后可能表现为不同结局，主要与个体差异、菌群差异、环境差异及其处在 HP 感染过程中的不同阶段等因素有关。

三、与疾病的相关性

(一) 慢性胃炎

幽门螺杆菌感染是慢性胃炎的最常见病因。这一结论基于以下事实。

1. 临床上大多数慢性胃炎患者的胃黏膜可检出幽门螺杆菌。

2. 幽门螺杆菌在胃内的定植与胃炎分布基本一致。

3. 健康志愿者的研究发现，服用幽门螺杆菌菌液后出现上腹不适和胃黏膜急性炎症过程，动物实验进一步证实灌胃幽门螺杆菌后实验动物出现胃黏膜急性炎症到慢性活动性炎症的动态变化；急性炎症以中性粒细胞浸润为主，慢性炎症以淋巴细胞、浆细胞为主，也见散在的单核细胞和嗜酸性粒细胞，淋巴滤泡常见。

4. 根除幽门螺杆菌可使胃黏膜炎症消退

幽门螺杆菌感染与胃黏膜活动性炎症密切相关，长期感染所致的炎症免疫反应可使部分患者发生胃黏膜萎缩和肠化。幽门螺杆菌相关慢性胃炎有两种主要类型，全胃炎胃窦为主和全胃炎胃体为主。前者常有高胃酸分泌，发生十二指肠溃疡的危险性增加；后者胃酸分泌常减少，胃溃疡和胃癌发生的危险性增加。宿主、环境和细菌因素的协同作用决定了幽门螺杆菌相关慢性胃炎的类型和胃黏膜萎缩及肠化的发生和发展。

多数幽门螺杆菌相关慢性胃炎患者无任何症状，部分患者可有非特异性的功能性消化不良 (FD) 症状。临床上对这一部分慢性胃炎伴消化不良症状患者进行幽门螺杆菌根除治疗可使其中部分患者的症状得到改善。我国新的慢性胃炎共识意见 (2006 年) 已将有胃黏膜萎缩、糜烂或有消化不良症状的幽门螺杆菌相关慢性胃炎作为根除幽门螺杆菌的适应证。

(二) 消化性溃疡

确定幽门螺杆菌感染是消化性溃疡的主要病因，无疑是消化性溃疡病因学和治疗学上的一场重大革命。幽门螺杆菌感染是消化性溃疡主要病因的依据包括：①大多数消化性溃疡患者都存在幽门螺杆菌感染，特别在十二指肠溃疡患者中幽门螺杆菌感染率甚至可高达 90% 以上；②根除幽门螺杆菌可显著降低消化性溃疡的复发率。

在此需要指出，非甾体抗感染药 (NSAID) 相关性溃疡与幽门螺杆菌感染的关系。目前认为 NSAID 的应用与幽门螺杆菌感染是消化性溃疡发生的两个重要的独立危险因素。单纯根除幽门螺杆菌本身不足以预防 NSAID 相关溃疡；初次使用 NSAID 前根除幽门螺杆菌可降低 NSAID 相关溃疡的发生率，但在使用 NSAID 过程中根除幽门螺杆菌不能加速 NSAID 相关溃病的愈合，能否降低溃疡的发生率也有待进一步研究。

（三）胃癌

胃癌的发生是一个多步骤过程，经典的模式是从慢性胃炎经过胃黏膜萎缩、肠化生和不典型增生，最后到胃癌。幽门螺杆菌主要与肠型胃癌的发生有关。胃癌的发生是幽门螺杆菌感染、宿主因素和环境因素共同作用的结果。

现有研究结果表明：①幽门螺杆菌可增加胃癌发生的危险性；②幽门螺杆菌根除后可阻断或延缓萎缩性胃炎和肠化的进一步发展，但是否能使这两种病变逆转尚需进一步研究；③幽门螺杆菌根除后可降低早期胃癌术后的复发率；④目前尚未发现明确与胃癌发生相关的幽门螺杆菌毒力基因。

（四）MALT 淋巴瘤

幽门螺杆菌与 MALT 淋巴瘤发生密切相关，表现在：①幽门螺杆菌感染是 MALT 淋巴瘤发生的重要危险因素。幽门螺杆菌感染后，胃黏膜出现淋巴细胞浸润乃至淋巴滤泡，这种获得性的黏膜相关性淋巴样组织的出现，为淋巴瘤发生提供了活跃的组织学背景。幽门螺杆菌感染对局部炎症系统的持续刺激作用，增加了淋巴细胞恶性转化的可能性。②胃 MALT 淋巴瘤在幽门螺杆菌高发区常见、多发。③根除幽门螺杆菌可以治愈早期的低度恶性的胃 MALT 淋巴瘤。

（五）胃食管反流病（GERD）

幽门螺杆菌与 GERD 的关系仍未明确。临床流行病学资料表明，幽门螺杆菌感染与GERD 的发生存在某些负相关性，但其本质尚不明确，GERD 患者的幽门螺杆菌感染率低于非反流病患者；幽门螺杆菌感染率高的国家和地区 GERD 的发病率低，与之相应的是在某些发展中国家，随着幽门螺杆菌感染率的降低，与之相关的消化性溃疡，甚至胃癌发病率也相应降低，而 GERD 的发病率却上升了。虽然幽门螺杆菌感染与 GERD 的发生存在一定负相关性，但目前的观点倾向于两者之间不存在因果关系；根除幽门螺杆菌与多数 GERD 发生无关，一般也不加重已存在的 GERD。根除幽门螺杆菌不会影响 GERD 患者应用质子泵抑制药（PPI）的治疗效果，对于需长期应用 PPI 维持治疗的幽门螺杆菌阳性 GERD 患者，仍应根除幽门螺杆菌。原因在于长期应用 PPI 可升高胃内 pH 值，影响幽门螺杆菌在胃内的定植范围，由胃窦向胃体扩散，引起全胃炎，并进一步造成胃腺体的萎缩，导致萎缩性胃炎。

（六）胃肠外疾病

流行病学资料表明，定植于胃黏膜的幽门螺杆菌可能与某些胃肠外疾病的发生发展有关。这些报道多数是基于对相关疾病的人群进行幽门螺杆菌感染情况的分析。从目前为数不多的，包括根除治疗效果分析的前瞻性研究结果看，对某些疾病根除幽门螺杆菌能不同程度地缓解症状或改善临床指标。目前报道可能与幽门螺杆菌感染有关的疾病涉及范围很广，比较多数的研究报道集中在粥样硬化相关血管疾病、某些血液系统疾病，如缺铁性贫血和特发性血小板减少性紫癜，以及皮肤病如慢性荨麻疹等。但幽门螺杆菌感染在这些疾病发生中的机制和地位尚无定论。欧洲的共识意见倾向于认为幽门螺杆菌感染可能与部分缺铁性贫血及特发性血小板减少性紫癜有关；可能的机制涉及细菌感染所导致的交叉免疫反应、所引发的炎症因子激活与释放等。

四、诊断

(一) 诊断方法

幽门螺杆菌感染的诊断方法：包括侵入性和非侵入性两类方法。侵入性方法依赖胃镜活检，包括快速尿素酶试验 (rapid urease test，RUT)、胃黏膜直接涂片染色镜检、胃黏膜组织切片染色镜检 (如 WS 银染、改良 Giemsa 染色、甲苯胺蓝染色、免疫组化染色)、细菌培养、基因检测方法 (如聚合酶链反应、寡核苷酸探针杂交等)、免疫快速尿素酶试验。而非侵入性检测方法不依赖内镜检查，包括：^{13}C 或 ^{14}C- 尿素呼气试验 (^{13}C 或 ^{14}C-urea breathtest，UBT)、粪便幽门螺杆菌抗原检测 (依检测抗体可分为单抗和多抗两类)、血清和分泌物 (唾液、尿液等) 抗体检测、基因芯片和蛋白芯片检测等。各种诊断方法均有其应用条件，同时存在各自的局限性，因此在实际应用时应该根据不同的条件和目的，对上述方法做出适当选择。表 1-3 归纳了常用的幽门螺杆菌检测方法、特点及其应用。

表 1-3 常用的幽门螺杆菌检测方法特点及其应用

检测方法	应用	特点	敏感性 (%)	特异性 (%)
侵入性方法快速尿素酶试验	侵入性检查的首选方法，用于现症感染的诊断	简便、快速、价廉、准确	88 ～ 98	88 ～ 98
病理组织学检查	用于现症感染的诊断	准确，可直接观察细菌和胃黏膜病变	93 ～ 99	95 ～ 99
细菌培养	可用于现症感染的诊断，但主要用于科研	准确，但对培养技术要求	70 ～ 92	100
非侵入性方法 ^{13}C 或 ^{14}C- 尿素呼气试验	非侵入性检查首选方法，用于现症感染的诊断以及根除治疗后复查	简便、快速、准确	90 ～ 99	89 ～ 99
粪便幽门螺杆菌抗原检测	用于现症感染的诊断，准确性与呼气试验相近	简便、准确、价廉	89 ～ 96	87 ～ 94
血清学幽门螺杆菌抗体检测	不能判断是现症还是过去感染，多用于人群感染情况的流行病学调查	简便、准确	88 ～ 99	86 ～ 99

幽门螺杆菌感染诊断方法的使用说明。

1. 快速尿素酶试验和 ^{13}C 或 ^{14}C- 尿素呼气试验均属于尿素酶依赖性实验，其主要原理都是利用幽门螺杆菌尿素酶对尿素的分解来检测细菌的存在。前者是通过尿素被分解后试剂的 pH 值变化引起颜色变化来判断细菌的感染状态；后者则通过让受试者口服被 ^{13}C 或 ^{14}C 标记的尿素，标记的尿素被其胃内的幽门螺杆菌尿素酶分解为 ^{13}C 或 ^{14}C 标记的二氧化碳后从肺呼出，检测呼出气体中 ^{13}C 或 ^{14}C 标记的二氧化碳含量即可诊断幽门螺杆菌感染。

2. 近期应用抗生素、质子泵抑制药、铋剂等药物对幽门螺杆菌可有暂时抑制作用，会使除血清抗体检测以外的检查出现假阴性。因此使用上述药物者应在停药至少 2 周后进行检查，而进行幽门螺杆菌根除治疗者应在治疗结束至少 4 周后进行复查。

3. 消化性溃疡出血、胃 MALT 淋巴瘤、萎缩性胃炎、近期或正在使用 PPI 或抗生素时，有可能使许多检测方法，包括 RUT、细菌培养、组织学以及 UBT 呈现假阴性，此时推荐血清学试验或通过多种检查方法确认现症感染。

（二）诊断标准

幽门螺杆菌感染诊断标准原则上要求可靠、简单，以便于实施和推广。根据我国 2007 年发布的最新的对幽门螺杆菌若干问题的共识意见，以下方法检查结果阳性者可诊断幽门螺杆菌现症感染：①胃黏膜组织 RUT、组织切片染色、幽门螺杆菌培养 3 项中任 1 项阳性；② ^{13}C 或 ^{14}C-UBT 阳性；③粪便幽门螺杆菌抗原检测（单克隆法）阳性；④血清幽门螺杆菌抗体检测阳性提示曾经感染（幽门螺杆菌根除后，抗体滴度在 5 ～ 6 个月后降至正常），从未治疗者可视为现症感染。

幽门螺杆菌感染的根除标准：首选非侵入性方法，在根除治疗结束至少 4 周后进行。符合下述 3 项之一者可判断幽门螺杆菌根除：① ^{13}C 或 ^{14}C-UBT 阴性；②粪便幽门螺杆菌抗原检测（单克隆法）阴性；③基于胃窦、胃体两个部位取材的 RUT 均阴性。

五、幽门螺杆菌根除治疗的适应证

（一）中国 2003 年桐城会议共识意见（表 1-4）

表 1-4 2003 年我国 HP 学组桐城会议制订的 HP 根除指征

HP 阳性的下列疾病	必须	支持	不明确
消化性溃疡 *	√		
早期胃癌术后	√		
胃 MALT 淋巴瘤	√		
明显异常的慢性胃炎 #	√		
计划使用 NSAIDs		√	
部分功能性消化不良		√	
GERD		√	
胃癌家族史		√	
个人强烈要求治疗者			√
胃肠道外疾病			√

注：* 消化性溃疡：无论活动或非活动，无论有无并发症；

明显异常：指合并糜烂，中－重度萎缩，中－重度肠化生，轻－中度不典型增生。重度不典型增生应考虑癌变

（二）2005 年欧洲 Maastricht-3 共识意见（表 1-5）

六、幽门螺杆菌感染治疗方案

目前推荐的一线治疗方案主要有三种，即铋剂、PPI 或 RBC 加上两种抗生素的三联疗法，疗程 7 ～ 14 天。三种方案都有较高的 HP 根除率及溃疡的愈合率，且副作用较少。常用于 HP

根除治疗的抗生素有克拉霉素、阿莫西林、甲硝唑、四环素、呋喃唑酮、左氧氟沙星等。PPI制剂和两种抗生素联合应用组成的三联方案，是近年来临床应用广泛疗效最好的药物组合，PPI强有力的抑酸效果提高胃内 pH 值，增加抗生素效果，PPI 在酸性环境中活性增强，并可穿透黏液与表层的尿素酶结合，抑制尿素酶活性，达到抑制和根除 HP 的作用。有研究表明，RBC 三联疗法在治疗耐药 HP 菌株的根除效果，优于 PPI 三联疗法。PPI 合并铋剂的四联疗法作为二线或者补救疗法。

表 1-5　2005 年欧洲 Maastricht-3 共识推荐的 HP 根除指征和相关描述

疾病	推荐级别	证据水平
功能性消化不良：		
HP 检测和治疗策略对未调查的消化不良的患者是合适的选择	A	1 a
检测 – 治疗策略的效果在 HP 感染率较低的人群中较差，在这种情况下，检测 – 治疗策略或经验的抑酸治疗都是合适的选择	B	2 a
HP 根除对 HP 阳性的非溃疡性消化不良是合适的选择	A	1 a
胃食管反流病：		
HP 根除不会导致 GERD	A	1 b
HP 根除在西方人群不会影响 PPI 治疗 GERD 的效果	A	1 b
在 GERD 患者中不推荐常规的 HP 检测	B	2 b
对于长期 PPI 治疗的患者，应该考虑 HP 检测	B	2 b
慢性萎缩性胃炎：		
HP 根除可以停止萎缩性胃炎的进展，有可能使萎缩减轻，对肠化的影响尚不能确定	A	1 b
非甾体类抗感染药：		
HP 根除在长期 NSAID 服用者有价值，但不足以完全预防 NSAID 溃疡	A	1 b
第一次使用 NSAID 的患者，HP 根除可以预防消化性溃疡和出血	B	1 c
长期服用阿司匹林的患者如果出血应该检测和根除 HP	A	1 b
胃肠外疾病：		
对不能解释的缺铁性贫血和特发性血小板减少性紫癜应该进行 HP 根除治疗	B	2
胃癌：		
根除 HP 可以预防胃黏膜癌前病变	A	1 b

近年来，HP 对常用抗生素的耐药性逐年增加。2005 年欧洲 Maastricht-3 共识意见认为，在克拉霉素耐药率小于 15% 的地区，仍推荐 PPI 联合应用克拉霉素、阿莫西林 / 甲硝唑的三联短程疗法作为一线治疗方案。其中 PPI 联合克拉霉素和甲硝唑方案应当在人群甲硝唑耐药率小于 40% 时才可应用，四联治疗除了作为二线方案使用外，还可以作为可供选择的一线方案。一线方案的疗程如果延长到 14 天，可能疗效稍好于 7 天疗程的方案，但是，延长疗程将减少

根除治疗的效价比。补救治疗最好能根据药敏试验结果个体化进行。

HP 根除治疗失败的原因是多方面的，其中 HP 对抗生素耐药是导致根除失败的最主要原因，此外，细胞色素 P450(CYP)2 C19 基因多态性影响含 PPI 的根除治疗方案的疗效，患者的依从性差也是导致 HP 根除治疗失败的主要原因。为减少 HP 耐药菌株的产生，应严格掌握 HP 根除治疗的适应证，在未确定是否存在 HP 感染时，不要给患者进行 HP 根除治疗；对根除治疗失败的患者，有条件时应以药敏试验为指导选择抗生素，避免使用对 HP 耐药的抗生素；采用规范的治疗方案，以提高首次治疗的根除率；对连续治疗失败者建议间隔 3 ~ 6 个月之后再行 HP 根除治疗，因反复治疗后会使 HP 发生球形变而对抗生素不敏感。

此外，还应努力研究开发 HP 疫苗，让 HP 感染的免疫防治变成现实。

第六节 胃肠间质瘤

1983 年，Mazur 和 Clark 首次提出胃肠道间质瘤 (GIST) 概念，它是起源于胃肠道壁内包绕肌丛的间质细胞 (ICC) 的缺乏分化或未定向分化的非上皮性肿瘤，具有多分化潜能的消化道独立的一类间质性肿瘤，亦可发生于肠系膜以及腹膜后组织，以梭形肿瘤细胞 CD117 免疫组化阳性为特征。GIST 不是既往所指的平滑肌肿瘤和神经鞘瘤。

一、流行病学

90% 的 GIST 好发于 40 ~ 79 岁，中位发病年龄 60 岁，发病率男性较女性稍高，也有报道认为性别上无差异。由于既往对该病认识不足，故难有准确的发病率统计，在欧洲 (1 ~ 2)/10 万人，据估计，美国每年新发病例为 5000 ~ 6000 例。多数 GIST 为散发型，其中 95% 的患者为孤立性病灶。偶见家族性 GIST 报道，其病灶为多发性，且伴有胃肠黏膜及皮肤色素的沉着。GIST 多发生于胃 (70%)，其次为小肠 (20% ~ 25%)，较少见于结肠、食管及直肠，偶可见于网膜、肠系膜和腹膜。

二、病因和分子生物学

对 GIST 的较早研究表明，60% ~ 70% 的 GIST 高表达 CD34。CD34 是细胞分化抗原，编码基因位于人染色体 1 q32，编码产物蛋白分子量为 105 ~ 115 kD。虽然 CD34 表达谱广，特异性较低，但真正的平滑肌瘤和神经鞘瘤不表达 CD34，故可将消化道平滑肌瘤、神经鞘瘤和 GIST 相鉴别。

1998 年 Hirota 等首次报道 GIST 中存在 c-kit 变异，c-kit 基因位于人染色体 4 q11 ~ 21，编码产物为 CD117，分子量为 145 kD，是跨膜酪氨酸激酶受体，其配体为造血干细胞生长因子 (SCF)，CD117 与配体结合后激活酪氨酸激酶，通过信号转导活化细胞内转录因子，从而调节细胞生长、分化、增生。c-kit 基因突变导致酪氨酸激酶非配体激活，使细胞异常生长。目前研究发现，CD117 的功能获得性突变在 GIST 中可达到 90%，最常见的是在 c-kit 基因外显子 11 的突变 (57% ~ 71%)。在 4% ~ 17% 的 GIST 患者中发现外显子 13 和 9 的突变。亦有报道发现外显子 17 的突变。可见 CD117 信号转导异常是 GIST 发病机制的核心环节。c-kit 基因突变预示肿瘤的恶性程度高，预后不佳。最近发现有部分患者存在 PDGFRα 基因的第 18 和 12 外显子突变。此外，不少研究还发现，恶性 GIST 的 DNA 拷贝数和高水平扩增大于良性 GIST，14、15、22 号染色体长臂频繁丢失，提示 GIST 涉及多基因病变。

PDGFRα 基因突变的发现是 GIST 病因和发病机制研究上继 c-kit 基因之后的又一重要研究进展。PDGFRα 基因定位于人染色体 4 q11 ~ 21，与 ckit 基因紧密连锁、结构相似、功能相近。PDGFRα 基因突变常见于外显子 12 和 9，突变率可达 72%。PDGFRa 基因突变可见于野生型无 c-kit 基因突变的 GIST，对 c-kit 野生型 GIST 的发生和发展起着重要作用。因此，GIST 从分子水平上可分为三型：c-kit 基因突变形、PDGFRα 基因突变形和 c-kit/PDGFRα 野生型。

三、病理学

（一）大体标本

大部分肿瘤源于胃肠道壁，表现为膨胀性生长，多显孤立的圆形或椭圆形肿块，境界清楚。其生长方式表现为：

(1) 腔内型，肿瘤向消化道腔内突出，显息肉状，表面可有溃疡。

(2) 壁内型，在胃肠道壁内显膨胀性生长。

(3) 腔外型，肿瘤向消化道腔外突出。

(4) 腔内－腔外哑铃形，肿瘤既向消化道腔内突出，又向腔外膨胀性生长。

(5) 胃肠道外肿块型，肿瘤源于肠系膜或大网膜。

（二）组织学

1. 光镜

GIST 有两种基本的组织学结构，梭形 (60% ～ 70%) 和上皮样 (30% ～ 40%) 细胞型，两种细胞常出现在一个肿瘤中。上皮细胞型瘤细胞圆形或多边形，嗜酸性，部分细胞体积较大，核深染，形态多样，可见糖原沉积或核周空泡样改变。梭形细胞呈梭形或短梭形，胞质红染，核为杆状，两端稍钝圆，漩涡状，呈束状和栅栏状分布。间质可见以淋巴细胞和浆细胞为主的炎性细胞浸润，可见间质黏液变性、透明变性、坏死、出血及钙化。不同部位的 GIST 所含的细胞型不同。胃间质瘤有 70% ～ 80% 为梭形细胞型，20% ～ 30% 为上皮样细胞型，即以往诊断的上皮样平滑肌瘤或平滑肌母细胞瘤或肉瘤。小肠间质瘤通常为梭形细胞型。食管和直肠的间质瘤多为梭形细胞型，瘤细胞排列结构多样。肝脏是恶性 GIST 最常见的远处转移部位，肿瘤较少转移至区域淋巴结、骨和肺。

2. 超微结构特征

电镜下，GIST 显示出不同的分化特点。有的呈现平滑肌分化的特点，如灶状胞质密度增加伴有致密小体的胞质内微丝、胞饮小泡、扩张的粗面内质网、丰富的高尔基复合体和细胞外基底膜物质灶状沉积，此类肿瘤占绝大部分。有的呈现神经样分化特点，如复杂的细胞质延伸和神经样突起、微管、神经轴突样结构以及致密核心的神经内分泌颗粒等。还有小部分为无特异性分化特点的间叶细胞。

3. 免疫组织化学特征

作为酪氨酸激酶的跨膜型受体，CD117 存在于造血干细胞、肥大细胞、黑色素细胞、Caj-al 细胞 (ICC 是分布在消化道、自主神经末梢与平滑肌细胞之间的一类特殊细胞，目前认为 ICC 是胃肠道运动的起搏细胞)，被认为是诊断 GIST 的主要标志物之一，几乎所有的 GIST 均阳性表达 CD117，CD117 阴性需要进行 kit 和 PDGFRα(血小板源生长因子) 基因突变的检测。另一主要标志物 CD34 是骨髓造血干细胞抗原，功能不明，但特异性较 CD117 差，恶性 GIST 患者 CD34 表达率略低于良性 GIST。故 CD34 常与 CD117 联合使用。另 SMA(α- 平滑肌肌动蛋白)、结蛋白、S-100 和 NSE(神经元特异性烯醇化酶)、神经巢蛋白、波形蛋白等在 GIST 中均有较高阳性率，其中 S-100 和 NSE 有助于神经源性肿瘤的辅助鉴别，SMA 和结蛋白有助于肌源性肿瘤的辅助鉴别，波形蛋白可用于肿瘤良、恶性程度的判断。

随着免疫组化和电镜技术的发展，可将 GIST 分为 4 种类型：①向平滑肌方向分化；②向神经方向分化；③向平滑肌和神经双向分化；④缺乏分化特征。

四、临床表现

GIST 可发生于消化道自食管至直肠的任何部位，胃 GIST 最多见 (60% ～ 70%)，其次为小肠 (20% ～ 30%)，较少见于结肠、食管及直肠，偶可见于网膜、肠系膜和腹膜。

GIST 的临床表现与肿瘤大小、部位、生长方式有关。一般症状隐匿，多在体检或腹腔手术中被发现。常见的临床表现为消化道出血、腹痛和腹部肿块。

(一) 消化道出血

由于肿瘤表面黏膜缺血和溃疡形成，血管破裂所致；其次为肿瘤中心坏死或囊性变向胃或肠腔内破溃的结果。肿瘤多生长在腔内，临床为间歇性出血，出血量不等，可有导致出血性休克者。

(二) 腹痛

出现不同部位的腹痛，为胀痛、隐痛或钝痛性质。由于肿瘤向腔内生长形成溃疡，或腔向外生长并向周围组织浸润，可引起穿孔或破溃而形成急腹症的临床表现，如急性腹膜炎、肠梗阻等，这些并发症的出现往往可为本病的首发症状。

(三) 腹部肿块

以肿瘤向腔外生长多见。

(四) 发生于不同部位的相应临床表现

原发于食管约半数无症状，主要表现有不同程度的胸骨后钝痛、压迫感和间歇性吞咽困难，而吞咽困难的程度与瘤体大小无明显关系。少数可有恶心、呕吐、呃逆和瘤体表面黏膜糜烂、坏死，形成溃疡出血。

胃 GIST 以消化道出血最为常见，表现为黑粪、呕血。其次为疼痛、腹部包块、消瘦、乏力、恶心、呕吐等，腹痛性质与消化性溃疡相似，如肿瘤位于胃窦、幽门部可出现梗阻症状，不少患者无症状。

小肠 GIST 多数为恶性肿瘤，向腔外生长，无症状者多见。以消化道出血为主要症状，表现为呕血、便血或仅隐血试验阳性，尤其是十二指肠肿瘤易形成溃疡，可发生大出血。也可因肿瘤膨胀性生长或肠套叠导致小肠梗阻。少数患者因肿瘤中心坏死，可引起肠穿孔。

结肠、直肠和肛门 GIST 腹痛、腹部包块为主要症状，可有出血、消瘦、便秘等。直肠和肛门处，以排便习惯改变、扪及包块为主要表现，出血也常见。个别直肠 GIST 患者可见尿频、尿少。

胃肠道外 GIST 多因肿瘤发生于网膜、肠系膜或腹膜，主要表现为腹部肿块，可有消瘦、乏力、腹胀等不适。

(五) 其他

可伴有食欲缺乏、发热和体重减轻。有报道称、个别病例以肿瘤自发性破裂合并弥散性腹膜炎为首发表现。

五、辅助检查

(一) 内镜检查

随着消化内镜的普及，内镜检查已成为发现和诊断 GIST 的主要方法，特别是对于腔内生长型 GIST。内镜下可见胃肠壁黏膜下肿块呈球形或半球形隆起，边界清晰，表面光滑，表面黏膜色泽正常，可有顶部中心呈溃疡样凹陷，覆白苔及血痂，触之易出血，基底宽，部分可形成桥形皱襞。用活检钳推碰提示肿块质硬，可见肿块在黏膜下移动。肿块表面有正常黏膜覆盖时，普通活检常难以获得肿瘤组织，此时需借助穿刺活检。对于肿块表面顶部中心有溃疡样凹陷的肿瘤，在溃疡边缘取活检测 GIST 检出的阳性率高。

对于小肠 GIST，目前主要可运用推进式小肠镜、双气囊小肠镜、胶囊内镜做出诊断，超声内镜 (EUS) 可较准确地判断其性质，并可鉴别黏膜下病变、肠外压迫、血管病变及实质肿瘤。GIST 镜下表现为胃肠壁固有肌层的低回声团块，肌层完整。直径 > 4 cm 的肿瘤，边界不规则，肿瘤内部囊性间隙，引流区见淋巴结肿大等则是恶性和交界性 GIST 的特点；而良性 GIST 的特点为直径 < 3 cm、边界规则、回声均匀。EUS 对 GIST 敏感，可检测出直径 < 2 cm 的肿瘤。由于 GIST 为黏膜下肿块，内镜下活检取材不易取到。目前除了通过手术获得标本以外，还可通过超声内镜指导下的细针抽吸活检 (EUS-FNA) 取得足够的标本，诊断准确。

(二) 钡剂或钡灌肠双重造影

内生长表现为球形或卵圆形、轮廓光滑的局限性充盈缺损，周围黏膜正常，如肿瘤表面有溃疡，可见龛影；向腔外生长的 GIST 表现为外压性病变或肿瘤的顶端可见溃疡并有窦道与肿瘤相通。胃间质瘤表现为局部黏膜皱襞变平或消失，小肠间质瘤有不同程度的肠黏膜局限性消失、破坏，仅累及一侧肠壁，并沿肠腔长轴发展，造成肠腔偏侧性狭窄。

(三)CT 和 MRI 检查

影像学技术可发现无症状 GIST，但通常用于对肿瘤的定位、特征、分期和术后监测。无论是原发性还是转移性肿瘤，CT 在检测和描述肿瘤方面较传统的 X 线和钡剂检测更有用。影像学技术通常能在鉴别肿瘤是来自淋巴的间叶细胞组织还是来自胃肠道上皮间叶细胞组织方面提供有价值的信息，但不能用于判断肿瘤的恶性程度。随着针对 GIST 靶向药物治疗的进展，CT 和 MRI 越来越多地用于观察肿瘤对药物的反应和是否复发。PET 也被引进用于检测肿瘤早期肉眼未见改变时的功能性改变。

CT 可直接观察肿瘤的大小、形态、密度、内部结构、边界，对邻近脏器的侵犯也能清楚显示，同时还可以观察其他部位的转移灶。CT 检查可以弥补胃肠造影及内镜对部分小肠肿瘤及向腔外生长的肿瘤诊断的不确定性，无论良、恶性均表现为黏膜下、浆膜下或腔内的境界清楚的团块。良性或低度恶性 GIST 主要表现为压迫和推移，偶见钙化，增强扫描为均匀中度或明显强化；恶性或高度恶性 GIST 可表现为浸润和远处转移，可见坏死、囊变形成的多灶性低密度区，与管腔相通后可出现碘水和 (或) 气体充填影，增强扫描常表现为肿瘤周边实体部分强化明显。肝脏是恶性 GIST 最常见的远处转移部位，肿瘤较少转移至区域淋巴结、骨和肺。

MRI 检查中，GIST 信号表现复杂，良性实体瘤 T_1 加权像的信号与肌肉相似，T_2 加权像呈均匀等信号或稍高信号，这与周围组织分界清晰。恶性者，无论 T_1WI 或 T_2WI 信号表现均不一致，这主要是因瘤体内坏死、囊变和出血。近年来开展的小肠 CT 检查对于 GIST 的诊断具有一定的价值。

PET 检测是运用一种近似葡萄糖的造影剂 PDF，可观测到肿瘤的功能活动，从而可分辨良性肿瘤还是恶性肿瘤；活动性肿瘤组织还是坏死组织；复发肿瘤还是瘢痕组织。其对小肠肿瘤的敏感性较高,多用于观测药物治疗的效果。PET 可提高对治疗反应的判断率,并为这种新药的临床随访和治疗措施提供了依据。

（四）超声

腹部超声可描述出原发和转移肿瘤的内部特征,通常显示与胃肠道紧密相连的均匀低回声团块。在大型肿块中不同程度的不均匀密度可能预示着肿块的坏死、囊状改变和出血。良性间质瘤超声表现为黏膜下、肌壁间或浆膜下低回声肿物,多呈球形,也可呈分叶状不规则形,黏膜面、浆膜面较光滑,伴有不同程度的向腔内或壁外突起。但由于 GIST 肿瘤往往较大,超声视野中不能观其全貌,无法获知肿瘤与周围组织的关系。

（五）选择性血管造影

多数 GIST 具有较丰富的血管,因此,GIST 的血管造影主要表现为血管异常区小血管增粗、迂曲、紊乱,毛细血管相呈结节状、圆形血管团、血管纤细较均匀,中心可见造影剂外溢的出血灶,周围为充盈缺损。瘤内造影剂池明显者常提示恶性。采用肠系膜上动脉造影有助于确定出血部位和早期诊断,故对原因不明消化道出血的患者,X 线钡剂和内镜检查均为阴性者,是腹腔血管造影的适应证。

（六）免疫组织化学检测

绝大多数 GIST 显示弥漫强表达 CD117,CD117 阳性率为 85% ～ 100%,因此,GIST 最终仍有赖于 CD117 染色的确诊。GIST 的 CD117 阳性特点是普遍的高表达,一般以胞质染色为主,可显示斑点样的"高尔基体"形式,上皮型 GIST 有膜染色,其他许多 GIST 则有核旁染色,梭形细胞肿瘤则胞质全染色。但是,不是所有的 GIST 均 CD117 阳性,而 CD117 阳性的肿瘤并非都是 GIST。目前多用 CD117 与 GIST 的另一种抗原 CD34 联合检测。CD34 在 GIST 中的阳性率为 60% ～ 70%,平滑肌瘤和神经鞘瘤不表达 CD34。

六、诊断

1. 症状

一般症状隐匿,多在体检或腹腔手术中被发现。最常见的症状是腹部隐痛不适,浸润到消化道内表现为溃疡或出血。其他症状有食欲和体重下降、肠梗阻等。

2. 辅助检查

内镜检查是目前发现和诊断 GIST 的主要方法,肿瘤位于黏膜下、肌壁间或浆膜下,内镜下活检如取材表浅,则难以确诊,超声内镜指导下的肿块细针穿刺不失为一种术前提高确诊率的手段,但穿刺的技术水平、组织的多少均影响病理检查结果,同时也存在肿瘤播散的问题。光镜下细胞形态多样,以梭形细胞多见,异形性可大可小。可分为梭形细胞为主型、上皮样细胞为主型以及混合细胞型。电镜下超微结构与 ICC 相似。免疫组化对 GIST 诊断具有重要作用,免疫组化阳性率 CD117(85% ～ 100%)、CD34(50% ～ 80%)、Vim(100%)、S-100(-/ 灶性 +)。免疫组化 CD117 的意义为大部分 GIST 的 CD117 阳性。但是,不是所有的 GIST 均 CD117 阳性,而 CD117 阳性的肿瘤并非都是 GIST;CD117 阳性的肿瘤适合用酪氨酸激酶抑制药甲磺酸伊马替尼治疗。无论如何,GIST 的确诊仍需组织学与免疫组化检测。

3. 良、恶性判断

主要依据病理学标准:肿瘤的大小、核分裂象数目、肿瘤细胞密集程度、有无邻近器官的侵犯及远处转移、有无出血坏死或黏膜侵犯等。现认为，没有 GIST 是真正良性的，"良性的"和"恶性的"分类应该被描述为"低度恶性"和"高度恶性"更加确切。DNA 复制量的变化是新的基因参数，它也可能提示 GIST 的预后。

GIST 的恶性程度在许多情况下很难评估，目前国际上缺乏共识，众多指标中较经典的是肿瘤大小和有丝分裂指数 (MI)。

根据这两个指标可将 GIST 恶性度分为四级：①良性：肿瘤直径 < 2 cm，MI < 5/50 高倍镜视野 (HPF)；②低度恶性：肿瘤直径 > 5 cm，MI < 5/50 HPF；③中度恶性：肿瘤直径 < 5 cm，MI (6 ~ 10)/50 HPF 或者肿瘤直径 5 ~ 10 cm，MI < 5/50 HPF；④高度恶性：肿瘤直径 > 5 cm，MI > 5/50 HPF。

Jewi 等将 GIST 的恶性指标分为肯定恶性和潜在恶性，进而将 GIST 分为良性、潜在恶性和恶性。

肯定恶性指标：①远处转移 (需组织学证实)；②浸润邻近器官 (大肠肿瘤侵犯肠壁肌层)。潜在恶性指标：①胃间质瘤 > 5.5 cm，肠间质瘤 > 4 cm；②胃间质瘤核分裂象 > 5/50 HPF，肠间质瘤见核分裂象；③肿瘤坏死明显；④核异形大；⑤细胞密度大；⑥镜下可见黏膜固有层或血管浸润；⑦上皮样间质瘤中出现腺泡状结构或细胞球结构。

良性为无恶性指标，潜在恶性为仅具备一项潜在恶性指标，恶性为具备一项肯定恶性指标或两项以上潜在恶性指标。

Saul suster 提出 GIST 形态学恶性指标：①肿瘤 > 5 cm 浸润邻近器官；②瘤体内出现坏死；③核浆比增高；④核分裂象 > 1/10 HPF；⑤肿瘤浸润被覆盖的黏膜。具有两项以上者为恶性，具有一项者为潜在恶性。

估计 GIST 的复发和转移的危险性高低来代替良恶性，肿瘤 > 5 cm，核分裂象 > 2/10 HPF，表明有复发和转移的高危险性；而肿瘤 < 5 cm，核分裂象 < 2/10 HPF，表明其复发和转移的低危险性。大多数致命的 GIST 常常显示核分裂象 > 5/10 HPF。总的来说，恶性 GIST 表现为肿瘤大、分裂象易见、细胞密度高、侵犯黏膜及邻近组织和结构、肿瘤内坏死、局部复发和远处转移等。GIST 的预后好坏与肿瘤的大小、有丝分裂指数和完全切除率直接相关。

七、鉴别诊断

1. 平滑肌瘤与平滑肌肉瘤

平滑肌肿瘤又分普通型平滑肌瘤、上皮样型、多形性、血管型、黏液型及伴破骨样巨细胞型等多亚型。平滑肌瘤多见于食管、贲门、胃、小肠，结直肠少见。过去诊断为平滑肌肿瘤的，实质上大多数是 GIST。平滑肌瘤组织学形态：瘤细胞稀疏，呈长梭形，胞质明显嗜酸性。平滑肌肉瘤肿瘤细胞形态变化很大，从类似平滑肌细胞的高分化肉瘤到多形性恶性纤维组织细胞瘤的多种形态均可见到。平滑肌瘤及平滑肌肉瘤免疫组化绝大多数都为 CD117、CD34 阴性，SMA、actin、MSA 强阳性，表现为胞质阳性。Desmin 部分阳性。

2. 神经鞘瘤、神经纤维瘤、恶性周围神经鞘瘤

消化道神经源性肿瘤极少见。神经鞘瘤镜下见瘤细胞呈梭形或上皮样，瘤细胞排列成栅栏状，核常有轻度异型，瘤组织内可见一些淋巴细胞、肥大细胞和吞噬脂质细胞，较多的淋巴细胞浸润肿瘤边缘，有时伴生发中心形成。免疫组化 S-100 蛋白、Leu-7 弥漫强阳性，而

CD117、CD34、desmin、SMA 及 actin 均为阴性。

3. 胃肠道自主神经瘤 (GANT)

少见。瘤细胞为梭形或上皮样，免疫表型 CD117、CD34、SMA、desmin 和 S-100 均为阴性。

4. 腹腔内纤维瘤病 (IAF)

该瘤通常发生在肠系膜和腹膜后，偶尔可以从肠壁发生。虽可表现为局部侵袭性，但不发生转移。瘤细胞形态较单一梭形束状排列，不见出血、坏死和黏液样变。免疫表型尽管 CD117 可为阳性，但表现为胞质阳性、膜阴性。CD34 为阴性。

5. 立性纤维瘤 (SFT)

起源于表达 CD34 抗原的树突状间质细胞肿瘤，间质细胞具有纤维母 / 肌成纤维细胞性分化。肿瘤由梭形细胞和不等量的胶原纤维组成，细胞异型不明显。可以有黏液变。很少有出血、坏死、钙化。尽管 CD34、bcl-2 阳性，但 CD117 为阴性或灶状阳性。

6. 其他

与良性肿瘤、胃肠道癌、淋巴瘤、异位胰腺和消化道外肿瘤压迫管腔相鉴别。

总之，在诊断与鉴别诊断时，应重点观察瘤细胞的形态及丰富程度、胞质的染色和细胞的排列方式等方面，特别是当细胞团巢形成时，应首先考虑 GIST，并使用免疫组化试剂证明。CD117、CD34 联合使用效果好。

八、治疗

处理原则：争取手术彻底切除，或姑息切除原发灶。复发转移不能切除采取甲磺酸伊马替尼治疗，放化疗几乎无效。

(一) 手术治疗

目前，手术切除仍是 GIST 的首选治疗方法。过去的放化疗方案对 GIST 肿瘤无效果。对肿块体积较小的倾向为良性的 GIST，可考虑行内镜下或腹腔镜下切除，但须考虑到所有 GIST 均具有恶性潜能，切除不充分有复发和转移的危险。

首次完整彻底地切除肿瘤是提高疗效的关键。GIST 的手术切除方案中整体切除比部分切除的治疗效果好，5 年存活率高。De Matte 等报道 200 例 GIST，完全切除的 80 例中，5 年生存率为 54%，中位生存期 66 个月，而不完全切除者术后中位生存期仅 22 个月。因 GIST 极少有淋巴结转移，故手术一般不进行淋巴结的清扫。对倾向为良性的 GIST，通常的手术切缘距肿瘤边缘 2 cm 已足够；但对倾向为高度恶性的 GIST，应行根治性切除术，为避免术中肿瘤破裂和术中播散，应强调术中无瘤操作的重要性。

(二) 药物治疗

完整彻底地切除肿瘤并不能彻底治愈倾向为高度恶性的 GIST，因为其复发和转移相当常见。GIST 对常规放化疗不敏感。近年来，甲磺酸伊马替尼已成为治疗不可切除或转移的 GIST 患者的最佳选择。格列卫是一种小分子复合物，具水溶性，可用于口服，口服后吸收迅速，生物利用度高，血液中半衰期 13 ～ 16 小时，每日口服 1 次。格列卫可作为酪氨酸激酶的选择性抑制药，能明显抑制 c-kit 酪氨酸激酶的活性，阻断 c-kit 向下信号传导，从而抑制 GIST 细胞增生和促进细胞凋亡和 (或) 细胞死亡。有报道，治疗 147 例进展期 GIST，有效率为 53.7%，疾病稳定占 27.9%。2003 年 5 月 ASCO 会议报道，格列卫现在不仅用于治疗晚期 GIST，而且还用于 GIST 的术前和术后辅助治疗。2002 年 2 月美国 FDA 批准可用于治疗非手术和 (或) 转移的 C-kit 突变阳性的 GIST，其最佳剂量为 400 ～ 800 mg/d。尽管它能够有效地治疗 GIST，但仍有部分患者对其耐药或者部分患者不能耐受该药的副作用 (包括水肿、体液潴留、恶心、呕吐、腹泻、肌痛、皮疹、骨髓抑制、肝功能异常等)，很少有转移性的晚期患者获得完全缓解。而且，部分患者对该药会在服药 6 个月内发生原发性耐药或 6 个月后继发性耐药。

对格列卫产生原发性耐药或继发性耐药的 GIST 患者，可采用二线小分子多靶点作用药物靶向治疗，如舒尼替尼 (Sunitinib)、尼罗替尼 (Nilo-tinib)、索拉非尼 (Sorafenib)、达沙替尼 (Dasatinib) 等。

九、预后

GIST 生物学行为难以预测。

现已知的与预后有关的因素有：

(1) 年龄及性别：年轻患者预后差，男性 GIST 患者预后差。

(2) 部位：食管 GIST 预后最好，其次是胃 GIST、肠道 GIST、网膜 GIST，肠系膜 GIST 预后最差。

(3) 肿瘤大小与核分裂象：肿瘤越大，核分裂象越多，预后越差。

(4) 基因突变：有 c-kit 基因突变的 GIST 比无突变者预后差。

(5) 免疫组化表达：波形蛋白阳性表达的 GIST 预后较差，血管内皮生长因子、增生标记 PCNA、IG-67 表达率高者预后差。

(6) 恶性度：低度恶性的 GIST 有 50% 复发，60% 转移，高度恶性 GIST 有 83% 复发，全部发生转移。

(7) DNA 含量与核异型性密切相关并与预后相关：MF 在 1 ～ 5 个 /10 HP 的 5 年生存率在非整倍体 DNA 者为 40%，二倍体 DNA 者达 88%；MF > 5 个 /10 HP 时 5 年生存率在非整倍体 DNA 者为 17%，二倍体 DNA 者达 33%。

第七节 胃癌

胃癌是起源于胃黏膜上皮的恶性肿瘤，在我国各种恶性肿瘤中发病率居首位，胃癌发病有明显的地域性差别，在我国的西北与东部沿海地区胃癌发病率比南方地区明显为高。好发年龄在 50 岁以上，男女发病率之比为 2：1。由于饮食结构的改变、工作压力增大以及幽门螺杆菌的感染等原因，使得胃癌呈现年轻化倾向。胃癌可发生于胃的任何部位，其中半数以上发生于胃窦部，胃大弯、胃小弯及前后壁均可受累。绝大多数胃癌属于腺癌，早期无明显症状，或出现上腹不适、嗳气等非特异性症状，常与胃炎、胃溃疡等胃慢性疾病症状相似，易被忽略，因此，目前我国胃癌的早期诊断率仍较低。胃癌的预后与胃癌的病理分期、部位、组织类型、生物学行为以及治疗措施有关。

一、病因和发病机制

胃癌的病因和发病机制尚未阐明，大量研究资料表明，胃癌的发生是多种因素综合作用的结果，归纳如下。

(一) 外界因素

胃通过饮食与外界接触，某些致癌因素可发挥致癌作用。

1.N- 亚硝基化合物

1956 年 Magee 等证明二甲基亚硝胺有致癌作用，并在大鼠成功诱发肝癌。以后学者又相继证实有 20 余种亚硝基化合物在动物可以致癌。有些也可在多种动物诱发胃癌。在人类，胃液中亚硝胺前体 - 亚硝酸盐含量与胃癌的患病率有非常明显的相关性。

现已知致癌的亚硝胺化合物有两大类：① N- 亚硝胺；② N- 亚硝酸胺。前者多为挥发性，经细胞微粒体的激活损伤遗传物质 DNA 才能显示致癌作用；后者则可直接损伤 DNA，故与胃癌发病的关系更为密切。

2. 幽门螺杆菌 (HP) 感染

近年普遍认为 HP 感染与胃癌发病有关。1994 年，WHO 已将其列为第一类胃癌危险因子。国内外流行病学调查资料表明胃癌发病率与 HP 感染率呈正相关，HP 感染者胃癌危险性较非感染者增高 6 倍。同时发现胃癌高发区，HP 感染年龄提前。

3. 真菌

真菌毒素可以诱发大鼠胃腺癌或胃的癌前病变。已证实杂曲霉菌及其代谢产物与 N- 亚硝基化合物有协同致癌作用，有些真菌也可合成 N- 亚硝胺。长期食用发霉食物可能是致癌的重要因素。

4. 血吸虫病

有报道，胃血吸虫病癌变率可达 50% ～ 75%。目前尚未从血吸虫卵中提取出致癌物质，是否与虫卵的机械刺激或毒素有关，有待证实。

5. 其他因素

大量调查资料表明，社会、经济、地理、心理和饮食行为及习惯等在胃癌发病中有一定作用。高盐饮食、吸烟也有一定关系。有报道，胃癌患者血液、毛发和组织中铬、钴、硒、铜、锰等的含量和比例发生变化，可能与土壤有关，但缺乏量效关系的确实资料。

(二) 内在因素

1. 遗传因素和基因变异

胃癌发病有家族聚集倾向，患者家属中胃癌发病率高于一般人的 2 ～ 4 倍。在 ABO 血型不同人群间胃癌发病率可能存在差异，不同种族间也有差异，调查资料表明，遗传因素在胃癌发病中有重要作用。

近年来，发现胃癌细胞及其癌前病变细胞存在染色体异常，在数目方面染色体多为异倍体；在结构方面可出现染色体重排、断裂、缺失等异常。

近期发现，人体正常细胞中存在多种原癌基因和抗癌基因，合称癌相关基因。皆是 DNA 上的一段序列。它们在细胞正常分化生长和个体发育中不仅无害，而且具有生物学功能。在不同致癌因子作用下，癌相关基因发生变异而失去正常生理作用，潜在的致癌功能被激活，其中活化的原癌基因称作癌基因。研究表明，单个癌基因活化或抗癌基因变异不足引起细胞癌变，需多个癌相关基因多步骤多阶段的协同作用才能使细胞恶性转化。不同肿瘤癌相关基因变异的种类和途径有所不同，每个变异基因在致癌过程中可能只在某一步骤中发挥作用。因此，肿瘤的形成需要很长的发展过程，而且受机体内外多种因素影响。

2. 细胞凋亡和增生的失调

正常组织内部的平衡主要是细胞增生和死亡的平衡，过多的生长是细胞过少死亡及过多繁殖的结果。而细胞死亡过程的紊乱与肿瘤的形成密切相关。现已知细胞死亡的方式有两种：坏死和凋亡。

细胞凋亡是一种生理性的、高度程序化的、自动的细胞死亡过程。以细胞固缩、染色质浓集、凋亡小体形成及细胞核 DNA 特征性降解为特征。细胞凋亡不仅具有维持组织内细胞数稳定的功能，而且可以维持基因型的准确性，减少表型变异，消除变化的基因型，从而阻止癌变发生。因此，细胞凋亡的异常可能是癌变过程的重要环节之一。

3. 免疫功能紊乱

肿瘤的发生、发展和转移与机体的免疫状态密切相关。特异性和非特异性免疫防疫机制强，某些肿瘤生长缓慢，不致扩散，甚至自然消退。免疫功能抑制，受损或缺陷，易生肿瘤且发展迅速，易转移。现已证实，免疫作用对消除体内致癌因子也起重要作用。胃癌细胞表面存在多种抗原，称癌相关抗原。免疫原性虽弱，但仍能启动宿主免疫反应，以细菌免疫为主，体液免疫也参与。癌抗原首先激活胃癌间质淋巴组织和附近淋巴结内的淋巴细胞，并进入循环发挥免疫活性作用，在一定程度上影响胃癌的生物学特性和预后。胃癌周围区域淋巴结中 T 淋巴细胞对癌淋巴结转移有一定抑制作用，而 B 淋巴细胞对癌细胞在胃壁内生长扩散似有抑制作用。

4. 非免疫保护因素低下

有实验证明，在致癌物质存在的情况下，胃黏膜屏障和抗损害因素与损害因素相互作用对胃癌的发病起重要作用。一些抗氧化的维生素如维生素 A、维生素 C、维生素 E 和 β- 胡萝卜素等有防癌作用。长期体内含量不足时，有利肿瘤发生，可能与氧自由基活性增加、细胞免疫功能降低和细胞间隙连接交通受阻等有关。近年发现叶酸缺乏与胃癌发病有关，因叶酸与 DNA 甲基化有关，缺乏时可致基因甲基化水平降低，易发生癌变。

5. 氧自由基的作用

实验证实，氧自由基在诱癌、促癌和抗癌方面均起重要作用，它可启动细胞分裂，可使 DNA 合成和整个细胞受损，并可活化癌基因导致癌变。在自由基作用下生成脂质过氧化物 (LPO)，可使某些"致癌原"变成致癌物，促进癌变。线粒体内 Mn- 超氧化物歧化酶 (Mn-SOD) 活性明显丧失是致癌的一个原因。氧自由基可能是启动细胞凋亡的因素之一。

6. 消化道激素的作用

已经发现胃癌组织中有 7 种内分泌细胞，与胃癌细胞共同构成癌巢，浸润于间质，通过自分泌或旁分泌的方式对癌组织的自身生长、分化、代谢、组织学类型和浸润转移等发挥作用。

7. 疾病因素

现已公认，一些疾病患者胃癌发病率增高，故视为癌前病变，又称癌前状态。此类患者视为高危人群，包括慢性萎缩性胃炎、胃溃疡、胃息肉、残胃和肥厚性胃炎等。

(1) 慢性萎缩性胃炎：国内外长期随访报道，慢性萎缩性胃炎的病史长短和严重程度与胃癌的发生率有关，不少报道该病的胃癌发生率为 2% ～ 10%。

(2) 胃息肉：少见的腺瘤型和绒毛型胃息肉癌变率可达 15% ～ 40%，而最常见的增生型息肉仅 1%。

(3) 胃溃疡：胃溃疡的癌变问题历来认识不统一。一般认为其癌变率为 1% ～ 6%。现多数认为与溃疡边缘黏膜肠化或异型增生有关。

(4) 残胃：良性病变胃切除术后可以癌变，一般发生在术后 10 年以上。我国残胃癌发病率为 2% ～ 5%，也有报道 10% 以上者。Billroth Ⅱ式吻合较 Billroth Ⅰ式吻合为高。可能与胆汁反流有关。

(5) 巨大胃黏膜皱襞症：本病癌变率约为 10%。

(三) 肠上皮化生和异型增生

由正常胃黏膜发展成胃癌是一个漫长的渐进的过程，在此过程中出现的某些过渡性病变称为癌前病变。研究这些病变形成、发展、转化的条件和规律是研究胃癌病因、发病机制和防治的重要环节之一。现认为，胃黏膜肠上皮化生和异型增生有癌前意义，而后者意义更大。近来有人提出异型腺体囊性扩张亦具有癌前病变的性质。

1. 异型增生

又称不典型增生，是指胃黏膜上皮偏离了正常生长和分化的病理学变化，包括细胞异型、结构紊乱和分化异常。常见于萎缩性胃炎、胃溃疡边缘和胃癌旁组织，是公认的胃癌前病变。

大量临床观察资料表明，异型增生未必一定癌变，其发展方向可能有：①逆转；②长期无变化；③由轻至重，最后癌变。只是这三种情况发生的条件和规律尚未完全阐明，预示其发展方向的指标尚未找到，恰当的治疗方法尚需进一步研究。

2. 肠上皮化生

胃黏膜肠上皮化生 (肠化) 是指在胃黏膜上出现了类似肠腺上皮，而具有吸收细胞、杯状细胞和潘氏细胞等，不再分泌中性黏液蛋白而是分泌酸性黏液蛋白，有相对不成熟性和向肠和胃双向分化的特点。肠化起始于幽门腺颈部干细胞，使幽门腺管上皮变成肠化上皮。肠化好发于胃窦幽门腺区，逐渐向移行部及体部扩展，与胃癌好发部位相同，并有随年龄增长范围扩大的趋势。肠化常见于慢性胃炎特别是萎缩性胃炎、胃溃疡边缘和癌旁组织。

3. 腺体异性扩张

胃黏膜腺体扩张可分单纯性和异型性两种，前者腺体扩张轻微，无萎缩和异型性，局灶性或孤立分布，经治疗可恢复正常。少数转化为异型扩张，又称囊性异型扩张，腺体扩张严重伴萎缩，可伴异型增生和肠化。国内报道癌变率为 9.9%，可能是重要的癌前病变。

综上所述，胃癌病因和发病机制非常复杂，是一个由多种外界致癌因素作用于有缺陷的机体，或在某种遗传的背景上，对致癌物呈特异性反应，经过长时期、多步骤而形成的恶性疾病。有人认为胃癌发病年龄虽在中年，但致癌作用在青春发育期已经发生。目前，一般倾向于以慢性胃炎，肠化、异型增生，胃癌的模式发病。

二、病理

胃的任何部位皆可发生胃癌，胃窦部最常见 (48.8% ～ 52.5%)，大弯、小弯、前壁、后壁皆可受累，其次是贲门部 (16.1% ～ 20.6%)，胃体部和累及全胃者相对较少 (7% ～ 16.6%)。胃癌多为单发，少数也可多发。

胃癌发病起始于黏膜上皮层，多为单中心发生，少数为多中心发生。后者也多因相距不远逐渐发展融合成一个癌灶，偶形成双癌。癌灶逐渐发展，同时向水平方向和深层浸润和扩散，逐渐累及胃壁各层甚至周围脏器，也可通过多种途径转移。病期早期对疗效和预后的影响很大。

（一）大体病理

1. 早期胃癌

是指局限于胃黏膜或黏膜下层的胃癌，一般大小 2 ～ 4 cm 。原位癌是指未突破固有膜的癌肿也属早期胃癌，但难于识别。

1962 年，日本早期胃癌大体形态分为 3 型：隆起型、浅表型和凹陷型。

Ⅰ型（隆起型）：病变呈息肉状，高出周围黏膜约 2 倍以上。

Ⅱ型（浅表型）：癌灶较平坦，无明显隆起和凹陷，又分为 3 个亚型。

Ⅱa 型（浅表隆起型）：肿瘤稍隆起不超黏膜厚度的 2 倍。

Ⅱb 型（浅表平坦型）：癌灶与周围黏膜同高。

Ⅱc 型（浅表凹陷型）：癌灶较周围黏膜稍凹陷，不超过黏膜厚度。

Ⅲ型（凹陷型）：癌灶明显凹陷，不超过黏膜下层。

实际工作中，常见上述 2 ～ 3 个类型同在一个癌灶上，称混合型。如Ⅱb＋Ⅱc 型、Ⅱc＋Ⅲ型、Ⅲ＋Ⅱc 型、Ⅱa＋Ⅱb＋Ⅱc 型等。

我国分 3 型，即隆起型，癌肿呈息肉样隆起，高出胃黏膜 5 mm 以上，有蒂或无蒂，原发或继发于息肉者；浅表型又称胃炎型或平坦型，根据病灶范围大小又分 2 个亚型，即局限型（直径＜ 4 cm)和广泛型（直径＞ 4 cm)，并将其划在特殊类型中；凹陷型，此分类简便实用优点较多。据统计，我国早期胃癌凹陷型最多，浅表局限型次之，隆起型最少。

有些早期胃癌大体形态与众不同，称特殊型早期胃癌。包括：①浅表广泛型，多在黏膜内扩散，也可在黏膜下扩散，直径超过 4 cm；②局限浅表型，病灶浅表，但局限，直径＜ 4 cm，较早出现淋巴结转移；③微小胃癌和小胃癌，癌灶＜ 5 mm 者为微小胃癌，多为平坦型，＜ 10 mm 者称小胃癌，隆起型和凹陷型多见，"一点癌"是指胃镜活检即可彻底切除的微小癌灶；④多发性早期胃癌，即同一胃上发生各自独立的 2 个以上的早期癌灶，微小胃癌多呈多发性。

2. 进展期胃癌

胃癌发展一旦突破黏膜下层而累及肌层时即称为进展期胃癌。癌灶可累及肌层、浆膜和邻近脏器，多有转移。进展期胃癌大体形态各异，常能反映其生物学特性，故常为人所重视。Borrmann 提出的分型方法一直为国内外所沿用，简便实用。

Borrmann1 型：隆起型又称息肉状癌或巨块型。向胃腔内隆起，可有浅表溃疡或糜烂，浸润不明显，生长缓慢，转移晚。

Borrmann2 型：局限溃疡型。溃疡明显，边缘隆起，浸润现象不明显。

Borrmann3 型：浸润溃疡型。明显溃疡伴明显浸润。

Borrmann4 型：弥漫浸润型。病变浸润胃壁各层且广泛，边界不清，黏膜皱襞消失，胃壁增厚变硬，故称"革囊胃"。4 型中以 3 型和 2 型多见，1 型则少见。

近年又提出 Borrmann 0 型，也称表浅或平坦浸润型。

我国分 6 型：结节蕈伞型、盘状蕈伞型、局限溃疡型、浸润溃疡型、局限浸润型和弥漫浸润型。

(二) 组织病理学

1979 年，世界卫生组织 (WHO) 按组织学分类将胃癌分为：①腺癌：包括乳头状腺癌、管状腺癌、黏液腺癌和黏液癌 (印戒细胞癌)，又根据其分化程度进一步分为高分化、中分化和低分化 3 种；②腺鳞癌；③鳞癌；④类癌；⑤未分化癌；⑥未分类癌。

我国分为 4 型：①腺癌：包括乳头状腺癌、管状腺癌、黏液腺癌 (分为高分化、中分化和低分化 3 种)；②黏液癌 (印戒细胞癌)；③未分化癌；④特殊类型癌：腺鳞癌、鳞癌、类癌和未分类癌等。

1965 年，Lauren 根据组织发生学分为 2 型：①肠型：源于肠上皮化生，分化较好，大体形态多为蕈伞型；②胃型：起源于胃固有膜，包括未分化癌和黏液癌，癌组织分化较差，巨体形态多为溃疡型和弥漫浸润型。

根据国内外资料统计，早期胃癌有以下组织学特点：①早期胃癌有分化较高的倾向，随着向黏膜下浸润其分化程度向不成熟方向发展；②国外早期胃癌未见黏液腺癌，国内统计则不尽然；③隆起型多见高、中分化型乳头状腺癌、管状腺癌，而未分化癌少见，凹陷型则多见印戒细胞癌和分化型腺癌，而乳头状腺癌少见；④浅表局限型癌多见高分化管状腺癌；⑤广泛浅表型多见 2 ~ 3 种组织学类型同存，以高分化管状腺癌和低分化腺癌较多，也可见乳头状腺癌和印戒细胞癌。

(三) 胃癌的超微结构

目前对胃癌的超微结构的研究日益受到重视。现已从单纯形态学研究转向与功能相结合，从进展期癌转向早期癌和癌前病变的研究。对胃癌的发生、癌变过程、分化方向、功能状态和癌细胞分型及诊断皆起重要作用。对寻找新的特异性标志物如酶类、抗原和形态定量分析等皆有重要意义。

(四) 扩散和转移

扩散 (浸润) 和转移是胃癌重要的生物学特性，是影响疗效的重要因素，深入研究有重要的临床意义。Liota 等提出，肿瘤细胞浸润转移是其对基膜和细胞外间质的黏附、降解和移动的三步过程。

1. 扩散癌组织

在胃壁内生长扩散的形式主要是直接浸润，可沿垂直方向向纵深发展，累及肌层、浆膜层乃至周围脏器，如大网膜、肝脏、胰腺、脾脏、横结肠、空肠、膈肌甚至腹壁等。也可沿水平方向扩散，贲门部胃癌可经黏膜和黏膜下层向食管直接浸润扩展，幽门部胃癌可沿浆膜下层淋巴管向十二指肠扩散。Ming 将其生长方式分为膨胀型和浸润型。

有人将期分为 3 型：①膨胀性增生或团块状浸润，呈排压性浸润；②弥散性浸润或浸润性增生；③巢状浸润，腺样癌巢分散地在组织内浸润，既不形成团块也不呈弥散性。较晚期的胃癌，同一病例常非以一种方式扩散。

2. 淋巴转移

胃壁各层，尤其黏膜下层和浆膜下层有丰富的淋巴管网络。因此，很容易形成淋巴管道扩散转移。癌细胞可以在淋巴管内增生蔓延（多见于巢生型），也可以脱落沿淋巴管漂浮游走。造成：①淋巴管内癌性淋巴管炎；②癌细胞游出淋巴管外形成胃壁或周围组织（如网膜）转移灶；③引流区淋巴结内转移，多数是由近及远，由浅及深按顺序转移。淋巴结转移与瘤体大小、浸润深度、癌细胞分化程度、大体分型和原发部位等多种因素皆有关系。

还有一些特殊扩散转移方式：①跳跃式淋巴结转移；②腹膜种植；③女性生殖器官转移；④经胸导管逆行至左锁骨上淋巴结（Virchow 淋巴结），也可经肝圆韧带转移至脐周，形成腹壁转移性癌。

3. 血行转移

癌灶浸润破坏血管，可发生血行转移，最常受累的脏器是肝和肺，其次是胰腺、肾上腺和骨等，尚有骨髓、脑和皮肤等。

胃癌扩散的速度和转移方式等受其生物学行为特性和机体免疫状态影响，是影响预后的重要因素。

4. 早期胃癌的扩散和转移

黏膜内癌可长期在黏膜内停留，主要沿水平方向扩散，黏膜内管状腺癌多呈增生型扩散（排压性增生），印戒细胞癌呈浸润增生性扩散。需经长期发展才向深层扩散，癌组织扩散的深度是影响预后的重要因素。

早期胃癌浸润的深度又是影响淋巴结转移的最重要因素。黏膜内癌淋巴结转移仅 4%，而黏膜下层癌可达 18.9%。浸润越深淋巴结转移机会越多。其次，肿瘤的大小也是影响因素之一，肿瘤越大淋巴结转移的概率越大。低分化型多淋巴结转移。

早期胃癌也可血行转移，多为肝脏受累。据统计，如下情况多见血行转移：①隆起型癌；②较小早期胃癌；③黏膜下层癌；④幽门窦部癌；⑤高分化腺癌和乳头状腺癌；⑥老年男性。

三、临床表现

（一）症状

1. 早期胃癌

早期胃癌多无明显症状。随着病情发展，胃的功能和周身状况逐渐发生改变，及至一定程度才出现自觉症状。这些症状常无特异性，可时隐时现，可长期存在，如上腹胀痛、钝痛、隐痛，恶心、食欲缺乏、嗳气和消瘦等。少数溃疡型早期胃癌也可有溃疡样症状，呈节律性疼痛、反酸，内科治疗可缓解等。有的患者胃癌与某些良性病变共存或在某些良性病变的基础上（如慢性萎缩性胃炎、消化性溃疡等）发生癌变，而这些良性胃部疾病的症状已长期存在或反复发作，更易使患者和医生放松对胃癌的警惕，而延误诊断时机。某些早期胃癌也可以出现呕血、黑便或吞咽困难等症状而就诊。

2. 进展期胃癌

胃癌病变由小到大、由浅到深，由无转移至有转移是一个渐进性过程。因此，早期、进展期乃至晚期之间并无明显界限，不仅如此，各期之间症状常有很大交叉，有些患者病变已届进展期，但症状尚不明显，有些虽处于早期但已有较突出的症状，也有些患者是以器官转移的症状或并发症的症状而就诊。根据国内资料的统计进展期胃癌常见的症状如下。

(1) 上腹胀痛：是胃癌最常见的症状。开始较轻微，逐渐加重，可以为隐痛、钝痛，部分可以有节律性疼痛，尤其胃窦胃癌更明显，甚至进食或服药可缓解；老年人痛觉迟钝，多以腹胀为主诉。当胃癌侵及胰腺或横结肠系膜时，疼痛可呈持续性剧痛，向腰背发散。极少数癌性溃疡穿孔的患者也可出现腹部剧痛和腹膜刺激征象。

(2) 食欲减退和消瘦：是胃癌次常见症状，往往是进行性加重，逐渐出现乏力、贫血、营养不良的表现，晚期出现恶病质。

(3) 恶心呕吐：也是较常见的症状之一，早期即可发生。胃窦部癌也可出现幽门梗阻的症状。

(4) 呕血和黑便：1/3 的胃癌患者经常有小量出血，多表现为大便潜血阳性，部分可出现间断性黑便，但也有以大量呕血而就诊者。

(5) 腹泻：可能与胃酸过低有关，大便可呈糊状甚而可有五更泻。晚期胃癌累及结肠时常可引起腹泻、鲜血便等。

(6) 咽下困难：贲门癌患者常有咽下困难。

(二) 体征

早期胃癌可以无任何体征或仅有上腹部压痛。中晚期胃癌多数上腹压痛明显。1/3 的患者腹部可触及肿块，质硬、表面不平滑、有触痛，尤其患胃窦部癌的消瘦患者更易发现肿块。

上腹部肿块、直肠前隐窝肿物、脐部肿块、左锁骨上淋巴结肿大、左腋下淋巴结肿大，腹水等常提示已有远处转移。并常因转移部位不同而出现相应体征，而使临床表现非常复杂。如肝转移可出现肝大、黄疸等，卵巢转移可发现卵巢肿大和大量腹水，肺部转移可有呼吸困难等。

此外，胃癌伴癌综合征也可成为重要体征，如血栓性静脉炎、皮肌炎等。晚期患者可有发热、恶病质等。

(三) 并发症

胃癌常见并发症有出血、幽门梗阻、穿孔、粘连、脓肿形成和瘘管形成等。

(四) 伴癌综合征

有些胃癌可以分泌某些特殊激素或具有某种生理活性的物质而引起某些特殊的临床表现称伴癌综合征。有如下几种相对多见。

(1) 皮肤综合征：胃癌有时可出现皮肤损害或临床表现，如黑棘皮病、皮肌炎、皮肤瘙痒、脱皮样红皮病以及 Bowen 病等。

(2) 神经综合征：包括多发性神经炎伴感觉异常，肾上腺皮质激素治疗有效。精神症状和小脑变性而出现眼球震颤，上肢受累。带状疱疹等。

(3) 心血管和血栓 - 栓塞综合征：如复发性血栓性静脉炎抗凝药无效。非细菌性血栓性心内膜炎伴多器官梗死。

(4) 血液病综合征：包括类白血病反应，常提示肿瘤散播。嗜酸性粒细胞增多症，与癌细胞，分泌的一种嗜酸性细胞趋化因子 (ECF-Ca) 有关，癌侵犯骨髓时出现贫血和周围血不成熟细胞：淋巴细胞性类白血病反应，血小板增多，血管内凝血和纤维蛋白增多症。

(5) 内分泌 - 代谢综合征：如 Cushing 综合征，系因为胃癌内存在异位 ACTH 分泌而引起，类癌综合征、低血糖综合征也偶有发生。

(6) 其他：尚有肾病综合征，蛋白丢失伴低蛋白血症。

胃癌伴癌综合征有如下特点：①这些综合征可以与胃癌同时发生，但也可在其发病前或发病后发生；②这些综合征随胃癌的发展而加重，胃癌及其转移灶被清除或经治疗明显减小时，这些综合征也消失或明显减轻。

但要注意如下 3 点：①胃癌可以出现伴癌综合征，但不是所有胃癌皆有；②这些伴癌综合征可以发生在胃癌，也有时伴随于或继发于其他肿瘤，因此，如果经过胃肠道检查或手术探查否定胃癌时，尚须做相应的检查，如胰腺、胆囊、肺、肾、胃肠道其他部分，以免漏诊其他部分的恶性肿瘤；③这些综合征也可以是完全独立的疾病，不伴有癌症而由其他原因或不明原因所引起，此时不应称为伴癌综合征。

四、诊断

(一) 胃癌诊断的基本原则和思路

1. 重视早期诊断

早期发现、早期诊断和早期治疗是胃癌取得良好疗效的关键。目前提高胃癌早期诊断的基本途径是在高发地区普查，对高危人群随访和提高临床诊断水平。我国幅员辽阔，人口众多，普遍实施普查难度很大。在高发地区进行普查较为适合国情，现已做了一些工作，取得一定进展。有报道，采用计算机编序法和微量胃液检测法进行初步筛选，然后重点行胃镜等检查。胃癌检出率为 $0.1\% \sim 0.6\%$，早期胃癌占 $27\% \sim 50\%$。若能进一步改进筛选指标可能会取得更好的效果。对胃癌发病率较高的慢性萎缩性胃炎、胃溃疡、胃息肉和残胃等患者，建立一定的渠道对其进行长期随访，是发现早期胃癌的另一条途径。国内已有许多单位做出较大成绩。随访观察指标和间隔时间应予研究和规范。

2. 提高警惕减少漏诊和误诊

在临床工作中，对如下情况应作为重点诊断的对象：① 40 岁以后开始出现中上腹不适或疼痛，尤其是非节律性疼痛或伴食欲缺乏和消瘦的患者；②不明原因的贫血、伴消瘦和大便潜血持续阳性者；③胃溃疡患者，经严格内科治疗，疗效不佳者；④新近发现的胃体、贲门部溃疡，巨大胃溃疡；⑤胃息肉有增长趋势或直径超过 2 cm 者；⑥慢性萎缩性胃炎伴肠上皮化生和重度不典型增生者；⑦残胃超过 10 年后发生的吻合口溃疡或其他并发症者；⑧其他。

3. 恰当选择诊断方法

随着科学技术的进步，胃癌的诊断技术发展很快，并先后在临床应用。但各自的用途不尽相同，常常不能互相代替，应恰当选择、综合应用。其中胃镜检查和活检病理检查是最有意义的检查方法。

4. 胃癌完整的诊断

应包括：①明确胃癌的存在；②明确胃癌的大体病理和组织学病理；③弄清病变的部位和范围、转移情况；④并发症和伴随症；⑤分期诊断；⑥其他相关情况。

(二) 胃癌诊断的方法学

1. 病史和临床表现

胃癌的临床表现虽然多无特异性，但是常能提供重大线索，不可忽视。

2. 一般实验室检查

一般常用的实验室检查有助于对患者的营养状况、伴随疾病，甚至鉴别诊断等做出正确估计。其中血红蛋白、大便潜血和胃液分析等可对胃癌的诊断提出重要线索。据统计，进展期胃癌大便潜血持续性阳性者可达 80%，早期浅表型胃癌也有 20% 阳性。75.2% 的胃癌患者胃酸减低或无胃酸。

3. 内镜

内镜是胃癌诊断的最重要、最有效的手段。目前内镜的诊断水平应体现在早期胃癌的诊断率上。

(1) 胃癌的内镜下表现

1) 进展期胃癌：内镜下进展期胃癌的所见与大体病理分型基本相符。息肉状胃癌呈半球样隆起，突入胃腔，广基者多见，界限较清楚，表面不光滑而有大小不等的结节，常有糜烂，甚至顶部有溃疡，组织僵硬。局限溃疡型胃癌常见较大而深在的溃疡，界限清楚，边缘堤样隆起，结节状改变，僵硬缺乏弹性，充血水肿；底部不平，常有少量出血，可有污秽苔或黄白苔覆盖。浸润溃疡型可见在明显隆起肿物的基础上有溃疡存在，溃疡边缘可光滑也可呈结节状，并向四周倾斜，有红肿，与正常黏膜界限欠清晰，组织脆而僵硬，易出血，溃疡底部不平滑，有黄褐苔覆盖。弥漫浸润型常见黏膜表面有大片粗糙不平或大小不等的结节状增生，色泽苍白或暗红，与正常组织无明显界限，有黏液或渗出物附着，可出现单发或多发性溃疡，是表面坏死的结果。广泛累及胃壁时可致胃腔缩小，组织僵硬，蠕动呆滞。溃疡型有时病变较小或较浅，常需与良性溃疡鉴别。

2) 早期胃癌：内镜是发现早期胃癌的有效方法，列为首选。镜下观察可分 3 型，即隆起型、平坦型和凹陷型。

隆起型：病变呈息肉状，表面凹凸不平，色红或有糜烂，边界不清。幽门窦部、贲门附近及胃体上部后壁多见。

平坦型：是最少见的一类。病变常不明显，有时仅见较局限的黏膜粗糙，呈细颗粒状，充血、出血，黏膜褪色或糜烂等改变，病变略有隆起或凹陷，界限不清。直径 < 4 cm 者为局限型；直径 > 4 cm 者为广泛型。如无病理检查常难确诊。

凹陷型：是最多见的一种。病变凹陷呈溃疡样，界限清楚。病变黏膜失去正常光泽，异常发红或褪色，有污秽的渗出或出血点。边缘黏膜有结节状不整齐颗粒。常可观察到病变周围的"恶性征象"：①黏膜皱襞有中断现象；②皱襞呈现蛾蚀边缘，杵状变厚，镐状变薄；③集中的黏膜互相融合等。

值得注意的是，内镜下肉眼仔细观察是发现病变、确定病变部位和范围的重要手段，活检病理则是病理确诊的根本方法，相辅相成、不可偏废。

(2) 活检和直视下细胞学检查

1) 活检：内镜下活检要求取准可疑病变，深达黏膜肌层，7 ～ 10 块。理想的取材可以明确病理诊断和组织学分型。有时因胃腔狭窄、病灶局限或其他原因导致活检取材不够理想，可选用如下补充办法。组织印片法：活检取材过小，可将黏膜活检标本在玻片上多次按压，然后固定染色，进行病理检查；细胞刷检法：内镜下用细胞刷对准病变处 (如糜烂、溃疡等) 轻轻擦拭、捻转，使细胞刷头端各面都黏上细胞，连内镜一起拔出，再伸出刷头，涂片 4～5 张，送检病理；直接吸引法：自活检孔插入直径 2 mm 塑料管，其端贴近病灶，外接大注射器，负压抽吸病灶处黏液，涂片检查；直视下冲洗法：自活检孔插入塑料管，以 pH 值 5.6 醋酸缓冲液 200～300 mL 冲洗可疑病灶，然后回收冲洗液，离心后取沉淀涂片。

2) 内镜下针吸细胞学检查：自内镜下以 OlympusNMIK 针从病灶中心向外不同方向各吸 1～2 针，抽取标本置于玻片上涂匀固定待检。针吸后再进行常规活检。两者比较阳性率相似，因针吸能达到坏死层之下及黏膜下层获取标本，故可弥补活检之不足，提高癌细胞的检出率，提高诊断率。

(3) 色素胃镜检查对疑难病例的诊断和确定病变范围有帮助。对胃癌的诊断多选择生物活性染色法，包括亚甲蓝法和甲苯胺蓝法，而以亚甲蓝法应用最普遍，兹介绍如下。

1) 直接喷洒法：发现病灶后，经活检孔置入导管，以 0.25%～0.5% 亚甲蓝 20 mL，对准病灶及其周围喷洒，以后再以等量蒸馏水冲洗。胃癌则呈深蓝、蓝黑色、表面不平整或染色不规则，良性病变不着色，不典型增生淡蓝色，肠化在 1 小时着色。

2) 间接口服法：内镜检查前 2 小时以 α 糜蛋白酶 15 mg HE 和 10% 苏打 500 mL 口服，同时服去泡剂 10% GasCOn 20～40 mL，15 分钟后服亚甲蓝 150 mg，令患者卧位转动体位数次，使胃壁各部位皆能接触染料，然后做胃镜检查，根据着色情况进行活检，可以提高活检阳性率。

(4) 超声胃镜检查：正常胃壁超声胃镜图像为 5 层结构。第 1 层为黏膜界面，高回声；第 2 层黏膜层，低回声；第 3 层黏膜下层高回声；第 4 层肌层，低回声；第 5 层浆膜层，高回声。因此第 4 层是划分早期胃癌和进展期胃癌的分界线。胃癌的超声影像是不规则的低回声或中位回声肿块影伴局部或全部管壁结构层次的破坏。早期胃癌主要发现第 1、2、3 层管壁增厚、不甚规则、变薄或缺损等。进展期胃癌则可发现不规则突向胃腔的较大肿块，或大面积局限性管壁增厚伴中央凹陷，第 1～3 层回声消失。Borrmann4 型癌为部分或全胃壁弥散性全层增厚，多超过 1 cm，黏膜下层尤为明显，但无明显结构紊乱，层次可辨。超声内镜对腹水、胰腺和膈肌浸润识别能力很强，可达 100%。对结肠和脾门区浸润辨别能力稍差，总符合率为 78%。尚能显示转移淋巴结的强回声团块，显示率为 8.9%。因此，超声内镜可以用于胃癌术前临床 TNM 分期，有助于治疗方案的决策。

4. 影像学检查

(1)X 线技术：可以通过钡餐造影发现胃癌，肿块型癌可表现充盈缺损；溃疡型癌可见具有恶性特征的龛影，龛影边缘不规整、半月征、周围黏膜皱襞中断和蠕动消失等；浸润型癌则可呈现胃腔缩小、胃壁广泛僵硬、蠕动消失和皱襞消失等，甚至呈"囊革胃"，但难以发现浅表型胃癌，更难发现早期胃癌。近年气钡双对比造影技术的采用使之有了大的改进，是在口服小量 (30～50 mL) 高浓度而黏度低的钡剂后，通过胃管注入少量空气或口服有机酸 (如枸橼酸) 加碳酸氢钠的 1：1 发泡剂，再进行 X 线检查，可观察到皱襞间的细微病变如小的龛影伴恶性征象、圆形或类圆形小凸起、轻微的凹凸不平等，已成为一项对早期胃癌诊断有价值的技术。

(2)CT 和磁共振检查：亦可用来判断胃癌的大小、范围、深度、与周围脏器的关系以及淋巴结转移等，如判断浆膜受累正确率可达 80%，肝转移为 83%，淋巴转移为 59%，腹膜播散为 20%。

(3) 普通 B 超：其对空腔脏器病变不敏感，但有时发现胃壁增厚、"假肾征"以及近年有人采用"造影剂"技术也可对胃癌诊断提供线索；对肝转移等情况的判断也有帮助。

5. 免疫学诊断

应用细胞融合术建立杂交细胞癌细胞株制造的单克隆抗体在国内外已经应用于诊断和治疗肿瘤。单抗对胃癌诊断的研究起步较早，有些已经应用于临床。

(1) 血清诊断和体液诊断：胃癌具有肿瘤相关性抗原，应用单抗可以检测这些相关抗原。已广泛采用的如 CEA、CA-19-9、CA-50、CA-125 在胃癌阳性率约 60%。一般来说，如果血清 CEA 超过 50 ng/mL(正常＜ 15 ng/mL) 或 CA-19-9 超过 200 U/mL(正常＜ 25 U/mL)，此时胃癌已属晚期，预后不佳。CA-125 增高常代表浆膜或腹膜已受累。在化疗有效时，其检出值可下降，故可用于化疗疗效的判断。但对早期胃癌的诊断似无多大意义，而且有假阳性也有假阴性，并与其他肿瘤有交叉。

(2) 病理免疫组织化学诊断：用胃癌的单克隆抗体通过免疫组织化学方法如 ABC 法和 PAP 法对组织切片进行染色，阳性率可达 82.5%～ 92.5%。对于胃癌的诊断、淋巴结转移的诊断都有提高。此外尚可作为癌前病变，肠腺化生癌变危险性的辅助指标。据报道，已用于此项操作技术的单抗有 MG_7、MGd_1、RWS_4 和 83 YH_2 等。

(3) 放射免疫影像诊断：应用抗胃癌单抗经 [131]I 标记后注入患者体内，48～ 72 小时后用 γ 照相机，单光子发射体层扫描或机械扫描，可以显示原发病灶和转移灶，并可得到准确的定位图像，图像满意显示率可达 70%～ 80%。对指导手术切除范围很有帮助。

(4) 细胞学诊断：应用单抗对癌性胸水、腹水进行免疫荧光或免疫酶标细胞学检查，可以大大提高癌细胞检出率，达 89.4%。

6. 其他肿瘤标志物

(1) 多胺：近年来，有报道多胺与胃癌生物学行为有关，并认定为恶性肿瘤标志物之一。胃癌患者尿多胺水平明显高于正常人和良性胃瘤患者；与临床分期呈正相关。

(2) 甘氨酰脯氨酸二肽氨基肽酶 (SGP-DA)：SGP-DA 活力测定对鉴别病灶的良恶性质有一定价值。

(3) 细胞核 DNA 含量：胃黏膜活检切片进行细胞核 DNA 含量测定，可见胃癌 DNA 非整体检出率为 71%～ 92%，而良性病变和黏液癌为二倍体。

(三) 胃癌临床和病理分期的诊断标准

TNM 分期法：TNM 分期法是 1956 年由国际抗癌联盟 (UICC) 首先提出，是以临床 X 线和内镜为据进行分期。以后国内外学者争论较大，相继提出修改意见。后经 UICC、美国肿瘤联盟 (AJCC) 和日本肿瘤协会 (JCC) 多次研讨，制订了一个新的分期方案，认为临床分期和病理分期同等重要，参考两方面内容制订和调整治疗方案，估计预后。1985 年 5 月，在日内瓦国际会议上正式颁布，即国际统一的新 TNM 分期法。现我国也已采纳并推广应用。

T ——代表原发肿瘤，主要取决于癌穿透胃壁的深度。

T_0：为无原发肿瘤的证据。

T_1：为肿瘤浸润至黏膜或黏膜下层。

T_2：为癌已浸润至肌层或浆膜下层。

T_3：癌穿透浆膜层。

T_4：已直接侵及邻接结构或器官（腔内向十二指肠或食管扩散仍以胃壁浸润最大深度分类）。

N——代表局部淋巴结，主要取决于转移淋巴结与原发肿瘤的距离。

N_0：为无局部或区域淋巴结转移。

N_1：距原发病灶 3 cm 以内的胃周淋巴结受累。

N_2：距原发灶边缘 3 cm 以外胃周淋巴结受累（包括胃左动脉、肝总动脉、脾动脉和腹腔动脉周围的淋巴结群）。

M——代表远处转移。

M_0：为未发现远处转移。

M_1：有远处转移，应具体说明远处转移的部门。其中，若有腹主动脉旁、胰腺后、肝十二指肠及肠系膜根部等处淋巴结受累时做 M_1 论。

综合 T、N、M 资料将胃癌分为四个期(6 个亚期)和若干个亚组新分期中，原位癌以 T_{is} 表示；TISN $_0$ M $_0$ 时，有学者称之为 0 期。有关 T、N、M 资料缺如或不足时分别以 T_x、N_x 或 M_x 表示。

新 TNM 分期法有两类：①临床分期：以 cTNM 表示：根据临床检查、X 线、内镜、超声内镜、CT、磁共振及血管造影等提示的 T、N、M 资料判定，用于术前；②病理分期，以 pTNM 表示：根据手术探查及切除标本病理学检查材料判定，是分期的最后依据。

国内外实际应用的结果表明，TNM 分期法既能反映各期肿瘤所处的发展阶段，同时也体现了肿瘤的生物学特性，使分期与预后一致。

五、鉴别诊断

胃癌早期症状和体征不明显，进展期症状也缺乏特异性，有时因转移和并发症的症状和体征使病情复杂多变，需与多种疾病相鉴别。

首先，在临床工作中，某些胃部良性疾病如胃溃疡、胃息肉、慢性胃炎等常需与胃癌鉴别。这些疾病病史较长，症状反复发作，药物治疗常常有效，内镜检查和活检常能做出正确诊断。值得注意的是，这些疾病也是胃癌的癌前疾病，往往需要长期随访，在长期随访中发现早期胃癌十分重要。有时需要定期内镜检查，一些特殊检查如染色胃镜等可提高识别能力。

一些少见的胃部良性疾病，如胃结核、间质性胃炎、胃平滑肌瘤、血管瘤等间质性良性肿瘤、胃壁内异位胰腺、胃嗜酸性肉芽肿等常因消化不良症状和某些并发症而行胃镜检查，多数胃镜下可见病灶但活检病理未能发现癌细胞，此时应特别慎重。深凿式活检时可奏效，必要时需手术探查，术中快速活检以明确诊断。

胃部某些其他恶性疾病如胃恶性淋巴瘤、平滑肌肉瘤、胃浆细胞瘤常因瘤体大而误认为晚期胃癌而放弃手术，失掉恰当治疗的机会。此类肿瘤好发于胃体部，胃镜下可见巨大黏膜皱襞上有出血糜烂、溃疡等，深凿式活检病理检查有益鉴别，但多数病例需手术及冰冻切片病理检查确诊。

胃的邻近脏器如胰腺、胆囊、肝脏、横结肠等的疾病常需与胃癌鉴别。慢性胰腺炎常有上腹疼痛和因消化不良造成的消瘦而疑及胃癌。B 超、CT、内镜、逆行胰管造影和必要的胰腺内外分泌功能检查常可鉴别。胰腺体部癌常出现上腹部疼痛，但胰腺癌多为持续性疼痛，病情发展较快。有时胃癌累及胰腺也常使病情复杂化，都需 B 超、CT、内镜和逆行胰管造影等协助诊断。横结肠癌有时引起上腹痛，甚至可有上腹部肿块，可能与胃癌混淆。只要提高警惕，根据可能性大小先后进行结肠镜和胃镜检查，多数能够鉴别。值得注意的是，胃癌可以累及横结肠，横结肠癌有时也可累及到胃，应加以鉴别。

胃癌常可出现腹水，需与肝硬化腹水、结核性腹膜炎或其他脏器的恶性肿瘤所致腹水鉴别。胃癌等恶性肿瘤所致腹水可以是渗出液，也可是漏出液，也可介于渗漏之间；有时可找到瘤细胞以及其他"恶性征象"；Krukenberg 瘤腹水量大，阴道或肛指检查可发现肿大卵巢，须与麦格综合征鉴别；鉴于此时肿瘤多数已属晚期，通过内镜、X 线检查等手段发现原发的胃癌病灶多不困难。胃癌远处转移常引起其他脏器的症状，如肺转移、肝转移乃至脑转移等皆须与这些脏器的其他疾病相鉴别。

伴癌综合征有时出现在胃癌诊断之前，应提高警惕，内镜检查十分必要。

六、治疗

胃癌是一个恶性度较高的癌瘤。其相对自然病程平均约 13 个月，50% 以上的病例在一年内死亡。长期以来人们一直在探索理想的治疗方法，以提高疗效、改善预后。近百年来则把手术作为胃癌治疗的重要手段。20 世纪 60 年代以前大多数胃癌确诊时已属晚期，虽经治疗，5 年生存率也不足 10%。随着内镜技术和医学影像技术不断发展，早期诊断率、根治性手术率、5 年生存率逐渐提高。近年胃癌的基础研究不断深入，进一步推动了诊治技术的改进和开发。目前，不仅手术方法得到改进，手术适应证选择更趋合理，而且多种辅助治疗如化疗、生物学治疗、放疗等也不断改进，使以手术为核心的综合治疗方案更加完善。目前胃癌 5 年生存率已达 65% ～ 70%，早期胃癌 10 年生存率可达 95%。在我国条件好的大医院已接近最高水平，但多数地区有待提高。

当前，胃癌治疗的目标是彻底清除体内原发和转移病灶，治愈并发症，恢复机体正常功能状态，最大限度地延长寿命，提高生活质量；尽最大努力去除病因，防止复发。

(一) 手术治疗

外科手术切除加区域淋巴结清扫是目前唯一可能治愈胃癌的手段。手术效果取决于胃癌的分期、浸润的深度和扩散的范围。对那些无法通过手术治愈的患者，部分切除仍然是缓解症状最有效的手段，特别是有梗阻的患者，术后有 50% 的患者症状能缓解。

(二) 内镜下治疗

对早期胃癌可在内镜下行高频电凝切除术，适合于黏膜隆起型，直径＜ 2 cm、边界清楚者；内镜下微波凝固疗法可用于早期胃癌以及进展期胃癌发生梗阻者；内镜下激光、光动力治疗也可用于早期胃癌。由于早期胃癌可能有淋巴结转移，因此内镜下治疗不如手术可靠。

(三) 化学治疗

早期胃癌且不伴有任何转移灶者，手术后一般不需要化疗。有转移淋巴结癌灶的早期胃癌及全部进展期胃癌均需辅以化疗。化疗分为术前、术中、术后化疗，其目的是使癌灶局限、消灭残存癌灶及防止复发和转移。晚期胃癌化疗主要是缓解症状，改善生存质量及延长生存期。单一药物化疗只适合于早期需要化疗的患者或不能承受联合化疗者。常用药物有氟尿嘧啶 (5-

FU)、替加氟 (FT-207)、丝裂霉素 (MMC)、阿霉素 (ADM)、顺铂 (DDP) 或卡铂、亚硝脲类 (如 CCNU，MeCCNU)、依托泊苷 (VP-16) 等。联合化疗指采用两种以上化学药物的方案，一般只采用 2 ～ 3 种联合，以免增加药物毒副作用。常用的联合化疗方案见表 1-6。

（四）其他治疗

高能量静脉营养可提高患者体质，有利于耐受手术和化疗。近年来，肿瘤生物治疗成为关注的热点。广义的生物治疗包括某些药物、细胞因子、基因治疗等。在胃癌治疗上有一定作用的有香菇多糖、沙培林或 OK-432 等，它们能调节机体免疫力。另外，体外实验及动物体外实验表明，COX-2 抑制剂能抑制胃癌生长。但这些药物用于临床抗肿瘤治疗尚需时日。

表 1-6 胃癌常用化学治疗方案

方案	内容	疗程	有效率 (%)
FAM	5-FU，600 mg/m^2，静脉滴注，第一、第二、第五、第六周 ADM，30 mg/m^2，静脉滴注，第一、第五周 MMC，10 mg/m^2，静脉滴注，第一周	6 周	30
FAMeC	FAM 中 MMC 用 MeCCNU 替代，125 mg/m^2，1 次 / 日，口服	6 周	30
EAP	ADM，20 mg/m^2，静脉滴注，第一、第七日 VP-16，120 mg/m^2，静脉滴注，第四、第五、第六日 DDP，40 mg/m^2，静脉滴注，第二、第八日	8 天，1 个月后重复 1 次	53
FAP	5 FU，300 mg/m^2，静脉滴注，第一至第五日 ADM，40 mg/m^2，静脉滴注，第一日 DDP，60 mg/m^2，静脉滴注，第一日	5 天，5 周后重复 1 次	34
MF	MMC，6 ～ 8 mg/m^2，静脉滴注，1 次 / 周 FT-207，200 mg/m^2，口服，3 次 / 天	6 周	35

七、预后

进展期胃癌患者如任其发展，病程平均约 1 年。大约有 1/3 的患者接受根治性手术后可存活 5 年以上，胃癌 5 年总体生存率一般在 10% 左右。胃癌的预后与分级分期密切相关。

八、预防

一级预防 (病因预防) 根据流行病学调查，多吃新鲜蔬菜和水果，少吃腌腊制品，可以降低胃癌发病。幽门螺杆菌感染被认为与胃癌的发生有一定的关系，但幽门螺杆菌在世界不同地区胃癌的发生中究竟起多大作用，尚不清楚。因此，根除幽门螺杆菌作为一种胃癌预防策略存在成本 - 效益问题，对有胃癌发生的高危因素如中度、重度萎缩，中度、重度肠化，不典型增生，有胃癌家族史者应予根除幽门螺杆菌治疗。

二级预防的重点是早期诊断与治疗，在胃癌高发地区对高危人群定期普查，是一个可行的办法。

第八节　胃良性肿瘤

胃良性肿瘤占胃肿瘤的 3% ～ 5%，可分为上皮性肿瘤如腺瘤、乳头状瘤，间叶性肿瘤如平滑肌瘤、脂肪瘤、神经鞘瘤、神经纤维瘤、脉管性肿瘤、纤维瘤、嗜酸细胞性肉芽肿等。胃息肉是一个描述性的诊断，意指黏膜表面存在突向胃腔的隆起物，通常指上皮来源的胃肿瘤。

一、胃息肉

胃息肉属临床常见病，目前随着高分辨率内镜设备的普及应用，微小胃息肉的检出率已有明显增加。国外资料显示胃息肉的发病率较结肠息肉低，占所有胃良性病变的 5% ～ 10%。

(一) 组织学分类

根据胃息肉的组织学可分为肿瘤性及非肿瘤性，前者即胃腺瘤性息肉，后者包括增生性息肉、炎性息肉、错构瘤性息肉、异位性息肉等。

1. 腺瘤性息肉

即胃腺瘤，是指发生于胃黏膜上皮细胞，大都由增生的胃黏液腺所组成的良性肿瘤，一般均起始于胃腺体小凹部。腺瘤一词在欧美指代上皮内肿瘤增生成为一个外观独立且突出生长的病变，而在日本则包括所有的肉眼类型，即扁平和凹陷的病变亦可称之为腺瘤。腺瘤性息肉约占全部胃息肉的 10%，多见于 40 岁以上的男性患者，好发于胃窦或胃体中下部的肠上皮化生区域。病理学可分为管状腺瘤 (最常见)、管状绒毛状和绒毛状腺瘤。可根据病变的细胞及结构异型性将其病理学分为低级别上皮内瘤变与高级别上皮内瘤变。80% 以上的高级别上皮内瘤变可进展为浸润性癌。

内镜下观察，胃腺瘤多呈广基隆起样，亦可为有蒂、平坦甚至凹陷型。胃管状腺瘤常单发，直径通常 < 1 cm，80% 的病灶 < 2 cm。表面多光滑；胃绒毛状腺瘤直径较大，多为广基，典型者直径为 2 ～ 4 cm，头端常充血、分叶，并伴有糜烂及浅溃疡等改变。胃绒毛状腺瘤的恶变率较管状腺瘤为高。管状绒毛状腺瘤大多系管状腺瘤生长演进而来，有蒂或亚蒂多见，无蒂较少见，瘤体表面光滑，有许多较绒毛粗大的乳头状突起，可有纵沟呈分叶状，组织学上呈管状腺瘤基础，混有绒毛状腺瘤成分，一般超过息肉成分的 20%，但不到 80%，直径大都在 2 cm 以上，可发生恶变。

2. 增生性息肉

较常见，以胃窦部及胃体下部居多，好发于慢性萎缩性胃炎及 Billroth Ⅱ 式术后的残胃背景。组织学上由幽门腺及腺窝上皮的增生而来，由于富含黏液分泌细胞，表面可覆盖黏液条纹及白苔样黏液而酷似糜烂。多为单发且较小 (< 1 cm)，小者多为广基或半球状，表面多明显发红而光滑；大者可为亚蒂或有蒂，头端可见充血、糜烂等改变。有时可为半球形簇状。增生性息肉不是癌前病变，但发生此类病变的胃黏膜常伴有萎缩、肠上皮化生及上皮内瘤变等，且部分增生性息肉患者可在胃内其他部位同时发生胃癌，应予以重视。通常认为增生性息肉癌变率较低，但若息肉直径超过 2 cm 应行内镜下完整切除。

3. 炎性息肉

胃黏膜炎症可呈结节状改变，凸出胃腔表面而呈现息肉状外观。病理学表现为肉芽组织，而未见腺体成分。胃炎性纤维性息肉是少见的胃息肉类型，好发于胃窦，隆起病灶的顶部缺乏上皮黏膜，其本质为伴有明显炎性细胞浸润的纤维组织增生。炎性息肉因不含腺体成分，无癌变风险，临床随诊观察为主。

4. 错构瘤性息肉

临床中错构瘤性息肉可单独存在，也可与黏膜皮肤色素沉着和胃肠道息肉病 (Peutz-Jeghers 综合征、COwden 病) 共同存在。单独存在的胃错构瘤性息肉局限于胃底腺区域，无蒂，直径通常小于 5 mm。在 Peutz-Jeghers 综合征中，息肉较大，而且可带蒂或呈分叶状。组织学上，错构瘤性息肉表现为正常成熟的黏膜成分呈不规则生长，黏液细胞增生，腺窝呈囊性扩张，平滑肌纤维束从黏膜肌层向表层呈放射状分割正常胃腺体。

5. 异位性息肉

主要为异位胰腺及异位 Brunner 腺。异位胰腺常见于胃窦大弯侧，亦可见于胃体大弯。多为单发，内镜下表现为一孤立的结节，中央时可见凹陷。组织学上胰腺组织最常见于黏膜下层，深挖活检不易取得阳性结果；有时也可出现在黏膜层或固有肌层。如被平滑肌包围时即成为腺肌瘤。Brunner 腺瘤多见于十二指肠球部，亦可见于胃窦，其本质为混合了腺泡、导管、纤维肌束和 Paneth 细胞的增生 Brunner 腺。

(二) 胃肠道息肉病

胃肠道息肉病是指胃肠道某一部分或大范围的多发性息肉，常多见于结肠。可见于胃的息肉病主要有以下几种。

1. 胃底腺息肉病 (FGP)

较多见，典型者见于接受激素避孕疗法或家族性腺瘤性息肉病 (FAP) 的患者，非 FAP 患者亦可发生但数量较少，多见于中年女性，与 HP 感染无关。病变由泌酸性黏膜的深层上皮局限性增生形成。内镜下观察，息肉散在发生于胃底腺区域大弯侧，为 3 ～ 5 mm，呈亚蒂或广基样，色泽与周围黏膜一致。零星存在的胃底腺息肉没有恶变潜能。需注意在那些 FAP 已经弱化的患者，其胃底腺息肉可发展为上皮内瘤变和胃癌。

2. 家族性腺瘤性息肉病 (FAP)

为遗传性疾病，大多于青年期即发生，息肉多见于结直肠，55% 的患者可见胃 - 十二指肠息肉。90% 的胃息肉发生于胃底，为 2 ～ 8 mm，组织学上绝大多数均为错构瘤性，少数为腺瘤性，后者癌变率较高。

3. 黑斑息肉病 (peutz-jeghers 综合征，PJS)

为遗传性消化道多发息肉伴皮肤黏膜沉着病。息肉多见于小肠及直肠，亦可见于胃，为错构瘤性，多有蒂。癌变率低。

4.cronkhite-canada 综合征 (CCS)

为弥散性消化道息肉病伴皮肤色素沉着、指甲萎缩、脱毛、蛋白丢失性肠病及严重体质症状。胃内密集多发直径 0.5 ～ 1.5 cm 的山田 I 型、II 型无蒂息肉，少数可恶变。激素及营养支持疗法对部分病例有效，但总体临床预后差，多死于恶病质及继发感染。

5. 幼年性息肉病 (JPS)

为常染色体显性遗传病，多见于儿童，息肉病可见于全消化道，多有蒂，直径为 0.5～5 cm，表面糜烂或浅溃疡，切面呈囊状。镜下特征性表现为囊性扩张的腺体衬有高柱状上皮，黏膜固有层增生伴多种炎性细胞浸润，上皮细胞多发育良好。本病可合并多种先天畸形。

6.COwden 病

为全身多脏器的化生性与错构瘤性病变，部分为常染色体显性遗传，全身表现多样、性质各异。诊断主要依靠：全消化道息肉病、皮肤表面丘疹或口腔黏膜乳头状瘤、肢端角化症或掌角化症确立。

（三）临床表现

胃息肉可发生于任何年龄，患者大多无明显临床症状，或可表现为上腹饱胀、疼痛、恶心、呕吐、胃灼热等上消化道非特异性症状。疼痛多位于上腹部，为钝痛，一般无规律性。较大的息肉表面常伴有糜烂或溃疡，可引起呕血、黑粪及慢性失血性贫血。贲门附近的息肉体积较大时偶尔可产生吞咽困难，而幽门周围较大的息肉可一过性阻塞胃流出道引起幽门梗阻症状。很少见的情况是，若胃幽门区长蒂息肉脱入十二指肠后发生充血水肿而不能自行复位时，则可能产生胃壁绞窄甚至穿孔。体格检查通常无阳性发现。

（四）诊断与鉴别诊断

胃息肉较难通过常规问诊及体格检查所诊断。粪便隐血试验在 1/5～1/4 的患者可呈阳性结果。上消化道钡剂造影对直径 1 cm 以上的息肉诊断阳性率较高，由于该项检查对操作水平要求较高，时可因钡剂涂布不佳、体位及时机不当、未服祛泡剂导致气泡过多等原因导致漏诊误诊。内镜与活组织病理学检查相结合是确诊胃息肉最常用的诊断方法。

胃镜直视下可清晰观察息肉的部位、数量、形态、大小、是否带蒂、表面形态及分叶情况、背景黏膜改变等特征。胃镜检查中使用活检钳试探病灶，可感知病变的质地。观察中需注意冲洗去附着的黏液、泡沫等，适当注气，充分暴露病变。判断息肉是否带蒂时，宜更换观察角度、内镜注气舒展胃壁，反复确认。胃镜下可对息肉的形态进行分类，其中最常用的描述性术语是参照结肠息肉，根据是否带蒂分为广基（无蒂）、亚蒂和带蒂 3 类。山田将胃息肉分为 4 型，其中Ⅱ型和Ⅲ型介于广基与带蒂之间，见表 1-7。

中村结合了形态与组织学改变，将胃息肉分为 3 型，见表 1-8。

表 1-7　胃息肉内镜下形态的山田分型

Ⅰ型	息肉的基底部平滑，与周围黏膜无明确分界（即广基息肉）
Ⅱ型	息肉的隆起与基底部呈直角，分界明显
Ⅲ型	息肉的基底都较顶部略小，与周围黏膜分界明显，形成亚蒂
Ⅳ型	息肉的基底部明显小于底部，形成明显的蒂部（即带蒂息肉）

由于胃息肉大多为良性，各类息肉的形态学特征又相互重叠，限制了以上分类方法的临床应用价值。

表 1-8 胃息肉的中村分型

Ⅰ型	最多见，直径一般小于 2 cm，多有蒂，亦可无蒂，胃窦多见。表面光滑或呈细颗粒状、乳头状或绒毛状。色泽与周围黏膜相同或呈暗红。此型多为腺瘤性息肉
Ⅱ型	多见于胃窦体交界处。息肉顶部常呈发红，并有凹陷，由对反复的黏膜缺损修复而形成合并早期胃癌的概率较高
Ⅲ型	呈盘状隆起，形态类似 0～Ⅱa 型浅表胃肠肿瘤

2002 年巴黎食管、胃、结肠浅表肿瘤分型将日本胃癌学会提出的早期胃癌内镜下形态分型扩展到全消化道的上皮性肿瘤，具备上皮内瘤变的癌前病变同样适用该分型。因此，对于病理学伴有上皮内瘤变的胃息肉，按此可分为 0～Ⅰ型、0～Ⅱa 型、0Ⅱa+Ⅱc 型、0～Ⅰ+Ⅱa 型等各种类型。

内镜观察后应常规对病灶行组织病理学检查。活检取材部位应选择息肉头端高低不平、色泽改变、糜烂处。若存在溃疡，宜取溃疡边缘。需取得足够组织量以便病理制片，并充分考虑到取材偏倚及病灶内异型腺体不均匀分布。约半数息肉中，活检标本与整体切除标本的组织病理学不一致，故内镜完整切除有助于最终明确诊断。鉴于未经活检而直接切除的息肉可存在癌变风险，切除后可用钛夹标记创面，并密切随访病理结果及切端情况。

胃息肉的其他诊断方法包括变焦扩大内镜、超声内镜及胃增强 CT。变焦扩大内镜可将常规内镜图像放大 200 倍，可清晰观察腺管开口及黏膜细微血管形态。胃病变的变焦扩大内镜分型有多种，其与病理学的相关性不如结肠黏膜凹窝分型。超声内镜在鉴别病变的组织学起源方面具有重要作用，应用 30 MHz 的超声微探头可清晰显示胃壁 9 层不同的层次结构。从超声图像判断，胃上皮性息肉病变通常局限于上皮层与黏膜层，固有肌层总是完整连续。增强 CT 检查可发现较大的胃息肉，一定程度上可与胃壁内肿块、腔外压迫及恶性肿瘤相鉴别。

胃息肉的鉴别诊断主要包括：

(1) 与黏膜下肿瘤相鉴别：内镜下观察到广基、境界不甚清晰的隆起灶时，需注意同黏膜下肿瘤相鉴别。表 1-9 列出了一些内镜下胃息肉与黏膜下肿瘤的鉴别要点。桥形皱襞意指胃黏膜皱襞在胃壁肿瘤顶部与周围正常组织之间的牵引改变，呈放射状，走向肿瘤时变细，是黏膜下肿瘤的典型特征。当鉴别存在困难时，宜行超声内镜检查。此外，可试行活组织检查，黏膜下肿瘤几乎不可能被常规活检取得，而仅表现为一些非特异性改变，如黏膜炎症等。少数情况下，需要同胃腔外压迫相鉴别。

(2) 与恶性肿瘤相鉴别：0～Ⅰ型、0～Ⅱa 型早期胃癌可表现为息肉样、扁平隆起型改变，但肠型隆起型早期胃癌通常＞1 cm，表面多见凹凸不平、不规则小结节样，糜烂、出血或不规则微血管走行常见，活检钳触碰或内镜注气过程中易出血。弥漫型胃癌极少呈现为 0～Ⅰ型和 0～Ⅱa 型。若内镜下观察到病灶周围的蚕食像及皱襞杵状膨大等改变，应高度疑及早期胃癌。全面、准确的活检病理是最佳鉴别方法。胃类癌多为 1 cm 左右扁平隆起，一般不超过 2 cm，可多发，周围缓坡样隆起，中央时可见凹陷伴有发红的薄白苔，深取活检可获阳性结果。

(3) 与疣状胃炎相鉴别：疣状胃炎又称隆起糜烂型胃炎，是临床常见病，多发于胃窦及窦体交界，呈中央脐样凹陷的扁平隆起灶，胃窦黏膜背景可见有增生肥厚呈凹凸结节、萎缩、血管透见、壁内出血等炎症改变。较大的疣状灶需要通过活检鉴别。

表 1-9 内镜下胃息肉与黏膜下肿瘤的鉴别要点

形态	胃息肉	胃黏膜下肿瘤
高度	丘状、半球形、带蒂指状	丘状、半球形、球形。几乎不可能为长蒂、指状
大小	常较高	一般较低
表面	常较小	常较大
基底	平滑或粗糙	平滑
桥形皱襞	有蒂或无蒂，境界通常较清	宽广，皱襞缓坡样，境界不甚清
形态	有时可见	常见典型

（五）治疗与预后

采取良好的生活方式、积极治疗原发疾病如慢性萎缩、化生性炎症有助于预防胃息肉的发生。散发的、< 5 mm 的胃底腺息肉通常认为是无害的。胃息肉大多均可通过内镜切除而痊愈。切除方法包括活检钳咬除、热活检钳摘除、热探头灼除、圈套后电外科切除、氩离子凝固术（APC）、激光及微波烧灼、尼龙圈套扎后圈套切除、黏膜切除术（EMR）、黏膜下剥离术（ESD）等多种。较小的息肉可选择前 3 种方法。圈套切除是较大息肉的最常用方法，并可与黏膜下注射、尼龙圈套扎等其他方法合用，切除后创面可用 APC 或热探头修整。EMR 术适用于< 2 cm 扁平隆起病灶的完整切除，更大的病变完整切除则需要行 ESD 术，术前需于病变底部行黏膜下注射以便抬举病灶，常用的注射液有 0.9% 氯化钠溶液、1：10 000 肾上腺素、50% 葡萄糖、透明质酸钠、Glyceol(10% 甘油果糖与 5% 果糖的氯化钠溶液) 等，上述溶液中常加入色素以便于观察注射效果。有多种操作器械可进行 EMR 和 ESD，具体使用因不同操作者喜好而定。需要强调的是，若病变疑及胃癌，则需一次性完整切除，较大的病变应展平后固定于软木板上，浸于 10% 甲醛溶液中送病理行规范取材、连续切片，尤其是应注意所有切片的切缘情况。若病理学提示病变伴有癌变，则按胃癌根治标准处理。

内镜治疗后应规范服用胃酸抑制药及胃黏膜保护药，并定期随诊。内镜治疗主要并发症为出血、术后病变残余及穿孔。通常切除术后的黏膜缺损能很快愈合，出血通常为暂时性。创面过深、不慎切除肌层、电凝电流过大、时间过长可导致急慢性穿透性损伤而致穿孔。预防性应用尼龙圈及钛夹可减少穿孔风险。切除后当即发生的急性穿孔可试行钛夹夹闭、非手术治疗及密切观察，延迟发生的穿孔几乎均需外科手术治疗。

以下情况可行外科手术：内镜下高度疑及恶性肿瘤；内镜下无法安全、彻底地切除病变；息肉数量过多，恶变风险较高且无法逆转者；创面出血不止，内科治疗无效者；创面穿孔者。外科术式可选择单纯胃部分切除术、胃大部切除术、胃癌根治术、腹腔镜下胃切除术等。

二、胃平滑肌瘤

胃平滑肌瘤在过去的大部分时间内均被认为是最常见的胃间叶性肿瘤。随着胃肠间质瘤(GIST) 的发现，绝大多数既往诊断的胃平滑肌瘤均被归入 GIST 的范畴。尽管如此，胃平滑肌瘤仍是一类确实存在的疾病，但由于经病理证实的例数不多而缺乏人口统计学、临床特点或大体特点方面有意义的大宗资料。

组织病理学方面，胃平滑肌瘤由少量或中等量的温和梭形细胞构成，可能存在灶状的核异型性，核分裂象较少。细胞质嗜酸，呈纤维状及丛状。胃平滑肌瘤患者通常一般情况良好，无特殊不适主诉，或可因并存的上消化道其他疾病而产生相应的非特异性症状。

内镜下胃平滑肌瘤一般多为 2～3 mm，大者可达 20 mm，多见于胃底及胃体上部，大多为单发，少数可为多发。表面黏膜几乎总是非常光滑地隆起，呈半球形改变。体积较大、黏膜表面出现明显溃疡应疑及恶性 GIST 或平滑肌肉瘤。内镜检查的重要点在于从多个方向观察肿瘤、注意毛细血管透见的程度、用靛胭脂染色观察黏膜表面以排除上皮来源病变、用活检钳试探肿物的软硬程度及有无活动性，并与胃壁外压迫相鉴别。

超声内镜因可用于明确肿瘤的组织学起源而占有重要地位。超声内镜下肿瘤来源于胃壁 5 层结构中的第 4 层，呈现均匀的低回声团块，其余层次均完整连续。近年来开展的超声内镜引导下细针抽吸活检术 (EUS-FNA) 和切割针活检术 (EUS-TCB) 可提供细胞学和组织病理学诊断。肿瘤大小超过 1 cm 时易被增强CT发现。增强CT或MRI可用于评价恶性平滑肌瘤 (平滑肌肉瘤) 的侵犯和转移情况。

胃平滑肌瘤的鉴别诊断主要包括：

(1) 与胃肠间质瘤 (GIST) 及其他间叶性肿瘤相鉴别：GIST 是最常见的胃肠道间叶性肿瘤，其特征为免疫组化 KIT 酪氨酸激酶受体 (干细胞因子受体) 阳性 (CD117 阳性)，在 70%～80% 的病例中可见 CD34 阳性。而平滑肌瘤仅有结蛋白 (desmin) 和平滑肌肌动蛋白 (smooth muscle action) 阳性，CD117 和 CD34 均阴性。其他间叶性肿瘤亦可表现为局限性的隆起病变，超声内镜检查可提供有价值的诊断线索，确诊依赖细胞学或组织病理学。

(2) 与平滑肌肉瘤相鉴别：平滑肌肉瘤多发于老年人，为典型的高度恶性肿瘤，其免疫组化指标同平滑肌瘤，但体积通常大于 2 cm，镜下核分裂象＞10 个 /10 HPF，可伴周围组织侵犯、转移等恶性生物学特征。

(3) 与胃息肉相鉴别：表面光滑、外形半球状的胃息肉时可表现为形似黏膜下肿瘤，鉴别特征详见表 1-9。超声内镜是鉴别此两种疾病最准确的方法。

(4) 与胃腔外压迫相鉴别：胃腔外压迫多见于胃底，亦见于胃的其他部位。大多为脾压迫所致，此外，胆囊、肝等亦可造成。鉴别要点详见表 1-10。

表 1-10 内镜下胃腔外压迫与黏膜下肿瘤的鉴别

	胃腔外压迫	胃黏膜下肿瘤
隆起形态	坡度相当缓	缓坡
表面黏膜	正常，一般表面可见正常皱襞	平滑，有时可见充血、毛细血管扩张、增生改变
活检钳探试	实性，可动	实性，硬，有时可动
边界	不清	某种程度上可以辨认
桥形皱襞	一般无	常见

　　胃平滑肌瘤为良性肿瘤，恶变率低。对单发、瘤体直径＜2 cm 者，一般无须特殊治疗，临床观察随访大多病情稳定。或可行内镜下挖除治疗，但需注意出血或穿孔风险。对于多发、直径＞2 cm、肿瘤表面溃疡出血或伴有消化道梗阻症状、细胞病理学疑有恶变者，应予手术切除。手术方式可根据具体情况而定，选择肿瘤局部切除术、胃楔形切除术、胃大部切除术等，术中宜行冷冻切片排除恶性肿瘤。近年来开展的腹腔镜下胃部分切除术，创伤较小，疗效不逊于传统开腹手术。

二、其他胃良性肿瘤

（一）胃黄斑瘤

　　较多见，通常认为是由于慢性黏膜炎症引起胃黏膜局灶性破坏，残留的含脂碎屑被巨噬细胞吞噬并聚集而成的泡沫细胞巢结构。内镜下表现为稍隆起的黄色病变，表面呈细微颗粒状变化，通常直径＜10 mm。与高脂血症等疾病无特定关系，临床予观察随访。

（二）胃脂肪瘤

　　是比较少见的黏膜下肿瘤，胃脂肪瘤的发病率低于结肠。多数起源于黏膜下层，呈坡度较缓的隆起性病变，亦可为带蒂息肉样病变，蒂常较粗，头端可伴充血。有时略呈白色或黄色。活检钳触之软，有弹性，即 Cushion 征阳性。超声内镜下呈均质中等偏高回声，多数来源于胃壁 5 层结构的第 3 层。临床通常无须处理，预后良好。

（三）胃神经鞘瘤

　　多见于老年人，可能来源于神经外胚层的 Schwann 细胞和中胚层的神经内膜细胞，免疫组化标记为 S-100 阳性，结蛋白、肌动蛋白及 KIT 均阴性。组织学上，通常位于胃壁的黏膜肌层或黏膜下层。内镜下观察，肿瘤多发于胃体中部，亦见于胃窦和胃底部，胃小弯侧较大弯侧多见。大多单发，表现为向胃腔内隆起的类圆形黏膜下肿瘤，外形规则，少数以腔外生长为主。肿瘤生长缓慢，平均直径 3 cm，有完整的包膜。CT 检查呈边缘光整的类圆形低密度影，肿瘤较大、发生出血、坏死时中央可呈不规则低密度灶，增强后无强化或边缘轻度强化。环状强化是神经鞘瘤的重要 MRI 征象。该肿瘤无特异性症状，或可因生长较大而产生溃疡、出血、梗阻、腹部包块等症状和体征。由于消化道神经鞘瘤存在一定的恶变概率，故需手术切除，预后佳。

（四）神经纤维瘤

　　起源于神经成纤维细胞，组织学上可见 Schwann 细胞、成纤维细胞和黏多糖基质。肿瘤通常为实质性、没有包膜，囊性变和黄色瘤变少见，CT 增强扫描常表现为均匀强化。肿瘤一般无特异性症状，常在上消化道钡剂或胃镜检查时偶尔发现，多位于胃体，小弯侧较大弯侧多见。由于肿瘤无包膜，故可侵犯周围邻近组织，但远处播散较少见。恶变率较低。除非肿瘤存在广泛播散，均应积极手术治疗，预后较佳。

（五）胃脉管性肿瘤

　　包括血管球瘤，淋巴管瘤、血管内皮瘤、血管外皮细胞瘤等，以血管球瘤最常见。该肿瘤由人体正常动静脉吻合处的血管球器结构中各种组织成分增生过度所致，好发于皮肤，发生于胃者少见。多见于胃窦，表现为直径 1 ～ 4 cm、小而圆的黏膜下层来源肿瘤，由于含有大量平滑肌成分，故质地坚硬，易被误认为恶性肿瘤。临床症状如上腹疼痛不适、黑粪等多为肿瘤压迫胃黏膜所致。外科切除疗效良好，预后佳。

第九节 急性胃扩张和胃扭转

一、急性胃扩张

急性胃扩张是指胃和十二指肠急性极度膨胀、胃腔内有大量气体、液体或食物潴留。腹部手术后、暴饮暴食等为常见病因。病情严重，死亡率甚高。本病男性多见。各年龄组皆可发病，以青壮年为多。

（一）病因和发病机制

一般认为，急性胃扩张发病的主要因素是胃肠肌肉麻痹和胃内容物极度增加，并在病程发展中互为促进，形成恶性循环，致病情急剧加重。胃壁变薄，各层可有出血、缺血。严重时胃壁坏死，甚至穿孔。胃排空严重障碍而大量潴留，致水电解质丢失，发生低血容量休克。其病因甚多，可归纳为两类。

1. 引起胃（肠）肌肉麻痹的病因

（1）如胸腹部大手术的牵拉、刺激、麻醉等，腹膜后炎症、血肿及引流物刺激，腹部严重创伤，暴饮暴食后胃壁扩张等。

（2）内脏神经受损：如迷走神经切断术后，糖尿病神经病变，中枢神经系统损伤的影响。

（3）其他：细菌毒素，尿毒症，肝昏迷，低血钾、心肌梗死和极度恐惧等。胃（肠）肌肉麻痹可致胃内容物不易排出，导致胃内大量潴留。

2. 引起胃内容物极度增加的原因

（1）暴饮暴食。

（2）加压给氧时气体挤入胃内。

（3）梗阻因素：久病卧床、石膏背心所致脊柱前凸等造成十二指肠横部受压，幽门、十二指肠病变或压迫。

（4）胃功能紊乱，胃排空障碍。

（5）胃内滞留物发酵产气和大量分泌物排出不畅等。胃内容物大量增加时胃壁扩张又可反射性加剧胃肌麻痹，并加重对十二指肠部的压迫。

（二）临床表现

早期常有上腹部或脐周不适，饱胀、持续性钝痛或压迫感，一般不剧烈。以后出现恶心，频繁不自主而无力的呕吐。起初量小，实际是胃内容自口中溢出；呕吐量逐渐增多，同时嗳出大量气体。呕吐物初为胃液和食物，以后混有胆汁，逐渐变为棕黑色或咖啡色，有酸臭味，潜血试验阳性。呕吐后腹痛和腹胀不减轻。早期尚可有少量排便、排气，后期排便停止。有失水，电解质紊乱时可口渴、萎靡、脉速，严重时嗜睡、神志恍惚、休克。胃壁穿孔时腹痛加剧，出现腹膜炎和中毒休克表现。

腹部检查可见腹膨胀，上腹部显著，有时可见巨大胃型。腹部柔软，上腹部或全腹轻度压痛。胃内以积气为主时上腹部及左下胸叩鼓，积存大量液体和食物时可叩浊，有震水声。肠鸣音常减低甚至消失。

（三）诊断和鉴别诊断

腹部手术后早期，暴饮暴食后或其他可能的病因存在时，出现上腹膨胀及频繁呕吐，呕出褐绿色或咖啡色液体以及上述体征；插入胃管可吸出大量气体和同样的液体，常可做出正确诊断。X 线检查有助于进一步诊断，腹部 X 线可以显示胃腔扩张，占据腹腔大部，腔内充满气体和液体而有巨大液平。少量稀钡注入胃内可显示扩大的胃腔轮廓，大弯可达盆腔内。膈肌升高活动受限。应注意与弥散性腹膜炎、高位机械性肠梗阻、急性胃扭转、幽门梗阻、急性胃炎和胃下垂合并其他急腹症相鉴别。

（四）治疗

急性胃扩张病情危重、发展快，应及时处理。死亡率近年已大大下降，但对暴饮暴食后胃扩张处理困难，死亡率仍在 20% 左右。因此，急性胃扩张应根据病因和具体情况制订治疗方案。

1. 非手术疗法

急性胃扩张如无穿孔或胃壁坏死应首先采用非手术疗法，尤其在手术后胃扩张、腹腔或腹膜炎症或外伤所致胃扩张等多可取得满意效果。非手术疗法包括如下方面。

(1) 胃肠减压：在放置胃肠减压管后，首先将胃内积存的液体和气体尽量抽吸干净，如抽吸有困难可用洗胃管抽吸，然后以温生理盐水冲洗后再吸出。再继以普通减压导管行持续性胃肠减压。此点非常重要，因为只有将胃内容物清除干净才能打破恶性循环，纠正急性胃扩张所引起的一系列病理生理变化。在持续性胃肠减压时，应随时观察吸出的液量和性质；至胃内抽吸液明显减少变清，腹胀减轻时，可夹住胃管观察 1 ～ 2 小时，如无不适可保留导管停止胃肠减压，继续观察 36 小时以上才可拔管。此间如症状有反复，仍应继续胃肠减压治疗。

(2) 饮食：持续性胃肠减压时应禁食。但可适量饮水，饮入后即可吸出，起到冲洗作用。在停止胃肠减压后，开始可给予少量流质饮食，如无胃滞留现象可在密切观察下逐渐增加饮食量，直至恢复普通饮食。

(3) 变换体位：急性胃扩张患者的治疗中，经常变换体位十分重要，可以减轻小肠系膜及肠系膜上动脉对十二指肠横部的压迫。如病情允许，也可采取俯卧位或膝胸卧位。

(4) 促进胃及十二指肠张力和蠕动的恢复：可以经胃管注入胃肠复原汤或大承气汤等中药，以促进胃及十二指肠的张力和蠕动功能的恢复。促胃肠动力药，如甲氧氯普胺、红霉素及其衍生物、西沙必利等对急性胃扩张的疗效有待进一步临床观察证实。应禁用胆碱能神经制剂。

(5) 输液：在治疗初期，患者多有失水和电解质丢失以及酸碱平衡失调，应及时给予输液加以补充和纠正，使尽快恢复正常。此外，在胃肠减压和禁食期间，需经输液补充每日热量和电解质的需要量。为此，输液治疗必须持续至胃肠减压停止，饮食能基本满足机体需要时。在有休克时，应及时抗休克治疗。必要时，也可输血。

2. 手术治疗

(1) 适应证

1) 饱食后急性胃扩张，胃内积聚大量食物和黏稠物质不能吸出者。

2) 内科治疗 8 ～ 12 小时症状无明显改善或反趋加重者。

3) 经胃肠减压症状虽有改善，但稍进食即有恶化，而且胃功能长期不能恢复不能正常进食，需输液而又有困难者。

4) 有胃壁坏死、胃穿孔和大量出血者。

5) 病因治疗的需要，如十二指肠梗阻等。

(2) 手术方式

1) 胃切开缝合术：在胃前壁血管稀疏区做一小切口，将胃容物彻底清除后缝合胃壁切口。

2) 胃壁内翻缝合术：如发现胃壁有小块坏死或穿孔时，可在清除胃容物后将坏死和穿孔部分切除，行胃壁内翻缝合术。尚应彻底清洗腹腔，污染严重者应放置引流物。

3) 胃部分切除术：胃壁坏死较大时可行胃部分切除术。因坏死多发生在胃底部，故往往需行贲门侧部分胃切除及胃，食管吻合术。

4) 其他：对胃功能长期不能恢复，无法进食者，可施行空肠造瘘术以维持营养；有时胃壁坏死需做胃部分切除术，但病情危重，患者不能耐受，此时有人主张可先行胃造瘘和腹腔引流术，如能好转，再行二期胃切除术。

(3) 术后处理：急性胃扩张术后处理与一般胃手术相似。唯胃肠减压时间可能稍长，进食不宜过早。一般在术后 3～4 天可开始进少量流质饮食，后逐渐增加，多数在手术后 10～14 天可恢复正常饮食。少数患者在进食后，可能再现胃扩张症状，仍应行非手术疗法，直至胃肠功能恢复。

3. 病因治疗和预防

急性胃扩张病因甚多，在胃扩张治疗中不可忽略。应同时给予积极恰当的处理。如腹腔炎症，腹膜后血肿、炎症，严重创伤，幽门十二指肠疾患等，必要时也可行手术治疗。有糖尿病酸中毒应予胰岛素治疗。其他如尿毒症、肝昏迷等皆应积极抢救。腹部手术后胃肠减压和避免暴饮暴食是急性胃扩张的主要预防措施。

二、胃扭转

胃扭转是指因维持胃正常位置的固定机制发生障碍，或胃邻近脏器病变使胃移位而致胃本身沿不同轴向发生异常扭转。轻者无症状，重者可致梗阻及血运障碍引起急性腹痛和休克，甚至危及生命。胃扭转是一种少见病。

(一) 病因和发病机制

正常胃受胃 - 肝、胃 - 脾和胃 - 结肠韧带制约固定，可以转动的幅度有限，更不能达 180°。下列情况可致胃的转动幅度增大，再加胃运动异常引起胃扭转。

1. 系胃韧带松弛或延长

先天性者最重要，长期营养不良和胃重载牵拉也可引起。当饱食、剧烈呕吐、腹腔压力突然增高，急性胃扩张等诱因存在时，可致胃扭转，称原发性胃扭转。

2. 胃或邻近脏器的病变

造成胃的位置改变或系胃韧带松弛 (或断裂)，以此为基础引起的胃扭转，称继发性胃扭转。最多见于膈肌缺陷，如食管裂孔疝、膈膨升、颈迷走神经切断术后膈松弛等，尚有结肠胀气、脾肿大或巨大腹部切口疝、胆囊炎、胃周围粘连等。胃本身病变如胃溃疡、良恶性肿瘤、葫芦胃等也可引起胃扭转。

（二）扭转的类型

1. 按扭转的轴心分型

（1）器官轴型扭转：贲门和幽门为固定点，沿纵轴向上扭转，胃大弯在上，小弯在下，结肠上移，脾脏和胰腺亦移位。

（2）系膜轴型扭转：以胃小弯和大弯中点连线为轴呈顺钟向或逆钟向扭转。使胃体和胃窦重叠，左向右扭转则胃体在前，反之胃窦在前。

（3）混合型扭转：兼有前两型特点，最常见。

2. 按扭转的范围分型

（1）完全扭转：除与膈肌相贴部分外，全胃皆扭转，多见于器官轴型扭转，多不超过180°。

（2）部分扭转：仅胃某部扭转，常发生在胃窦部，扭转可超180°。可见于各种轴型扭转。

3. 按扭转的程度或性质分型

（1）急性胃扭转：扭转超过180°，易发生梗阻和绞窄。严重者可有血管闭塞和胃壁坏死。

（2）慢性胃扭转：扭转未超过180°，多不发生梗阻和绞窄。

（三）诊断

1. 急性胃扭转

很少见。起病急、症状重，有急腹症表现，可伴休克，死亡率达30%。其特点有：①上腹部剧痛放散背部、左肋缘和胸部；②早期呕吐，量少无胆汁，继而干呕；③上腹部进行性膨胀，下腹部平软；④不能插入胃管；⑤严重者可伴休克表现。

X线检查表现：①腹部X线胃影扩张，充满气体和液体，有两个液平面；②胃呈"发针"样祥，不随体位改变而变化，胃角向右向后；③吞钡时，钡剂不能通过贲门；④膈疝等X线征象。应注意与肠梗阻、急性胰腺炎、溃疡病穿孔，急性胃扩张，肠系膜血管栓塞等鉴别。

2. 慢性胃扭转

相对多见，发病缓慢。可持续多年不发生症状，仅钡餐检查时偶然发现。部分有间断上腹痛，餐后诱发，程度不一，有时较重，多伴腹胀或呕吐。也可有上消化道出血。

钡餐检查为主要诊断方法，可有：①胃囊部位有两个液平；②胃倒转，小弯在大弯之上；③幽门和贲门在同一水平面；④胃黏膜扭曲交叉；⑤食管腹腔段延长；⑥钡灌肠有横结肠上移；⑦膈疝、肿瘤或葫芦胃伴溃疡证据。

内镜下表现有齿状线和胃黏膜皱襞扭曲，胃腔内解剖位置改变如大小弯、前后壁颠倒，幽门口移位，胃腔扩大远端呈锥形狭窄，进镜时有阻力等。

（四）治疗

1. 急性胃扭转

急性胃扭转是一种极为严重的急腹症，有时不易做出早期诊断，死亡率甚高，一经发现应及时处理。多数病例需急诊手术治疗，少数经非手术治疗也可能缓解。

（1）非手术疗法：可首先试行插入胃管进行减压。少数如能将胃管成功插入胃腔，可经胃管吸出胃内大量气体和液体，急性症状可随之缓解，并自行复位。但非手术疗法有如下缺点：①疗效短、易复发；②易在插管时损伤食管；③可能隐藏着更严重的胃及其周围脏器的病变未被发现和及时治疗。

为此，非手术疗法即使成功也应进行全面检查做出病因诊断，必要时可行择期手术治疗。

(2) 紧急手术治疗：大多数患者胃管不能成功插入，应积极做好准备，及早手术治疗。紧急手术治疗的原则和要点包括：

1) 解除胃膨胀：开腹后，因胃部高度膨胀和邻近脏器移位，常不能辨明真实病变情况，给进一步手术处理带来困难，即使已发现扭转也不能勉强复位，以免造成胃壁撕裂或穿孔，应首先解除胃膨胀。具体方法是经胃壁插入套管针，将胃内气体和液体吸出，然后将针孔缝合。胃内容物吸出后，可使探查和复位变得容易而完全。

2) 复位：根据扭转轴向、转向复位，动作宜轻柔，勿损伤周围脏器及胃本身。复位后应观察胃壁血运及恢复情况，如已有坏死者应视范围大小，结合胃部原发病变情况给予处理或切除坏死组织后行胃壁内翻缝合，或行胃部分切除。

3) 病因探查和治疗：胃扭转复位后尚应仔细探查造成扭转的病因。有膈疝者可进行修补术；粘连者可分离，切断粘连带；胃溃疡或肿瘤可行胃大部切除术等。

4) 胃固定术复位后：未找到病因者可考虑做胃固定术，以防复发。可将胃缝合固定于腹前壁、空肠或膈面。

5) 危急患者的应变措施：部分患者病情危急，不能耐受进一步手术，可仅行单纯复位术。一般胃扭转复发率不高，不行胃固定术也可能获满意结果。此外，如需行膈疝修补术，或因胃肿瘤需做胃大部切除术等，也应暂缓，待患者度过危险期后再行二期手术为宜。

(3) 辅助治疗

1) 输液：急性胃扭转常有失水、电解质和酸碱平衡失调，应输液予以纠正。此外，如有休克也应积极抗休克治疗。胃扭转复位后，在禁食、胃肠减压和恢复正常进食前仍应继续输液，以补充每日热量、水和电解质等的需要。必要时输血。

2) 胃肠减压：手术或非手术复位成功后应持续胃肠减压、禁食，以保持胃内空虚，一般术后3～4天方可停止胃肠减压。

3) 饮食：胃肠减压停止后，可开始进食少量流质，并密切观察下逐渐增加食量。

4) 病因及并发症治疗：经非手术疗法复位后或因病情危重仅行复位术者，可能有某些病因或并发症尚未处理，如胃溃疡、胆囊炎、结肠胀气等应予适当药物或适当措施治疗。有时合并麻痹性肠梗阻应处理。

2. 慢性胃扭转

慢性胃扭转症状变化幅度较大，病因各不相同，多数无须急诊手术治疗。非手术疗法常能奏效，必要时才行择期手术。

(1) 非手术疗法：对症状轻、无并发症的原发性慢性胃扭转及继发性而病因无须手术治疗者可采用非手术疗法，包括：①对症治疗：少吃多餐，必要的对症药物。②内镜治疗：近年一些学者报道利用内镜可使慢性胃扭转复位，远、近期效果皆好。内镜复位的方法有两种：充气复位法：内镜插入胃腔后，给予注气，边注气边观察，若见胃腔突然扩大或患者有一过性腹痛，有时镜身有振动感。此时进镜阻力消失，并能顺利通幽门，说明复位成功。本法对器官轴部分性胃扭转效果良好，常一次成功。充气配合手法复位：对扭转程度较重或单纯充气复位失败者可配合手法复位。循胃黏膜皱襞间隙注气，缓慢进镜至胃窦部，抽气，使胃壁贴于镜身，然后弯曲镜头可曲部；此时钩拉胃壁适当部位注气，并向胃扭转相反的转向转动镜身；一次不能成功尚可重复操作数次，多可复位。复位后应仔细观察胃内病变及黏膜损伤情况，如有严重出血应予处理。伴有穿通性溃疡或溃疡较深者应列为禁忌。

(2) 手术治疗

1) 适应证：症状较重、发作频繁；内镜复位后迅速复发或失败；继发性慢性胃扭转病因治疗的需要，如膈疝、胃癌等。

2) 手术治疗的原则和要点：对原发性胃扭转可在复位后行胃固定术，可以固定于前腹壁，也可固定于空肠或膈部；对继发性胃扭转，在复位后应进行病因治疗。胃溃疡和胃肿瘤可行胃大部切除术，粘连应予分离，食管裂孔疝应做修补术。对膈膨升者除做膨升部膈肌折叠缝合修补术外，有主张做胃固定及结肠移位术，即自幽门至胃底切断胃结肠韧带，将横结肠及大网膜移至膈下空隙，再将胃固定于肝圆韧带及横结肠系膜上。

第十节　佐林格－埃利森综合征

佐林格－埃利森 (Zollinger-Ellison) 综合征主要临床表现为胃液、胃酸分泌过多，高胃泌素血症，多发、非典型部位难治性消化性溃疡和 (或) 腹泻等综合征，又称胃泌素瘤。本病包括胃窦 G 细胞增生所致的 Zollinger-Ellison 综合征 Ⅰ 型和胰腺或其他部分分泌胃泌素的肿瘤 Zollinger-Ellison 综合征 Ⅱ 型。后者约 20% 的患者可表现为多发性内分泌肿瘤 Ⅰ 型的综合征 (MEN-Ⅰ)，或称 Ⅰ 型多发性内分泌腺瘤病。

一、流行病学

1955 年，Zollinger 和 Ellison 两位学者首先报道 2 例具有严重上消化道溃疡合并高胃酸及胰岛非 β 细胞肿瘤的病例。该综合征的确切的发病率尚未明确，大约为每年 1/10 万，男性多于女性 (两者之比为 6 ∶ 4)。发病年龄为 7.79 岁，多数在青壮年 (30 ～ 50 岁) 间出现症状。前已述及的 20% 的 Ⅱ 型胃泌素瘤为 MEN-Ⅰ，其发病年龄较轻且多为良性，年发病率为 (0.2 ～ 2)/10 万。而余者 (约 80%) Ⅱ 型胃泌素瘤为散发型则多为腺癌。

二、发病机制和病理生理学基础

该病患者肿瘤细胞合成大量胃泌素 (周围血中 G-34 较多，而瘤组织内则 70% ～ 80% 为 G-17)，但不能贮存之。胰泌素、高血糖素、钙和摄食等均可使已经合成的胃泌素进入血液循环中，表现为高胃泌素血征。泌酸大大增加，胃液 pH 值显著降低，且可促使胃蛋白酶分泌增加，其胃黏膜影响激素作用为常人的 3 ～ 6 倍或十二指肠溃疡患者的 2 ～ 3 倍。胃酸的增高导致消化性溃疡和水样泻。部分肠黏膜有炎性水肿和出血与糜烂。同时，该瘤细胞还合成并释放胰多肽、肠血管活性肽、胰岛素和高血糖素等。

产生腹泻的原因是：①由于胃液大量进入肠腔，容量增加刺激了肠蠕动。此外，胃泌素又减少肠黏膜对水和电解质的吸收，导致渗透性腹泻。大多数患者可由鼻胃管抽取胃液后，腹泻症状得到缓解。②大量胃酸进入肠腔，使小肠黏膜上皮细胞受损，使脂肪及其他营养物质经过肠黏膜转移的过程减少，导致吸收障碍。③大量胃酸进入肠腔，使胰脂酶在酸性环境中灭活，使甘油三酯分解减少，造成脂肪吸收障碍。④大量胃酸进入肠腔，使十二指肠和上端空肠的结合胆酸减少，使微胶粒形成减少，导致脂肪吸收障碍。

三、预后

该病的平均 5 年和 10 年生存率分别为 62% ～ 75% 和 47% ～ 53%。决定预后的因素包括肿瘤是否转移。

四、临床表现

胃泌素瘤虽多数为恶性，但因瘤体小，发展缓慢，所以肿瘤本身很少引起明显的症状，到疾病的晚期，方出现恶性肿瘤浸润的症状。其临床表现主要与大量胃酸分泌有关。

（一）消化性溃疡

90% 以上的患者有溃疡，且 20% 的病例溃疡发生在不典型部位，如食管下端、十二指肠第二三段或空肠上段。约 15% 为多发溃疡。常内科治疗无效，穿孔、出等并发症发生率高 (60%)，手术治疗后易复发。患者常出现上腹痛伴胃灼热或反酸。40% ～ 50% 的患者可产生消化性溃疡的并发症，如出血、穿孔、幽门梗阻和胃 - 空肠 - 结肠瘘等。

（二）腹泻和脂肪泻

50% ～ 65% 的患者有腹泻。腹泻间歇发作，1 天可泻 5 ～ 6 次，水样，有时为脂肪泻，粪便量多而奇臭。腹泻常呈大量，水样和脂肪泻。每日可泻 0 ～ 10 次，其量可达 2 500 ～ 10 000 mL。严重者可产生水及电解质紊乱。

（三）MEN- I 内分泌肿瘤

10% ～ 40% 的患者可累及其他内分泌腺，出现相应的与内分泌腺功能亢进有关的临床表现：甲状旁腺功能亢进、低血糖、嫌色细胞瘤、肢端肥大症、腹泻、脂肪泻、库欣综合征和甲状腺功能亢进。

五、实验室及辅助检查

（一）实验室定性检查

1. 高胃液分泌

夜间 12 小时胃液总量＞ 1 000 ml(正常人＜ 400 ml)，每小时胃液量＞ 200 ml(一般溃疡＜ 100 ml)。

2. 胃酸排量增加基础

胃排酸量 BAO ＞ 15 mmol/h(正常人 3.5 mmol/h，十二指肠溃疡＜ 10 mmol/h)，静脉注射五肽胃泌素 (6 μg/kg，IV) 激发后最大排酸量 MAO 仅稍高于正常值 (30 ～ 40 mmol/h)，BAO/MAO ＞ 0.6(正常人＜ 0.2，十二指肠溃疡＞ 0.35)。

3. 血清胃泌素测定 (放射免疫法)

正常人空腹时血清胃泌素 (放射免疫法) 为 50 ～ 200 pg/ml，十二指肠溃疡患者为 600 pg/ml，而胃泌素瘤患者＞ 500 pg/ml，甚至可高达 1 000 ～ 2 000 pg/ml。

4. 激发试验

适用于怀疑本病而空腹血清胃泌素轻度升高者。其方法有 3 种。

(1) 胰泌素试验：为激发试验中最有价值者，既省时又副作用少。胰泌素能抑制胃酸分泌，故在胃窦 G 细胞增生和十二指肠溃疡病患者胰泌素试验时胃泌素和胃酸均可降低，或无变化或仅轻度升高。

(2) 钙输注试验：用钙离子可刺激肿瘤释放胃泌素。十二指肠溃疡患者可少量升高，胃窦 G 细胞增生者其结果无一定规律性。

(3) 标准试餐试验：于试餐后血清胃泌素无增加或极少增加，增加值＜空腹血胃泌素的 50%，而胃窦 G 细胞增生者血清胃泌素可增加 2 倍以上。十二指肠溃疡病患者呈中度增加。

（二）定位诊断

1. B 超、CT、MRI 检查

属无创伤性检查，应首先采用，有助于胃泌素瘤的定位和瘤体大小的诊断。

2. 生长抑素受体闪烁成像 (SRS)

以稳定的铟标记生长抑素类似物如奥曲肽与生长抑素受体结合后，闪烁法检测生长抑素受体。

3. 内镜、超声内镜及 X 线钡餐造影检查

可发现：①胃内大量胃液积聚；②胃泌素对黏膜有营养作用，所以胃黏膜皱襞粗大肥厚，十二指肠和空肠上段肠腔扩大，黏膜水肿肥厚；③十二指肠第一部或第二部、第三部、空肠溃疡；④十二指肠有肿瘤；⑤已做过胃大部切除术的患者有吻合口溃疡。

4. 选择性血管造影术

是在上述检查阴性时有效的辅助检查手段。常经腹腔动脉插管行肠系膜上动脉和胰血管造影术，约 50% 的病例可有阳性表现。

5. 经皮经肝门静脉插管抽血样本 (PTPVS)

可分别收集胰、十二指肠、空肠静脉血来测定胃泌素浓度，有助于定位诊断。

6. 手术探查

应仔细探查胰腺、十二指肠、脾门、肝脏及其附近淋巴结有无肿瘤存在。可术中进行超声探查，及经门静脉插管分别收集胰及十二指肠静脉血液，测定其血清胃泌素的浓度，甚至可取胰腺活组织做冰冻切片病理学检查。

六、诊断与鉴别诊断

（一）诊断

对消化性溃疡患者有下列情况者应考虑胃泌素瘤的可能性：①小于 20 岁的十二指肠溃疡患者；②伴水样泻或脂肪泻；③胃酸和胃泌素分泌显著增高；④顽固、多发、非典型部位（如十二指肠远端或空肠）的消化性溃疡，尤其是胃大部切除术后迅速复发的消化性溃疡；⑤十二指肠溃疡伴高血钙；⑥积极内科治疗无效；⑦迷走神经切断术后迅速复发，出现出血或穿孔等并发症；⑧ X 线钡餐检查发现十二指肠有肿瘤；⑨有异常粗大胃黏膜皱襞、变粗的十二指肠和空肠皱襞。

（二）鉴别诊断

十二指肠溃疡与胃泌素瘤的血清胃泌素含量有时重叠。若血清胃泌素在临界水平 (200 ～ 750 pg/ml) 可做激发试验。除胃泌素瘤外许多情况可引起胃泌素血症。

其中不伴高胃酸分泌的有：①萎缩性胃炎；②胃迷走神经切断术后。此两者可通过胃酸分

析与胃泌素瘤区别。

伴高胃酸分泌的有：①肾衰竭；②甲状旁腺功能亢进；③胃窦 G 细胞增生；④胃术后胃窦残留，胃窦与对胃泌素有抑制作用的胃酸隔离，但能接触碱性的十二指肠液，引起大量胃泌素分泌；⑤溃疡病伴幽门梗阻。此 5 种情况可用激发试验与胃泌素瘤区别。

七、治疗

治疗原则是切除产生胃泌素的肿瘤，而对不能发现肿瘤及肿瘤不能完全切除者可抑制胃酸和减少激素分泌或配合化疗。

（一）手术治疗

包括肿瘤切除术、全胃切除术和高选择性胃迷走神经切断术及切除其他内分泌肿瘤（如甲状旁腺肿瘤切除术）。

（二）药物治疗

1. 制酸药物

包括 H_2 受体阻滞剂和质子泵抑制剂。对肿瘤不能切除者，制酸药物的治疗将是长时期的、不中断的，否则易发生消化性溃疡的并发症。但美国学者认为，临床上质子泵抑制剂的广泛应用，会出现漏诊或误诊胃泌素瘤。

2. 控制激素分泌

生长抑素类似物如奥曲肽可降低血中胃泌素水平、减少胃酸分泌效果。80% 的胃泌素瘤有生长抑素受体，所以受体介导的奥曲肽的放射治疗对肿瘤有一定疗效。

3. 化疗

适用于肿瘤不能切除及已有转移者。链佐星 (streptozo-tocin) 对肿瘤有治疗作用。必要时联合应用 5- 氟尿嘧啶疗效更好。目前多主张从腹腔动脉插管行链佐霉素介入治疗，可起到减少副作用和增加疗效的作用。

第二章 肠道疾病

第一节 吸收不良综合征

吸收不良综合征是指因各种原因导致小肠营养物质吸收不良所引起的综合征。营养物质的吸收必须先经过充分的消化作用。因此，广义的吸收不良综合征包括消化不良与吸收不良，故本病又称为"消化吸收不良综合征"。吸收不良以脂肪吸收障碍最具特征。

一、病因与发病机制

食物中的脂肪（甘油三酯）、蛋白质与碳水化合物等营养素的消化过程（水解并使其可溶性）主要是于肠腔内在胰液与胆汁的作用下完成的，称之为肠腔相。继之，碳水化合物与肽的终末水解，以及脂肪的加工和包装，均在肠黏膜刷毛缘内进行，称之为黏膜相。最后，营养素从肠细胞吸收并输出，进入血液或淋巴循环，称之为清除或转运相。吸收不良综合征可按此归纳为两大类。

（一）影响肠腔相与黏膜相的病因

1. 水解不完全

(1) 脂肪水解：先由胃脂肪酶开始，但胰酶作用更重要，胰脂酶活性为 pH 值依赖性。因此，任何损伤胰脂酶与辅脂酶分泌及降低胃肠道内 pH 值的疾病，如佐林格 - 埃利森综合征（即胃泌素瘤或 G 细胞增生）或胃切除术后，均可致脂肪吸收不良。

(2) 蛋白质水解：先由胃蛋白酶开始，受胃内 pH 值及胃排空等因素影响。但在胃内无酸状态或胃切除术后，很少发生明显的蛋白质吸收不良。胰蛋白酶（内肽酶与外肽酶）对蛋白质水解具有重要作用。因此，进展期胰外分泌功能不全时，常可发生蛋白质吸收不良，对肌肉及体重可有较明显影响，但对低蛋白血症引起水肿的影响较小。

(3) 淀粉酶分泌：在胰外分泌功能不全时，一般仍保持良好，而且唾液淀粉酶分泌仍正常，不至于发生碳水化合物吸收不良。但在胃传递时间过快时，如甲状腺功能亢进症或胃肠吻合术后，酶发挥作用的时间不足以来完成肠腔内碳水化合物的消化，使部分消化的或未被消化的碳水化合物在结肠内被细菌发酵，释放出短链脂肪酸、二氧化碳和氢气。

2. 溶解过程受损

混合性微胶粒 (micelle) 的形成必须有胆盐的参与，是脂肪吸收的必要条件。胆盐合成、分泌、作用方式及其肠肝循环过程，任一环节被阻断，如各种原因所致胆汁淤积性黄疸及胆道梗阻时，进入十二指肠的胆盐减少，均可致脂肪吸收不良。脂肪泻轻重与黄疸程度成比例，较少与胰腺功能不全成比例。肝实质严重病变可使肝内胆盐合成减少，当在无黄疸时，发生脂肪泻者并不常见。胆盐活性可因肠腔内因素而受损，细菌过度生长可导致胆盐脱结合及脱羟基，Zollinger-Ellison 综合征时因溶解度及 pH 值降低，可使胆盐发生沉淀。肠内药物，如新霉素可降低隐窝细胞复制及沉淀胆盐，考来烯胺可结合胆盐，使胆盐可利用性丧失。胃手术后，胆盐与食糜不能同步混合，末端回肠功能失常（病变或切除），致胆盐肠肝循环被阻断，使胆盐池减少。初级胆酸进入结肠经细菌脱羟作用，可诱导结肠黏膜分泌水和电解质产生水样腹泻。微胶粒形成受损时，可出现脂肪泻与脂溶性维生素缺乏为主的临床表现，而碳水化合物与蛋白质吸收不受影响。

3. 影响黏膜相的病因

(1) 弥散性黏膜病变或缺失

1) 广泛的胃肠切除术或弥散性小肠疾病，最为常见。膳食中各种营养成分均可能发生吸收不良。症状轻重取决于残留小肠的适应性与功能性肥厚能力。空肠切除后，回肠的形态与功能可发生适应性改变，传递时间减慢，特异性的回肠功能仍被保留，使发生吸收不良的程度较轻，可无明显临床表现。相反，回肠切除后，空肠发生适应性改变并不充分。局限性末端回肠切除后，如果胆盐吸收明显受损，可产生结肠分泌性腹泻。切除回盲瓣可加重腹泻。如果回肠切除范围更广泛，则胆盐池可减少，微胶粒形成受损，使脂肪泻明显加重。

2) 损伤肠黏膜上皮转运的疾病，包括麸质过敏所致的乳糜泻、热带性腹泻 - 吸收不良综合征、胶原性口炎性腹泻、克罗恩病、放射性肠炎、Whip-ple 病、肠道感染性疾病、肠道寄生虫、艾滋病肠病、淀粉样变、结节病、肥大细胞增多症及嗜酸细胞性胃肠炎等。

3) 多种药物，如新霉素、泻剂、双胍类药与秋水仙碱，甲氨蝶呤，非类固醇抗感染剂等，均可干扰营养素上皮内转运。

4) 胆囊收缩素 (CCK) 释放受损所致胆胰分泌减少、肠上皮刷毛缘双糖酶活性及上皮内脂质与肽加工过程受损，以及肠血管及淋巴运输功能改变等，均可导致肠道传输时间改变。

(2) 肠细胞缺陷、刷毛缘膜水解酶活性受损：碳水化合物与淀粉在肠腔内被消化成低聚糖后，必须被刷毛缘膜内高度特异性酶水解成单糖后，才能通过黏膜上皮进入血液。水解酶活性受损时，未被完全消化的不可吸收性碳水化合物直接进入结肠，由细菌代谢产生短链脂肪酸，超过结肠吸收能力，增高肠腔内渗透压，产生胀气、肠鸣及腹泻。蛋白质在肠腔内水解成寡肽（含 2～6 个氨基酸）后，也需要小肠黏膜细胞刷毛缘膜及细胞液中的寡肽酶（氨基肽酶及二肽酶）的作用，最后水解成氨基酸。临床上有常见的乳糖酶缺乏症，不常见的低聚糖酶缺乏症及先天性缺陷，如蔗糖 - 异麦芽糖酶缺乏与海藻糖酶缺乏。此外，尚有遗传性缺陷所致葡萄糖 - 半乳糖吸收不良症、氨基酸转运缺陷、无 β- 脂蛋白血症、家族性低脂蛋白血症与乳糜微粒潴留病等。

(二) 影响已被消化的营养素转运过程的病因

1. 淋巴管梗阻

可阻碍乳糜微粒与脂蛋白的吸收，导致脂肪吸收不良与蛋白丢失性肠病。后者可致低蛋白血症水肿。淋巴梗阻也可导致乳糜性腹泻。原发性肠淋巴管扩张症系显性先天性连接不正，可导致乳糜管与黏膜下淋巴管引流障碍。病变淋巴管明显扩张并破裂，而将淋巴管内容释放入肠腔内。继发性肠淋巴管扩张症可继发于多种恶性肿瘤及浸润性疾病，阻断肠系膜淋巴管、乳糜池或胸导管，这些疾病的鉴别诊断一般均较困难，可参见相关章节。

2. 血管功能不全

继发于炎症性疾病或更常见的全身性动脉粥样化时的小肠血管功能不全可导致吸收不良。

二、临床表现

吸收不良综合征由于营养物、维生素、电解质吸收障碍，引起一系列病理生理改变，主要临床表现有：

(1) 腹泻及其他胃肠道症状：腹泻为主要症状，且最具特征。每日排便 3 ～ 4 次或更多，粪量多、不成形、色淡有油脂样光泽或泡沫，有恶臭；也可为水样泻，但很少有腹痛。

(2) 营养缺乏症状：腹泻发生后，由于蛋白质丢失及热能供应不足，患者逐渐感乏力、消瘦、体重减轻，可出现贫血，下肢水肿，低蛋白血症。

(3) 维生素及电解质缺乏症状：可出现不同程度的各种维生素缺乏或电解质不足的症状。如维生素 D 及钙的吸收障碍，可导致骨痛、手足搐搦，甚至病理性骨折；B 族维生素吸收不良可出现舌炎、口角炎、周围神经炎等；维生素 B_{12} 叶酸及铁吸收不良可引起贫血；钾离子补充不足可出现无力加重、软弱、生理少尿、夜尿等。

(4) 继发性吸收不良综合征：除上述吸收不良表现外，还具有原发病表现。

三、实验室与其他检查

(一) 肠吸收功能的检测

1. 脂肪吸收不良

(1) 粪脂排泄试验：仅适用于脂肪吸收不良明显，粪脂排泄明显高的患者。正常情况下，每日摄入脂肪恒定在 50 ～ 100 g 时 (即使膳食脂肪负荷量加倍达 150 ～ 200 g) 时，每 24 小时粪脂量不超过 20 mmol 脂肪酸 (6.0 g)。由于粪脂定量测定诸多操作及技术的困难，以及对病因缺乏鉴别诊断价值，现已不常用。

(2) [14]C- 甘油三酯 (^{14}C-triolein) 呼气试验：甘油三酯生理上可被胰脂肪酶水解、吸收并释放出 CO_2。因此，在摄入 [14]C- 三酯甘油后，测定呼气中放射性标记的 CO_2 即可确定脂肪吸收情况。长链甘油三酯水解需要胰脂肪酶及胆盐的存在，长链脂肪酸水解不需胰脂酶，但需有胆盐的存在；中、短链脂肪酸则可由小肠吸收直接进入门静脉，不需要胰脂酶及胆盐的作用。因此，相继做上述脂肪酸标记的 [14]C- 呼气试验，可鉴别出胰源性、胆源性或肠源性吸收不良。但该试验临床实用性受很多因素影响。有待于寻找敏感性与特异性更佳的试验，以供临床应用。

2. 碳水化合物吸收不良检测

患者一般均有水样腹泻、粪便重量增加 (＞ 200 g/d) 及粪便酸化 (细菌发酵未被吸收的碳水化合物所致) 等特点。因此，凡新鲜粪便标本 pH 值 ＜ 5.5 时具有高度提示诊断价值，但缺乏敏感性。

(1) 口服耐受试验：可检测水解碳水化合物特异性酶的缺乏，如小肠黏膜乳糖酶缺乏时，口服 50 g 乳糖后，血液中葡萄糖 (或半乳糖) 浓度升高 ＜ 20 mg%(1.1 mmol/L)。但敏感性欠佳，结论模糊，故多已被相应的呼气试验或直接的黏膜匀浆物测定所代替。

(2) 乳糖 / 氢呼气试验：比口服耐受试验更简便、敏感，及更具特异性。其原理是因小肠黏膜乳糖酶缺乏，结肠细菌发酵分解在小肠未被消化与吸收的乳糖而产生的氢气，经肺呼出后收集测定之。摄入 25 g 乳糖溶液后终末呼气中有一次氢气含量升高 20 ppm 以上，即提示乳糖吸收不良。需排除细菌过度生长及结肠内细菌为 "不产生氢气" 的菌株。在摄入一定量乳糖后，测定尿中半乳糖排出也是评估乳糖消化与吸收的一种方法。联合应用 H_2 及 [13]C- 乳糖呼气试验，可进一步提高灵敏性及特异性。

(3) D- 木糖 (D-xylose) 试验：可用来评估近端小肠的吸收能力。D- 木糖是一种戊糖单糖，主要经空肠吸收的 50% 木糖中，约有一半被代谢，余下部分从尿排出。禁食一夜后，翌晨空腹摄入 25 g D- 木糖，并尽量多饮水，以保证有足够尿量 (60 ml/h) 排出。然后，收集 5 小时尿液及口服 1 小时后静脉血，测定木糖含量。尿中排出木糖正常为 4.7 ～ 7.5 g，如少于 4 g，以及血清 D- 木糖浓度低于 20 mg%(正常为 30 mg%) 表明小肠吸收功能障碍。国内资料认为尿木糖 < 4.5 g 为不正常，< 3.0 g 为肯定异常，3.0 ～ 4.5 g 之间为可疑异常。尿液收集时间过短、患者呈脱水状态、充血性心力衰竭、肝肾功能不良，以及严重腹腔积液时可出现假阳性结果，但这时血清木糖浓度正常。如果患者的胃排空时间延迟、门脉高压、腹腔积液，或服用阿司匹林、吲哚美辛、新霉素或格列吡嗪时，尿中木糖排出量及血浆浓度均下降。如果患者仅有轻度小肠黏膜功能受损，或主要为远端小肠功能障碍，则 D- 木糖试验可仍正常。由于 D- 木糖也可能被细菌所代谢，因此小肠细菌过度生长时，其吸收减少。少数患者服木糖后可出现恶心、腹胀等不适症状。有方法介绍口服 5 g 木糖后，尿中木糖 < 1.0 g 为异常 (正常值为 1.17 ～ 2.65 g，平均 1.51 g ± 0.21 g，1.00 ～ 1.16 g 为可疑异常)。核素 (碳) 标记木糖后，也可进行呼气试验测定之。

3. 蛋白质吸收不良的检测

目前很难应用于临床，故一般少用。

4. ^{14}C- 甘氨胆酸呼气试验

正常人口服 ^{14}C- 甘氨酸后，绝大部分的胆酸在末端回肠被吸收，进入胆盐的肠肝循环；仅很小部分进入结肠后，一部分由大便排出，一部分被结肠细菌所代谢，产生 $^{14}CO_2$。4 小时内 $^{14}CO_2$ 排出量低于总量的 1%，24 小时大便内排出 < 8%。在胆盐肠肝循环破坏时 (末端回肠病变或切除术后)，大量的甘氨胆酸未被吸收，而到达结肠，呼气中 $^{14}CO_2$ 与大便中 ^{14}C 均增加，可达正常人的 10 倍。本试验敏感性高，不受饮食或肾功能的影响，但特异性欠佳，不易区别回肠病变或小肠细菌过度生长。^{13}C 标记的方法则不具放射性，临床意义与 ^{14}C 者相同。

5. Schilling 试验

检测维生素 B_{12} 的吸收状况。试者禁食 12 小时，排空膀胱，口服 1.0 mg ^{57}CO- 氰钴胺，2 小时后肌内注射非标记的维生素 B_{12} 1 000 μg，使体内维生素 B_{12} 库存饱和，收集 24 小时尿。正常时放射活性应大于摄入量的 8%，如 < 8% 表明维生素 B_{12} 吸收不良。若试验同时加服内因子 (猪制品)，或胰酶或甲硝唑 0.25 g，3 次 / 天，服用 4 天后，可改善试验结果，则可排除恶性贫血、胰腺外分泌功能不全或小肠细菌过度生长等病因，而最大可能则为末端回肠病变或手术切除所致维生素 B_{12} 吸收不良。

(二) 其他

血液学检查、胃肠与腹部影像学检查及内镜检查，可进一步对病因及解剖定位诊断提供重要线索。

四、临床上常见的消化与吸收不良性疾病

(一) 乳糜泻

又称非热带性脂肪泻、麸质敏感性肠病。在欧美国家不少见，但在我国罕见报道。病因是在某些具有未知遗传因素的患者，进食含谷醇溶蛋白 (gliadin，麦胶蛋白) 的食物后，诱发小肠黏膜病变。内镜下见十二指肠、小肠黏膜次全或完全萎缩。病理组织学特征为绒毛完全失去正常结构而变平，隐窝加深并开口在平坦的黏膜表面，固有膜大量浆细胞和淋巴细胞浸润。临床表现为慢性腹泻（典型病例呈脂肪泻）、体重下降及各种维生素缺乏的表现。病情轻重不一，轻者腹泻可不明显而仅表现为乏力、贫血、骨痛和不明原因体重下降，容易漏诊。24 小时粪脂测定及 D- 木糖吸收试验异常可确定有小肠吸收不良。小肠镜检查及活检病理组织学可见上述特征性改变，结合无麸质饮食（不含麦类，可食米、玉米和大豆）后症状缓解（一般 1 ～ 2 周，少数较慢）可确诊。血清学检查：抗麦胶蛋白 IgG 特异性不高，如阳性应做小肠镜黏膜活检以排除本病；IgA 肌肉膜抗体及组织转谷酰胺酶抗体的特异性很高，如阳性则可诊断本病，但仍需小肠黏膜活检以进一步确诊。

（二）热带性腹泻 - 吸收不良综合征

除了特异性原因（感染、炎症或肿瘤）外，尚包括非特异性的热带性肠病及热带性斯泼泸（热带口炎性腹泻）。两者曾被认为是同一临床与病理本质的不同结局，但前者主要见于亚洲、非洲、中东、加勒比海及中南美洲等地的热带地区，病理上小肠绒毛变短，隐窝却呈增生性反应。后者分布有限，仅见于南亚、东南亚、加勒比海及更少地分布于中、南美洲，除肠病表现（绒毛缩短、隐窝加深及炎症细胞浸润等较重）外，更有慢性萎缩性胃炎变化。广谱抗生素可能有效。临床表现为慢性腹泻、体重下降、贫血和口炎等。巨细胞性贫血常见。X 线钡剂、内镜及活检见有病变但缺乏特异性。病因可能与能产生毒素的大肠类菌小肠污染有关。广谱抗生素加口服叶酸及维生素 B_{12} 注射治疗反应良好，一般预后佳。治愈后移居温带不复发，但居住热带地区仍可复发。我国南方，包括香港可能有散发病例。

（三）胶原性口炎性腹泻

极罕见，发病初期症状与活检发现与乳糜泻相似，易发生混淆。但剔除麸质膳食对改善症状无效。病程迁延后，活检组织学检查可发现紧贴在固有膜吸收上皮下方有广泛的胶原沉着，预后不良。文献报道的病例均不治死亡。

（四）Whipple 病

是一种罕见的全身性疾病，主要侵犯小肠，病理特征为小肠黏膜内有含糖蛋白颗粒的巨噬细胞浸润，其中含革兰染色阳性而抗酸染色阴性的小棒状杆菌。患者多为 40 ～ 60 岁的男性，临床上突出表现为以脂肪泻为特点的吸收不良综合征，可伴发热和多发性关节炎，肺、心脏、中枢神经系统均可受累。十二指肠和空肠受累多见，内镜和 X 线钡餐检查可见病变但缺乏特异性。诊断依靠小肠（十二指肠与空肠交界处）黏膜活检，切片见固有膜有大量 PAS 阳性的巨噬细胞浸润，伴淋巴管扩张；电镜下见巨噬细胞内有小棒状杆菌。抗革兰阳性菌抗生素治疗可使腹泻和吸收不良症状在 2 ～ 4 周内缓解。该病至今国内只见 1 例报道。

（五）继发性吸收不良综合征

因胃胰胆功能损害、小肠腔内原因或黏膜刷毛缘酶的缺陷所致，称为继发性消化与吸收不良。

1. 胰源性

严重的慢性胰腺炎、胰腺癌晚期、胰腺囊性纤维化或胰腺切除术后。

诊断依据：①脂肪泻或肉质下泻；② D- 木糖吸收试验正常，而胰外分泌功能试验 (苯替酪胺试验、Lnndh 试验、促胰液素试验等) 异常；③腹部 X 线、B 超、ERCP、MRCP、CT 或超声内镜可能发现胰腺原发病；④可按原发病及慢性胰功能不全 (胰酶替代治疗) 进行诊治。

2. 胃十二脂肠源性

胃大部分切除胃肠吻合术后，尤其是毕氏 - II 式术后，常可出现轻度脂肪泻 (大便中丢失脂肪量约 7 ～ 10 g/ 天)。

可能机制为：①影响食物混合与通过；②无 (或低) 胃酸刺激促胰酶素和胆囊收缩素 (CCK) 释放而致胰外分泌功能不全；③输入袢内肠内容物积滞，使近段小肠细菌过度生长，导致胆盐代谢异常；④营养不良致小肠绒毛萎缩加剧吸收不良，如毕氏 - II 式手术后可发生铁与钙吸收不良。治疗可分别予以肠蠕动抑制剂，胰酶制剂或适当抗生素治疗等。佐林格 - 埃利森综合征时，大量胃酸进入十二指肠，超过胰胆汁中碳酸氢盐的碱性中和作用，可使胰脂酶及胰蛋白酶失活，出现酷似胰功能不全的吸收不良，应予以抑酸剂或手术治疗。

3. 胆源性

多见于回肠功能不全和小肠细菌过度生长。前者可因广泛回肠炎症 (如克罗恩病)、回肠切除术后或回肠捷径手术后，使胆酸和维生素 B_{12} 丧失吸收部位所致。这时应限制摄食长链脂肪酸，代之以中链脂肪酸 (MCT)，以及维生素 B_{12} 的治疗。后者因胃肠道结构异常 (小肠多发性憩室或盲袢)、胃肠动力障碍 (糖尿病或硬皮病等) 或进入小肠细菌过多 (如空肠 - 结肠瘘) 等导致小肠内细菌过度生长，造成脂肪和维生素 B_{12} 为主的吸收不良。

4. 双糖酶缺乏

原发性缺乏者以成人乳糖酶缺乏最突出，是最常见的刷毛缘水解酶缺陷，乳糖酶根皮苷水解酶，为 β 半乳糖苷酶。婴儿出生时该酶含量足以水解乳糖为单糖 (葡萄糖与半乳糖)，被吸收与利用；但断奶后，该酶含量明显下降，可导致乳糖吸收不良症，也被称为迟发性 (获得性) 乳糖酶缺乏症。在世界不同人种中，断奶后保留的乳糖酶水平不同，使乳糖吸收不良症的发生率也不同，依次为 100%(美籍亚裔)、95%(美国印第安人)、81%(美国黑人)、71%(意大利人)、56%(墨西哥美洲人)、24%(美国白人)、3%(丹麦人) 及 10%(荷兰人)。饮 (牛) 奶或其他含乳糖饮食后，发生乳糖吸收不良症的程度随摄入量及结肠内细菌产生短链脂肪酸水平而定。继发性乳糖酶缺乏症，也可使小肠黏膜病变，如急性胃肠炎、慢性酒精中毒与营养不良、麸质过敏、热带腹泻 - 吸收不良综合征、克罗恩病、放射性肠炎及艾滋病肠病等症状加重。

五、治疗原则

(一) 营养支持与对症治疗

1. 轻度体重减轻为主要症状者

在可能条件下应尽量维持正常摄食；并给予适当的纠正贫血、维生素、矿物质及微量元素的治疗。

2. 限制含乳糖饮食。

3. **体重明显减轻者**

应调整膳食，并给以营养素支持治疗，应按个体化方案处理。

一般推荐清淡易消化且富于营养的高蛋白、低脂肪膳食。推荐减少 50% 膳食脂肪，可能减轻脂肪泻。中链甘油三酯可试用为脂肪替代品，本品易被胰脂酶水解，不需形成微胶粒即可被吸收，其水解产物可直接进入门静脉被利用，尤其适用于淋巴梗阻患者。但价格昂贵，且口感较差。

4. 顽固腹泻

如限制脂肪及碳水化合物无效，可试用考来烯胺，对轻度回肠病变或切除者可能有效。腹泻次数过多者，可适当应用止泻剂。胰源性消化不良可用人工胰酶制剂进行替代治疗。

5. 少数患者需禁食，或给予胃肠内或胃肠外营养支持治疗。

(二) 原发病治疗

参见有关章节。

第二节 急性出血性坏死性肠炎

急性出血性坏死性肠炎 (AHNE) 是一种危及生命的暴发性疾病，病因不清，其发病与肠道缺血、感染等因素有关，以春秋季节发病为多。病变主要累及小肠，呈节段性，但少数病例可有全部小肠及结肠受累，以出血、坏死为特征。主要临床表现为腹痛、腹胀、呕吐、腹泻、便血，重症可出现败血症和中毒性休克。

一、病因

本病的病因尚未完全阐明。现认为，本病的发病与感染产生 B 毒素的 Welchii 杆菌 (C 型产气荚膜杆菌) 有关，B 毒素可致肠道组织坏死，产生坏疽性肠炎。本病的发生除了进食污染有致病菌的肉类食物外，也还有其他饮食因素，如饮食习惯突然改变，从多吃蔬菜转变为多吃肉食，使肠内生态学发生改变，有利于 Welchii 杆菌的繁殖；或如饮食以甘薯为主，肠内胰蛋白酶抑制因子的大量存在，使 B 毒素的破坏减少。

二、临床表现

多急性起病，也有缓慢发病者。病情轻重不一，轻者可仅为腹痛、腹泻，病程通常 1 ～ 3 周，很少复发或遗留后遗症。重者可表现为大量便血，出现休克、高热等中毒症状和严重并发症。

1. 胃肠道症状

(1) 腹痛：可见于 95% 以上的病例，常为首发症状。疼痛位于脐周、左腹、右腹或全腹。为阵发性绞痛，亦可为持续性疼痛阵发性加剧。

(2) 腹泻、便血：腹泻多于腹痛后出现，每日 3 ～ 7 次，亦有达 20 多次者。粪便初为糊状带粪质，后渐为黄水样，继之即呈血水状、赤豆水样、高粱米泔水样或果酱样，甚至为鲜血或暗红色血块，粪质少或无而有恶臭。出血量多少不定，轻者可仅有腹泻，或为粪便潜血阳性而无便血；严重者日出血量可达数百毫升。腹泻和便血时间短者仅 1 ～ 2 天，长期可达月余，且可呈间歇发作，或反复多次发作。

(3) 呕吐：有的患者有呕吐，常与腹痛、腹泻同时发生，呕吐物可为胃内容，或呈咖啡样、血水样，亦可呕吐胆汁。

2. 腹部体征

腹部胀满，有时可见肠型。脐周、上腹或全腹有明显压痛，部分患者有肌紧张或反跳痛。早期肠鸣音亢进，中毒症状明显或伴麻痹性肠梗阻者，肠鸣减弱或消失。

3. 全身表现

病情严重者，可出现水电解质紊乱、休克、高热、抽搐、神志模糊或昏迷等严重中毒症状。

4. 并发症表现及其他表现

严重病例可出现麻痹性肠梗阻、肠穿孔、急性腹膜炎等并发症及相应表现。其他少见表现有肠系膜淋巴结肿大、黄疸、肝脏脂肪变性、急性脾炎、间质性肺炎、肺水肿、DIC、急性肾衰竭、肾上腺灶性坏死等。

5. 临床类型

可根据其突出表现分为腹泻型、便血型、肠梗阻型、腹膜炎型和毒血症型 4 型。

三、辅助检查

1. 血常规

白细胞增多，多在 12.0×10^9/L 以上，以中性粒细胞增多为主，并有核左移现象。

2. 粪检

粪便呈血性，或隐血试验强阳性，可有少量或中等量脓细胞。

3. X 线检查

腹部 X 线片可见受累肠段 (多为空肠) 充气和液平面。肠穿孔者膈下可见游离气体。在急性期不宜做钡餐或钡灌检查，以免发生穿孔。急性期过后可行钡餐检查，考虑病变累及结肠者，可做钡灌或结肠镜检查。钡剂检查显示肠黏膜粗糙，肠壁增厚，肠间隙增宽，肠壁张力和蠕动减弱，肠管扩张和僵直。部分病例可出现肠痉挛、狭窄和肠壁囊样气肿。

四、诊断要点

主要根据临床症状，如突然腹痛、腹泻、便血和呕吐，伴发热，或突然腹痛后出现休克症状，应考虑本病可能。腹部 X 线片有助诊断。不洁肉食或进食甘薯史有利于诊断。须排除下列疾病：中毒性菌痢、过敏性紫癜、急性克罗恩病、绞窄性肠梗阻、肠套叠、阿米巴肠病以及肠息肉等。

五、治疗

(一) 一般治疗

腹痛、便血和发热期应完全卧床休息和禁食。直至呕吐停止，便血减少，腹痛减轻时方可进少量流食，以后逐渐加量，无便血和明显腹痛时再改软食。禁食期间应补充能量，加强支持治疗，可静脉输注高渗葡萄糖 (10% ~ 15%)、复方氨基酸、清蛋白、脂肪乳等。

(二) 应用抗生素

抗生素应用可控制肠内继发感染，抑制肠道细菌对肠内积血分解吸收。可选用氨苄西林、庆大霉素、头孢霉素或第三代喹诺酮制剂。

(三) 纠正水电解质失衡

由于患者腹泻、呕吐、失水、失钠、失钾多见，加之禁食，常有水电解质失衡，须注意纠正。可根据病情及检验结果酌定输液总量及成分。儿童每日液量 80 ~ 100 mL/kg，成人 2 000 ~ 3 000 mL/d，其中 5% ~ 10% 葡萄糖液约占 2/3，生理盐水或复方氯化钠约占 1/3，并适量加用氯化钾。

（四）抗休克

迅速补充有效循环血容量，除晶体溶液外，适当补充血浆、清蛋白等胶体溶液或新鲜全血。血压低下者，可应用血管活性药，如 α 受体阻滞剂、β 受体兴奋剂或山莨菪碱等，可酌情选用。有意识障碍或昏迷者，可适当应用促脑细胞代谢剂。休克时自由基产生，且病变又在肠道，肠道是自由基大量产生的场所，因此需及时给予自由基清除剂，如大量维生素 C 等，以免加重病情。

（五）缓解中毒症状

肾上腺皮质激素可减轻中毒症状，抑制过敏反应，对纠正休克也有帮助，但有加重肠出血和促发肠穿孔之危险，故宜用于中毒症状明显和休克患者，一般用 3 ～ 5 天即可。氢化可的松每天儿童 4 ～ 8 mg/kg，成人 200 ～ 300 mg，或地塞米松每天儿童 1 ～ 2.5 mg，成人 5 ～ 10 mg，静脉滴注。

（六）对症治疗

腹痛严重者可给予哌替啶；高热、烦躁可给予吸氧、解热剂、镇静药或物理降温；呕吐者可注射甲氧氯普胺；便血量大时可适当输血，如无呕吐可服用白芨浓煎剂或其他止血药。

（七）应用抗毒血清

采用 Welchii 杆菌抗毒血清 42 000 ～ 85 000 U 静脉滴注，有较好疗效。

（八）手术治疗

下列情况可考虑手术治疗：①肠穿孔；②严重肠坏死，腹腔有脓性或血性渗液；③反复大量肠出血，并发出血性休克；④不能排除其他急需手术治疗的急腹症者。

第三节　克罗恩病

克罗恩病是原因未明的胃肠道慢性炎性肉芽肿性疾病，与溃疡性结肠炎统称为炎症性肠病。病变多见于末端回肠或邻近结肠，但从口腔至肛门各段消化道均可受累，呈节段性或跳跃式分布。本病在欧美多见，国内发病率明显少于国外，但近年有增多趋势。

一、流行病学

迄今世界各国的流行病学调查资料并不多，较多资料推算在高发病率的北美洲，发病率及患病率分别为 (3.1 ～ 14.6)/10 万和 (26.0 ～ 198.5)/10 万。美国和加拿大（总人口约为 3 亿）估算的患患者数约为 60 万，住院人数为 10 万；欧洲的发病率与患病率分别为 (0.7 ～ 9.8)/10 万和 (8.3 ～ 214.0)/10 万；北欧及北美地区发病率与患病率目前已处于相对稳定的状态。亚洲比西方国家相对较低。但近年日本、韩国的报道有迅速上升趋势。我国的发病也明显增多，确切的流行病学资料尚有待深入调查来明确。根据全国 22 省（市）50 年报道资料系统分析后的结果表明，患者数在 1.8 万～ 4.8 万之间，推算的发病率与患病率分别为 0.28/10 万和 1.38/10 万。

二、病因与发病机制

确切的病因及发病机制尚不明，但多数研究认为遗传与环境因素、内部与外部环境的相互作用，导致异常的免疫与炎症反应而引起本病。本病发病有明显的家族聚集性，患者子一代及单卵双生者中罹病率明显增高，提示了本病的遗传学背景。在炎性细胞因子白细胞介素(IL)-10缺乏，基因敲除小鼠模型中，1型辅助性T细胞(Th1)失控，IL-2、IL-8及肿瘤坏死因子(TNF)-α增高，均提示了肠腔抗原诱生的肠道炎症免疫反应的上调与本病发病有关。此外，本病的发作及加重均与应激有关，提示心理因素在本病中具有重要作用。外部环境主要与感染或饮食因素有关，如在某些患者的病变组织中可分离到极少的副结核分枝杆菌及森林鸟型分枝杆菌，在高达60%～70%的患者中可检出分枝杆菌DNA，或发现肉芽肿性血管炎与持续的麻疹病毒感染有关，但均未能最后肯定为本病的特异性致病微生物。牛奶蛋白及酵母菌作为食物抗原，可因肠壁通透性增加，导致血液中抗体增高而致病。此外，吸烟与疾病进展及不良预后密切相关、口服避孕药、精制糖、快餐及牙膏中磨砂剂，均被怀疑过与CD的发生或发展有关。近年研究表明，本病易感基因IBD1位点单核苷酸突变与CD发病密切相关。末端回肠潘氏细胞及巨噬细胞中表达的CARD15基因突变后，对肠道细菌抗菌应答反应受到抑制，防御素表达降低，核因子κB(NFκB)正常激活受阻，肠上皮细胞内闸门样受体功能失控，导致肠内细菌对NFκB的慢性激活，从而引起经典的CD回肠炎表型的表达而发病。但是，至目前为止，我国及日本为数有限的研究均未能发现这一相关性。

三、临床表现

（一）消化系统表现

1. 腹痛

为最常见症状，多位于右下腹或脐周。呈间歇性、痉挛性阵痛，常于餐后加重，排便或排气后缓解。当炎症波及腹膜时，疼痛加重，全腹剧痛可能为急性穿孔所致。当腹痛与不完全或完全肠梗阻有关时，可见肠梗阻症状。

2. 腹泻

(1) 呈间歇性或持续性。

(2) 粪便多为糊状，一般无脓血或黏液。

(3) 病变波及肛门直肠，可有黏液血便及里急后重。

3. 腹部肿块。

4. 瘘管形成。

5. 肛门直肠周围病变。

6. 其他症状 腹胀、恶心、呕吐、食欲减退等。

（二）全身症状

发热、营养不良、贫血、消瘦、低蛋白血症等。

（三）肠外表现

1. 部分患者具有肠外表现。

2. 肠外表现的疾病均与免疫功能异常有关。

3. 肠外表现在克罗恩病得以控制后可以缓解。

（四）并发症

1. 肠梗阻。

2. 腹腔内脓肿。

3. 瘘管形成。

4. 中毒性巨结肠。

5. 癌变。

四、实验室与其他检查

（一）粪便检查

粪便检查是一项提示肠道存在炎症的最基础的、简便、有效的检查，可证实粪便中白细胞或红细胞的存在。对于具有腹泻症状者，均应进行粪便常规、病原学或血清学检查，对于有近期住院或应用抗生素史者，更应进行艰难梭状芽孢杆菌的检查，以排除假膜性结肠炎的可能。

（二）血液生物学指标检查

CD 患者周围血白细胞总数或中性白细胞百分比可正常，活动期或应用激素者多见升高。贫血者以血红蛋白含量降低为多见，也可红细胞计数及血细胞比容降低。血小板计数可正常、升高或血小板体积变小。血沉及 C- 反应蛋白升高，血清总蛋白及清蛋白低下，这些血液生物学指标与病情严重性及活动性相关，治疗后随病情缓解而恢复正常，可作为评估疗效的观察指标。此外，抗酿酒酵母菌抗体（ASCA）检测往往呈特异性表达，与抗中性粒细胞胞质抗体（ANCA）检测联合应用，对 CD 的诊断与 UC 的鉴别诊断有一定帮助。

（三）结肠镜检查

是诊断 CD 的重要手段，诊断正确性至少可达 50% 以上。结肠镜检查可观察到黏膜及肠管征象，典型病例除可见到血管纹、黏膜皱褶与结肠袋形消失等慢性隐窝破坏性结肠炎三大特征外，尚有以下特点。

1. 病变多样性

除可见黏膜充血、水肿及口疮样或裂隙状溃疡等病变外，尚可见黏膜增厚、卵石征、炎性息肉、黏膜桥形成、肠腔狭窄变形、肠壁增厚感及回盲瓣变形等修复与增生性病变。有时可见到肠瘘瘘口，或可见到密集芝麻至黄豆大小的亚蒂息肉，呈息肉状结肠炎的表现。

2. 病变呈节段性或区域性分布

在病变肠段或病灶之间可见正常或轻度黏膜充血。

3. 病变周围黏膜脆性不增高，触之有一定韧感

近年来，采用胶囊内镜或双气囊推进性小肠镜等检查可有助于观察小肠病变，提高内镜诊断及鉴别诊断的正确性，提高检出率。超声内镜有助于确定病变范围和深度，发现腹腔肿块及脓肿等。

（四）影像学检查

小肠病变可选择全消化道钡餐或小肠钡剂造影检查，大肠病变可进行钡剂灌肠造影检查。CD 患者 X 线气钡双重造影检查可见正常黏膜相消失，肠道炎性病变 X 线征象包括黏膜增粗、皱襞粗乱、管壁僵硬、纵行溃疡或裂沟、卵石征、假息肉、单发或多发性狭窄及瘘管形成等。病变肠段的激惹及痉挛，可使钡剂快速通过而不停留，称为"跳跃征"，钡剂通过迅速而遗留下一细线条状影，称为"线样征"。肠壁深层水肿，可致填充钡剂的肠祥分离。由于有些病例 CD 的病变可以局限在结肠或小肠，也可在小肠和结肠同时存在，因此，小肠钡剂造影及钡剂

灌肠造影检查均有必要选择，如发现多处节段性病变有助于 CD 的诊断。

五、诊断与鉴别诊断

迄今尚不可能依据某一症状或进行某一项检查，即可做出明确诊断。必须对患者的所有临床资料及整个发病过程进行全面的综合分析，在排除症状相似的疾病后才能做出诊断。应考虑排除的疾病有感染性、缺血性：放射性、药物性结肠炎、UC、乳糜泻、显微镜下结肠炎、肠易激综合征及肿瘤等，有时鉴别诊断困难，需手术探查才能获得病理诊断。以下诊断指标可供参考：具有①非连续性或节段性病变；②卵石征或纵行溃疡；③全层炎等 3 项者为疑诊，再加上④非干酪性肉芽肿；⑤裂沟或瘘管；⑥肛门病变等 3 项中任何一项可确诊；有第④项者，只要再加上①②③项中任何两项亦可确诊。病程中有两次反复发作或对治疗反应的随访 (一般 1 年以上) 可有助确诊。

临床上尤应与以下疾病做鉴别诊断。

1. 急性阑尾炎

回盲部 CD 酷似阑尾炎，常易发生误诊，有时在手术后才能明确诊断。

2. 溃疡性结肠炎

有 10 % ～ 15% 的 UC 患者为未确定型结肠炎，需经较长时期随访后才可能做出判断。

3. 肠结核

与回结肠型 CD 的临床及病理学表现可十分相似。有助于两者鉴别点有：①肠结核可有肠外结核病史；②瘘管及肛门周围病变多见于 CD 而较少见于肠结核；③ CD 累及小肠范围广，小肠多处节段病变者多考虑克罗恩病；④环形溃疡多见于肠结核，而卵石征多见于 CD；⑤结核菌素试验强阳性及活检抗酸杆菌染色找到抗酸杆菌者，支持肠结核。对鉴别诊断有困难者，可先行抗结核试验治疗并观察其治疗反应。有手术指征者可行手术探查，绝大多数肠结核病患者的病变肠段及肠系膜淋巴结可检出干酪坏死性肉芽肿，而 CD 则无此改变。

4. 贝赫切特病

本病有肠道表现时可类似于 CD，常难以鉴别。本病可由病毒感染、遗传因素、免疫功能及体内微量元素异常等因素引起。初发年龄主要在 16 ～ 40 岁，女性多见。基本病变是血管炎，可累及毛细血管和细小动静脉。消化道损害的发生率为 10% ～ 50%，常表现为单发或多发性溃疡，从口腔到肛门均可累及，以回盲部多见。表现为上腹部饱胀不适、嗳气、吞咽困难、右下腹疼痛、腹泻、黑便及便秘等。

诊断多采用国际贝赫切特病 (1989 年制订) 标准：①复发性口腔黏膜、舌尖及其边缘、齿龈、上下唇内侧等处的痛性小溃疡；②反复外阴部疱疹与溃疡；③眼部病变：葡萄膜炎、角膜炎、虹膜炎、玻璃体病变及视网膜病变等；④皮肤病变：结节样红斑、假性毛囊炎、丘疹性脓疱及痤疮样结节等；⑤针刺试验：在严格灭菌操作下，接受皮肤针刺，屡次在针刺部位发生小脓疱为阳性，对提示诊断有重要意义。若能同时检查 HLA-B5，对本病诊断更有帮助。复发性口腔溃疡并有其他 4 项中的 2 项，排除其他疾病后可确诊。

5. 原发性小肠恶性淋巴瘤

可在较长时间内局限于小肠，部分患者肿瘤可呈多灶性分布。此时与 CD 鉴别有一定困难。如 X 检查见肠段内广泛侵蚀、呈较大的指压痕或充盈缺损、B 超或 CT 检查肠壁明显增厚、腹腔淋巴结肿大者，多支持小肠恶性淋巴瘤诊断。小肠恶性淋巴瘤一般进展较快。必要时手术探查可获得病理确诊。近年采用双气囊推进行小肠镜检查结合活检免疫组化检查有助诊断。

6. 其他

多种临床上与 CD 相似的疾病、大肠癌及各种原因引起的肠梗阻等均应考虑进行鉴别诊断。

六、治疗

治疗目的在于控制急性发作，维持缓解，减少复发，防止并发症。应重视早期治疗，一般以内科药物治疗为主；对有严重并发症者，考虑手术治疗。

（一）一般治疗

1. 强调休息，合理饮食，加强营养。

2. 维持水电解质平衡。

3. 低蛋白血症者给予蛋白质。

4. 心理治疗。

（二）药物治疗

1. 氨基水杨酸制剂

(1) 柳氮磺胺吡啶 (SASP)，3～4 g/日，分 3～4 次口服。维持剂量为 2～3 g/日，维持 1～2 年。

(2) 5-氨基水杨酸 (5-ASA)3～4 g/日，分 3～4 次口服，维持剂量 2 g/日，维持 1～2 年。

2. 糖皮质激素

适用于重症活动期患者及对 5-ASA 疗效不佳的轻中型患者。一般给予泼尼松 30～40 mg/d，病情稳定后逐渐减量，减药速度不宜过快，减药期间应加用氨基水杨酸制剂。

3. 免疫抑制剂

适用于糖皮质激素治疗效果不佳者。

（三）手术治疗

1. 紧急手术指征

伴有重症并发症（大出血、肠穿孔等）者。

2. 择期手术指征

(1) 并发结肠癌。

(2) 内科药物治疗无效严重影响生活质量者。

第四节 缺血性结肠炎

缺血性结肠炎是由于结肠血管闭塞性或非闭塞性疾病所致的、以结肠供血不足为主要症状的一组综合征。缺血性结肠炎多由肠系膜上动脉的中结肠动脉，右结肠动脉非闭塞性缺血所致；少数由微小栓子或血栓形成闭塞性缺血所致。本病发病年龄多在 50 岁以上，其中半数患者有高血压病、动脉硬化、冠心病、糖尿病。男性略多于女性，以急性腹痛、腹泻和便血为其临床特点，分坏疽型、一过型和狭窄型。

一、病因和发病机制

缺血性肠炎主要是动脉流入的阻塞、静脉回流的阻塞及灌注不足等三方面因素引起。缺血性结肠炎是由于局部肠系膜血管解剖或功能变化引起的体循环改变，导致肠壁血液灌注不良。其引起发病的相关因素如下。

(一) 血管因素

1. 动脉粥样硬化

高血压、冠心病、糖尿病、高血脂患者有可能发生肠系膜动脉粥样硬化、狭窄、闭塞或微小血栓形成，导致肠壁血供减少甚至中断，发生结肠缺血。

2. 血栓或栓塞

如肠系膜下动脉血栓、动脉栓子及胆固醇栓子等。

3. 侵犯血管或血管外压致结肠缺血

如创伤 (钝器伤或穿透伤)、肠扭转、绞窄疝、异位妊娠破裂、癌症、类癌、淀粉样变性、神经纤维瘤、腹膜后纤维化及胰腺炎等。

4. 血管炎

如结节性多动脉炎、系统性红斑狼疮、类风湿血管炎、Buerger 病及川崎病等。

(二) 结肠血供灌注压下降

在低血压、低血容量的情况下，肠道血流减少，如心肌梗死、心力衰竭、严重心律失常、严重腹泻导致脱水及感染性休克等。

(三) 血液系统疾病和高凝状态

如骨髓增生异常综合征 (MDS)、弥散性血管内凝血 (DIC)、真性红细胞增多症、血小板增多症、C 蛋白缺乏、S 蛋白缺乏、抗凝血酶III缺乏、镰状细胞病及夜间阵发血红蛋白尿等。在高凝状态下可出现微血栓形成，阻塞毛细血管，严重时亦可在大的静脉形成血栓。

(四) 感染

如寄生虫、细菌 (O157:H7)、病毒 (乙肝病毒、巨细胞病毒)。

(五) 肠腔压力的变化

肠腔压力的变化与黏膜血流关系密切，当肠腔压力增高时可导致肠黏膜血液供应减少。

增加肠腔压力的常见因素为：①动力异常：如便秘、腹泻、自主神经功能异常；②引起肠梗阻的潜在因素：如肿瘤、良性狭窄；③人为增加肠腔压力：如结肠镜检查、钡灌肠检查、清洁灌肠。此外，便秘、腹泻可导致肠腔压力改变，而影响肠黏膜血液供应。

(六) 药物

影响肠黏膜血液供应的药物有洋地黄、口服避孕药、丹那唑、黄体酮、血管加压素、肾上腺素、伪麻黄碱、口服盐泻剂、甘油灌肠剂、干扰素、可卡因、短链脂肪酸、氨甲蝶呤、口服高渗盐水导泻、甲泼尼龙、丙米嗪、脱氧麻黄碱、右旋苯异丙胺，作用于精神系统的药物、青霉素、NSAIDs、免疫抑制剂等。中药如复方青黛丸等。

药物导致结肠缺血的原因：①造成凝血机制异常，或形成微血栓；②强烈收缩血管；③导致渗透性腹泻造成低血容量；④机制不清或存在多种因素作用的结果。

（七）手术

最有可能诱发缺血性肠炎的手术是腹主动脉瘤手术，因术中有时需阻断肠系膜下动脉的血液供应。文献报道，手术后缺血性肠炎的发生率为 16% ～ 20%。其他可能引起结肠缺血的手术还包括妇科手术、结肠切除术伴肠系膜下动脉结扎、结肠旁路手术等。

导致缺血性肠炎可能原因有：①手术中低血压；②中断肠系膜血流或误诊肠系膜下动脉；③胆固醇栓子栓塞肠系膜下动脉及其分支。

（八）其他少见原因

如长跑后发生缺血性肠炎，过敏、医源性等。一部分缺血性结肠炎患者找不到特异的缺血原因，这种情况常常是由于局部的非阻塞性缺血所致，或继发于小血管病变。动脉造影异常很少与临床表现一致。但年龄相关的内脏血管异常，包括小血管的狭窄、结肠动脉的扭曲及直肠上动脉的肌纤维异型增生，可能与结肠缺血有关。

二、病理

小肠和大肠的血液供应包括腹腔动脉、肠系膜上动脉和肠系膜下动脉三支血管。腹腔动脉分支供应前肠结构，即自食管远端至十二指肠降段血液；肠系膜上动脉供应中肠结构，即自十二指肠水平段至横结肠远端血液；肠系膜下动脉供应自结肠脾曲远端至直肠血液。

脾曲、降结肠及乙状结肠部位最容易受累，约占全部缺血性结肠炎的 75%，其中右半结肠受累约占 12%，直肠约占 6%。在解剖学上肠系膜下动脉从自腹主动脉发出时呈锐角下行，较肠系膜上动脉自腹主动脉发出时的锐角更小，与腹主动脉近于平行，使随血流冲下的栓子容易进入肠系膜下动脉，造成栓塞。并且，肠系膜下动脉较肠系膜上动脉细，使得血流量少，且血流缓慢。左半结肠的血液供应主要来自肠系膜下动脉，脾曲为肠系膜上、下动脉吻合部，为两支动脉末梢供血的交界区域，更容易发生供血不全。因此，该区域的血管解剖特点可能是缺血性肠炎多发在左半结肠，尤其常见于结肠脾曲的原因。

肠缺血产生的黏膜损伤可以由可逆性的功能改变发展到穿透性肠壁坏死，由于肠黏膜微绒毛顶部对缺血最为敏感，因此，肠壁损伤是由肠壁黏膜面向浆膜面进展的。

缺血性肠炎在病理上可分为急性期、亚急性期、慢性期三期。急性期主要表现为肠黏膜充血、出血、水肿、变性、坏死及溃疡形成。坏死可为局灶性或大片状坏死。轻型肠黏膜缺血仅表现为黏膜轻度坏死，而黏膜下层和肌层可受累或正常，重型肠缺血则可出现肠壁连续性全层坏死，甚至危及生命。慢性期主要表现为间质和上皮细胞的修复及反应性增生，可出现肉芽组织及纤维化，引起肠壁增厚或肠腔狭窄。肠道缺血病灶可以激活中性粒细胞、血小板、肥大细胞及内皮细胞释放炎症介质，包括细胞因子、血小板活化因子和肿瘤坏死因子，引起肠壁炎症性反应，使黏膜通透性增加，引起内毒素血症。缺血区的再灌注损伤、氧自由基释放增加及由于缺血损伤而出现的毒性代谢产物，也可引起缺血肠段的坏死性病理改变。

三、临床表现

腹痛、腹泻和便血是最常见的临床表现，大部分患者为 50 岁以上的老年人，没有明显的诱发因素。腹痛的部位大多与结肠缺血病变部位一致，多为突然发作的剧烈腹痛，呈痉挛性发作，持续数小时或数天，继而出现腹泻，粪便少量带血，严重的患者可出现暗红色或鲜血便，常有恶心、呕吐和腹胀，同时伴有体温和血白细胞总数和中性粒细胞的升高。

腹部检查，在病程早期或非坏疽型患者可闻及活跃的肠鸣音，病变部位的腹部有压痛，直肠指诊常可见指套上有血迹。

在非坏疽型患者，缺血性结肠炎常为自限性，多数患者随着侧支循环供血的建立，肠黏膜水肿逐渐吸收，黏膜损伤修复，症状在数天内好转，腹痛、腹泻和血便逐渐消失。如果肠壁缺血较重，溃疡愈合需较长时间，腹痛消失后，腹泻和便血可持续数周，但无加重趋势。由于一过性缺血性结肠炎患者病程比较短，临床表现比较轻，许多患者在发病时由于各种原因没有行纤维结肠镜检查，误诊率很高。

坏疽型缺血性结肠炎患者大多为全身情况较差的老年人，常伴有其他慢性疾病。腹主动脉手术后伴发缺血性结肠炎的患者也可为坏疽型，由于术后早期手术本身引起的临床表现与缺血性结肠炎的临床表现难以鉴别，诊断困难，误诊率高。大部分坏疽型缺血性结肠炎起病急，腹痛剧烈，伴有严重的腹泻，便血和呕吐。由于毒素吸收和细菌感染，患者常伴有明显的发热和血白细胞计数增高，早期即可出现明显的腹膜刺激征。病变广泛的患者还可伴有明显的麻痹性肠梗阻，结肠膨胀，肠腔内压力增高，肠壁受压，使结肠缺血进一步加重缺血性结肠炎。同时，有效血容量的减少和毒素的吸收，可诱发休克，使肠壁的血供进一步障碍，发生肠壁坏死和穿孔，出现高热、持续腹痛、休克等腹膜炎的表现。

40%～50% 的患者伴有肠腔狭窄造成的肠梗阻表现。梗阻大多为不完全性，部分患者于发病后早期出现，同时伴有危险的结肠炎的其他临床表现，尤其是坏疽型结肠炎，需要与结肠肿瘤引起的结肠梗阻鉴别。大部分患者的梗阻发生于发病后 2～4 周，由于病变部位有纤维化和瘢痕形成引起，此时腹痛、腹泻等临床症状已逐渐缓解。纤维结肠镜检查对鉴别诊断有很大帮助。

四、实验室及辅助检查

(一) 实验室检查

血常规和生化异常对本病没有诊断价值。血白细胞可轻到中度升高，中性粒细胞增多，血沉增快。粪便常规可见大量红、白细胞，粪隐血试验阳性。

(二) 影像学及结肠镜检查

1. 腹部 X 线片和 X 线钡剂灌肠造影检查

腹部 X 线检查无特异性，主要用来排除其他肠道疾患，了解肠管坏死、穿孔情况。X 线钡剂灌肠造影对缺血性结肠炎有诊断价值，典型表现是最具特征性的指压痕，发现率高达 75%，其次为病变肠段黏膜呈细锯齿状，伴结肠激惹现象，常见有串珠样收缩波、肠管黏膜水肿、肠壁增厚及结肠袋消失等。由于 X 线钡剂灌肠造影有可能加重肠缺血，甚至引起肠穿孔，因此，对出现有腹膜刺激征的患者属于禁忌证。

2. 结肠镜检查

是诊断缺血性结肠炎的主要手段。典型的结肠镜下特点为病变黏膜与正常黏膜分界清楚。依据病程结肠镜下表现可分为三期：①急性期：发病 72 小时内，表现为黏膜充血、水肿、血管网消失，出现"假瘤征"，黏膜质脆、可见散在的红斑、出血点或瘀斑，亦可见黏膜糜烂及不规则的表浅溃疡。②亚急性期：发病 72 小时至 2 周，可见黏膜溃疡形成，溃疡呈纵行或匐行，一般较浅，溃疡表面多覆污秽灰黄色渗出物。③慢性期：发病 2 周以上，表现为血管网消失，黏膜呈颗粒状，可见瘢痕及肠腔狭窄等慢性炎症的改变，亦可见到未愈合的溃疡存在，结肠镜下取活检进行病理组织学检查有助于与其他疾病的鉴别。急性期组织学表现为黏膜表层细胞变性、坏死、脱落，形成糜烂或浅溃疡，小血管内纤维素血栓形成，腺体呈退行性变，腺管破坏，杯状细胞减少等；黏膜肌及黏膜下层水肿，可见炎性细胞浸润。亚急性期为溃疡形成，坏死组织。慢性期为腺体退行性变，纤维组织及肉芽组织增生，伴含铁血黄素沉积。

一过性炎症型者多于 4 周内完全恢复正常，纤维狭窄多发生于 6 周至 4 个月内，均发生于左半结肠。早期结肠镜检查对确诊是可行而安全的，在怀疑患者有肠穿孔或腹膜炎、休克征象时，应禁忌结肠镜检查。

3. 超声检查

多普勒彩色超声检查是诊断肠系膜血管病的一种经济、简单、无创的检查方法，直接征象为病变肠管管壁呈局限性增厚，局部肠腔变窄，并伴肠管蠕动减弱。彩色多普勒血流显像可显示局部肠壁血流信号消失，间接征象为肠梗阻征象，包括病变近端肠管扩张，伴积气积液，可见腹腔积液。

4.CT 和 MRI 检查

腹部 CT 及 MRI 亦可显示肠壁增厚、肠腔狭窄，近端肠管扩张及腹腔积液等。近年来，CT 和 MR 血管成像逐渐发展，显示其诊断价值。

5. 血管造影检查

是诊断小肠缺血的"金标准"，理论上选择性肠系膜动脉造影是提供确诊依据的手段，但大多数缺血性结肠炎患者肠系膜动脉造影很少能显示动脉闭塞现象，故血管造影对结肠缺血的诊断不如结肠镜等检查更具有价值，临床上不作为常规的检查方法。对于经保守治疗效果不佳的缺血性结肠炎患者，可考虑选择血管造影检查，以提供明确病因的依据。

五、诊断与鉴别诊断

（一）诊断要点

1. 多见于 50 岁以上的老年人，既往有冠心病、高血压、糖尿病等疾病史。

2. 典型表现为突发的左下腹痉挛性痛，继而腹泻、便血，当血液供应得到改善时，症状可很快消失。

3. 结肠镜或下消化道造影检查是其诊断的方法，因缺血性结肠炎病情变化较快，故对疑似缺血性肠炎的患者，在排除腹膜炎、肠穿孔等急腹症后，若条件允许应争取在 48 小时内进行结肠镜检查，并予近期复查以动态观察病情变化，协助诊断。X 线钡剂灌肠造影检查对诊断结肠缺血亦具有高度的敏感性。

4. 对于不宜进行上述检查的患者，可通过多普勒彩色超声检查帮助诊断，可提示出现肠缺血、肠壁水肿增厚病变肠段的大致部位。对于怀疑急、慢性肠系膜缺血或经保守治疗效果不佳者，应进行选择性血管造影，以提供明确的病因依据。

5. 排除其他炎症性肠病、肿瘤及结核等疾病。

（二）鉴别诊断

临床表现为突发腹痛，血便，应及时行上述检查以明确诊断。结肠缺血的结肠镜表现易与溃疡性结肠炎、肿瘤、克罗恩病、肠结核等相混淆。因此，活组织病理检查及治疗后复查都是必要的。对于慢性缺血性肠病患者，确诊难度较大，选择性血管造影对诊断有帮助。

六、治疗

（一）治疗原则

缺血性结肠炎的治疗应积极去除病因及诱发因素，如纠正心功能不全，改善由于心排出量降低、低血压及低血容量导致的肠道血液低灌注状态，积极治疗原发病，避免诱发肠道缺血的药物，确诊后应及早针对性治疗。

（二）治疗方法

静脉补液补充血容量，控制饮食，降低肠道氧耗。及时应用扩血管药物，以改善肠血液循环，促进肠损害的恢复。临床上通常静脉应用罂粟碱、丹参及硝酸甘油等。一般治疗 3 ～ 10 天，少数 2 ～ 3 周，症状可明显减轻或消失，改为口服丹参，并服用阿司匹林以降低血黏度。

罂粟碱的用法：①皮下或肌内注射，30 mg，一天 2 次；②静脉注射，30 ～ 60 mg 加入 250 ～ 500 ml 葡萄糖或生理盐水中，每日 1 ～ 2 次，至症状缓解，疗程 3 ～ 7 天。丹参的用法：静脉滴注，一次 30 ～ 60 ml，用 5% 葡萄糖注射液 250 ～ 500 ml 稀释后使用，一日 1 ～ 2 次，疗程 3 ～ 7 天，后可改为口服丹参片，3 片，一天 3 次。鉴于本病易合并肠道细菌感染而加重病情，因此，应常规应用足量的广谱抗生素，尤其是抗革兰阴性菌抗生素。常应用喹诺酮类联合甲硝唑，严重感染者可应用三代头孢联合甲硝唑。同时，应积极治疗糖尿病、高血压等原发病，去除易感因素。若血管造影证实肠系膜下动脉闭塞或充盈不良，可在病变段相应的肠系膜血管内注入罂粟碱。若内科治疗无效，血管造影证实闭塞或血栓形成者，应及时选择介入或手术治疗方法。

七、预后

轻症结肠黏膜缺血多为一过性、具有可逆性，恢复较快，多数可在 48 ～ 72 小时症状得到缓解，1 ～ 4 周后结肠病变愈合。极少部分患者发生急、慢性，不可逆的肠壁损害，或由急性期很快发展为肠坏疽、腹膜炎或广泛中毒性结肠炎，溃疡延迟不愈合者进入慢性期，肠穿孔或肠管狭窄者需手术治疗。

第五节 肠系膜静脉血栓形成

肠系膜静脉血栓形成占全部肠系膜血管缺血性疾患的 5% ～ 15%，通常累及肠系膜上静脉，而肠系膜下静脉很少受累。该病在临床上表现较为隐袭，诊断往往被延误，大多数病例是在开腹探查时才获得确切诊断。

一、病因与发病机制

根据所搜集到的国内部分文献资料，报道有明确诱因的 102 例 MVT 患者中，脾切除术后 37 例（36.27%）、门脉高压 17 例（16.67%）、下肢静脉血栓形成 10 例（9.80%）、腹腔内炎性疾病 7 例（6.86%）、下肢深静脉血栓形成 4 例、腹部外伤 3 例、口服避孕药 2 例、其他 14 例（13.72%），原因不明 8 例。以上数据提示，1/3 以上与脾切除术有关，众所周知，脾切除术后血小板会迅速升高，血液呈高凝状态，容易形成血栓，第 2 位的原因则与肝硬化门脉高压有关，由于门静脉压力增高，致使肠系膜静脉血流缓慢、淤积，成为血栓形成的重要条件。另外，MVT患者也有下肢深静脉血栓形成的病史，致使下肢深静脉血栓形成的因素也都是MVT的病因，如先天性凝血功能异常、血小板增多症和红细胞增多症等。血栓自然也可发生在肠系膜静脉。

二、临床表现

MVT的起病较隐匿，缓慢，常有腹部不适、厌食、排便习惯改变等先驱症状。

早期以腹疼为主，部位不固定，突出特点是腹痛重而体征较轻，腹痛程度与体征不平行，开始腹痛为隐痛，阵发性加重；随着病情的加重，腹痛转为持续性、阵发性绞痛，伴有腹胀、呕吐咖啡样胃内容物或血便。如果病情进一步加重，则会出现全腹压痛、反跳痛及腹肌紧张等腹膜刺激征象，提示已经发生肠坏死。大量腹腔渗出及毒素吸收可导致血流动力学不稳定而发生休克。约半数白细胞升高，若发生肠坏死，则乳酸脱氢酶和磷酸激酶升高。

三、诊断与鉴别诊断

MVT的诊断主要依靠影像学检查来确诊，对可疑病例应先采用彩色超声筛查，彩色探查肠系膜血管管腔结构，有无狭窄，血栓及病变的部位和范围，同时可获得血流速度和阻力指数等血流动力学指标，为治疗效果提供客观的评价，是远期随访的可靠手段，具有操作简便，无创，重复性好，价格低廉及随访方便等优点。但超声检查最大的问题是易受肠管内气体或肥胖等因素的干扰，导致检查的阳性率较低。肠系膜血管造影可以明确病变部位，由于肠系膜静脉造影属间接造影，通过肠系膜动脉延迟造影，在静脉期显示门静脉和肠系膜上静脉。如果邻近的侧支开放，而肠系膜静脉仍然没有显影，即为血栓形成的间接征象。如果患者仅有不明原因腹痛，一般状况较好时，可行肠系膜动脉造影。但如果已经出现腹膜炎体征，应立即手术而放弃影像学检查。普通CT检查结果与彩色超声结果相似，显示肠壁及肠系膜增厚、腹水、增厚的肠壁与肠系膜纠集在一起形成的"假瘤征"等。有条件也可行MRA、CTA检查，准确率较高。

四、治疗

（一）手术治疗

一经确诊，应立即抗凝治疗，并尽早行肠系膜上静脉切开取栓术，手术愈早，效果愈好。肠系膜上静脉主干血栓形成的切开取栓术效果最好。在横结肠系膜根部，解剖出肠系膜上静脉主干，切开肠系膜静脉前壁，即可见血栓突出。应先取出静脉主干内的血栓，而后再清除静脉分支内的血栓。这样可先开通近端部分的静脉，解决部分静脉的回流问题。由于门静脉系统没有瓣膜，将Fogarty取栓管尽量向上插入至肝内门静脉后，充起球囊，取出该段静脉内的血栓。然后改变球囊取栓管尖端的导管，使其有一定的弧度，以便改变方向，插入另一侧肝内门静脉，取出另一侧肝内门静脉内的血栓。取净后注入溶栓剂后阻断。然后逐一插入肠系膜各分支，分别取出其内的血栓。对于较小静脉，可自肠系膜缘开始向主干方向挤压，以尽可能彻底地清除血栓。

如果已经出现急腹症，应立即剖腹探查。但此时的取栓术效果较差。即使已经出现部分肠坏死，也应行取栓术，缝合静脉后再行坏死肠管切除吻合术。

由于术前诊断困难，大部分患者均有一定长度的肠管不能恢复生机。连同受累的肠系膜在内的肠切除仍为多数学者所推崇。

需要引起注意的是，除了先天性凝血功能异常者外，有一部分患者存在门静脉系统原发病灶，如肠系膜上静脉和门静脉狭窄，如果原发病灶未能及时处理，复发也将不可避免。因此，如有可能，术中应行肠系膜和门静脉造影。以便发现原发病灶及时处理，以减少复发。

（二）肠管生机的判断

在手术治疗 MVT 的过程中，一个非常重要的问题就是对肠管生机的判断，几乎贯穿于每一例急性肠系膜缺血的患者。术中决定肠管及肠系膜切除的范围是手术成功的关键，如果受累肠管与正常肠管分界不清，则切除范围较难确定，尤其是范围广泛者，切除范围不足常招致血栓复发。

对于小范围已经坏死的肠管，一般不必进行更多的判断，即使判断错误而误切，对患者也无大影响。关键是那些广泛的肠坏死，对介于坏死和正常肠管边缘部分的肠管，判断其生机十分重要，但也非常困难。肠系膜缘末梢动脉搏动、肠管的色泽、对刺激后肠管的反应等是通常判断肠管生机的主要方法。必要时可在清除血栓后，行肠系膜封闭再观察上述三项的变化。随着科技的发展，诸如术中 Doppler 超声及静脉荧光素等方法可帮助判断其生机。即使这样，判断也不能完全准确，特别是所涉及的肠管较广泛时，如果把还有一线生机的肠管误认为已坏死，广泛切除肠管，则导致短肠综合征。相反，如果把已经坏死的肠管误以为尚有生机而保留下来，其后果将出现严重的弥散性腹膜炎、败血症而加重病情，甚至危及生命。因此，如对肠管生机有疑问时，可行肠外置，待 24 小时后观察外置肠管的生机。对有生机者保留还纳，关腹；对已坏死的肠管，则行切除吻合术。也有不少外科医生主张进行有计划性的再探查，即将生机可疑的肠管还纳回腹腔，24 小时后再剖腹探查以便明确肠管的生机，发现进展性肠坏死，决定肠切除的范围，以确保尽可能地保留足够多的肠管，维持其营养吸收，避免短肠综合征。

多数外科医生并不把这种有计划性再探查作为常规。但在特殊情况下，也不失为一种好方法。随着腹腔镜的广泛应用和普及，对手术中不能准确判断肠管生机患者，可先将已确定坏死的肠管切除，吻合后关腹，24 小时后再行有计划的腹腔镜探查，查看有无进展性肠坏死，是一种创伤小且可靠的措施，值得采用。

（三）术后处理

1. 抗凝溶栓治疗

术后抗凝治疗是减少复发的关键。正确使用抗凝剂和溶栓疗法是预防术后复发，提高治愈率必不可少的有效措施。肝素和尿激酶可交替使用 3～5 天，而后改为口服华法林，调整 INR 在 2～3 之间，维持抗凝 6 个月以上。如果已确认患者存在凝血缺陷，应终生口服华法林。

2. 胃肠减压

持续胃肠减压，直至肠道功能恢复，无腹痛、无腹部压痛、肠鸣音正常后方能停止胃肠减压，撤去胃管，逐渐由限量饮水 - 流质饮食 - 半流食，逐渐过渡到普通饮食。在此期间应注意维持水、电解质平衡。

3. 抗感染

因 MVT 肠道的静脉回流障碍，失去肠道的屏障作用，使肠道致病菌外逸，加之肠切除吻合术中可能有污染，应选择有效抗生素，以预防和治疗感染。

第六节　胃肠道血管畸形

　　肠道血管畸形包括动静脉畸形、血管扩张、血管瘤、血管发育不良等，是引起急性或慢性下消化道出血的原因之一，常是血管本身异常，也可是某一系统性病症或某一综合征的表现之一。

　　肠道血管畸形是一种黏膜下血管扩张畸形，虽非常见病，却是隐匿性下消化道出血的重要原因，其中 60% ～ 70% 出血部位在小肠，近年来国内报道病例逐渐增多。病变血管位于肠黏膜下、病灶小，临床缺乏特异性症状和体征，术前诊断困难。约 5% 的病例即使经过手术亦未能发现出血灶，术后出血的复发率高。

　　病程长短不一，多数较长，长者可达几十年。自限性或经止血药物、输血等可暂时停止，血红蛋白也可恢复正常。急性大量出血，反复间断出血和慢性少量出血。

一、病因及发病机制

　　胃肠道血管畸形的病因与发病机制尚未完全阐明，可能与以下因素有关。

（一）先天性血管发育异常

　　先天畸形血管从浆膜层一直到达黏膜下层、黏膜层，管径均不缩小，即血管持续恒径现象，必将导致病变处血液交换障碍，相对粗大血管表面的黏膜，由于缺少细小分支及毛细血管供血，发生缺血、坏死，暴露的血管受机械性损伤或消化液侵蚀损伤破裂，而引起胃肠道出血。

（二）后天获得性退行性变

　　肠壁黏膜下静脉进入肌层时受到肌肉收缩的影响，静脉血流呈间断性或轻度阻塞，渐致静脉扩张，静脉流出压力增加，以后相继累及黏膜、黏膜下的小动脉 - 毛细血管 - 小静脉系统，使毛细血管扩张，最终引起小动脉、小静脉直接交通，形成动静脉瘘，导致黏膜下血管扩张、迂曲。

（三）胃肠黏膜慢性缺血

　　研究发现，慢性心肺功能不全、主动脉瓣狭窄及慢性肾衰者，胃肠道血管畸形的发病率明显升高，可能系上述疾病引起胃肠黏膜灌注压降低和慢性缺氧，造成局部黏膜缺血，导致血管扩张、迂曲，黏膜变薄，形成糜烂、坏死和浅溃疡，畸形血管裸露引起出血。

二、病理

1. 大体形态特点

　　病变部位黏膜下可见显著扩张、迂曲的薄壁血管，病灶直径在 0.1 ～ 1.0 cm 不等，分布可以局限，也可弥漫，呈多灶性、节段性分布或成片分布，与周围组织分界清楚。胃部病灶较小，圆形或卵圆形，呈暗红色，平坦或微隆起，常有血迹覆盖，或呈浅表性溃疡糜烂，溃疡常呈垂直下陷坏死，周围无消化性溃疡呈现之黏膜收缩现象，溃疡中心有时可见竖起之小动脉。胃外病灶可大可小，病变类似发生于胃者。溃疡较大时，由于反复出血，纤维增生，瘢痕形成，肌层消失，肠管变形，甚至可导致肠腔狭窄，不完全性肠梗阻等。

2. 组织学特点

(1) 胃肠黏膜下层的畸形动脉增粗、增多、弯曲，但无动脉瘤样改变，伴随静脉明显扩张、充血，管壁稍增厚。畸形血管横径一般在 2 ～ 3 mm，平均 3.46 mm±2.03 mm，为正常对照组血管横径的 5 ～ 10 倍。

(2)HE 染色畸形血管在组织学上无异常表现，血管的内膜、外膜、肌层及弹力组织均完好无损，弹力纤维及网状纤维染色，无血管硬化和炎症改变。有时可有，但为继发病变。

(3) 覆盖病灶上的黏膜糜烂或呈浅溃疡状，偶有中性粒细胞反应，周围黏膜正常。

三、临床表现

胃肠道血管畸形可无任何临床症状，有时因其他症状行内镜检查或血管造影时发现。主要的临床表现有消化道出血和继发性贫血。出血病程长短不一，可以几天，也可以长至几十年，多数出血可自行停止。

胃肠道血管畸形的出血有以下三种表现形式。

(1) 急性大量出血：约占胃肠道血管畸形出血病例的 15% ～ 20%，常见于中老年男性，无明显的先兆和诱因，出现突发性大出血，可危及生命。

(2) 反复间断性出血：有自限性，出血常来自扩张的毛细血管和小静脉，出血后局部压力降低而多可自行停止，少数也可有急性大出血。根据出血量的大小，可表现为呕血、鲜血便、暗红色血便和柏油样大便，亦可仅表现为粪便隐血试验阳性。

(3) 慢性少量出血：病程迁延，仅表现为粪便隐血阳性和缺铁性贫血，常规检查不能揭示出血原因，误漏诊率较高。老年结肠血管畸形患者可伴冠心病、慢性肺部疾病、主动脉狭窄、肾功不全和结肠憩室，可有相应原发病表现。

胃肠道血管畸形一般缺乏特殊体征，极少数并有皮肤、黏膜 (如口腔、鼻腔、甲床) 毛细血管扩张或血管瘤者，可出现体检阳性。

四、辅助检查

(一) 内镜检查

1. 胃镜和结肠镜

是诊断胃肠道血管畸形的常规方法，在上消化道出血中的诊断率大约为 1.2%，在结肠出血疾病中的诊断率为 0.09%。

内镜下表现为小的点状、斑片状或蜘蛛痣样红色病变，局限发红的病灶内可见扩张的血管纹理，直径常在 0.2 ～ 0.4 cm，极少超过 1 cm，病变单个或多发，边缘规则，界限清楚或模糊，扁平或隆起，有时可见到出血灶或活动性渗血。

由于血管畸形的形态学改变较轻微，有时与内镜机械性擦伤和吸收伤较难鉴别，因此行内镜检查时应注意：①操作时边进镜边观察；②如鉴别有困难，可近期再做内镜检查，如病灶部位、形态、范围与前次基本相同，可做出血管畸形诊断。

2. 胶囊内镜

可获得胃镜和肠镜无法到达的小肠部位病变的清晰图像，且无痛、安全，对于黏膜病变的阳性检出率高，但由于电池限制在体内的通过时间，不适用于胃肠道动力低下患者，禁用于肠梗阻患者。

内镜下分型：根据内镜下胃肠道血管畸形的形态特点，可分为四型。Ⅰ型：单个或局限的病变，与周围正常黏膜分界清楚，病变不突出于黏膜表面。又可分为两个亚型，Ⅰa型：单个或局限的网状、片状或树状毛细血管扩张，一般单个病变的范围在 0.1 ～ 1.0 cm，0.2 ～ 0.5 cm

的最常见；Ⅰb型：毛细血管呈蜘蛛痣样扩张。Ⅱ型：血管扩张涉及范围广，呈弥散性分布，与周围正常黏膜的分界较模糊，病变可略突出于黏膜面。Ⅲ型：病变呈紫红色或蓝紫色团块状，可略突出于黏膜面，与周围正常黏膜分界清晰，病变范围一般为 0.3～2.0 cm，可分为两个亚型，Ⅲa型：单个血管瘤样团块；Ⅲb型：多发的血管瘤样团块。Ⅳ型：呈点状血管瘤样，最常见为遗传性出血性毛细血管扩张症。病变范围广泛呈紫红色点状毛细血管瘤样扩张，伴有口腔、舌黏膜及睑部等处皮肤的毛细血管扩张。

（二）选择性血管造影

选择性血管造影可显示出异常血管的形态、分布、大小范围，并根据供血动脉的来源进行定位诊断，因而对胃肠道血管畸形有较高的诊断价值。当病变处出血量达 0.5 ml/min 以上时，可显示造影剂外溢，诊断阳性率可达 75%～90%，对急性大出血病例，应首选血管造影。

胃肠道血管畸形行血管造影的主要征象有：①肠壁内有密度增高和排空延迟的扩张、迂曲的静脉为本病早期最常见的 X 线表现，提示黏膜下血管扩张；②动脉相可见供血动脉的分支末端呈不正常的血管丛，表现为烛台样或卵圆形的血管簇集，显影持续到静脉相，提示病变范围扩大并累及黏膜下小静脉；③静脉早期充盈（6～8 秒即出现），提示动静脉瘘的存在；④造影剂外溢持续存在，为急性出血的表现。

数字减影血管造影（DSA）利用同一部位造影前后两次成像相减原理，单独显示血管结构，避免与其他组织结构的重叠，充分显示动脉期、实质期和静脉期的动态变化，更有助于本病的诊断。

胃肠道血管畸形行 DSA 的主要征象有：①肠壁出现异常增多细小血管，成丛或成堆，结构较乱，或伴供血动脉轻度扩张；②肠壁染色增浓，出现点状、斑状造影剂浓集区或造影剂外溢显示整段肠管；③引流静脉早期显示，呈"双轨"征象，肠壁内静脉扩张、迂曲。

（三）核素扫描检查

对 Treitz 韧带以远的消化道活动性出血较敏感，可检出 0.1 ml/min 的出血，优点是无创、可反复检查，但对出血量小或出血静止期的病变常不能检出，且对出血病变定位性较差，不能明确病变的性质，从而限制了对治疗的指导作用。

（四）消化道钡餐和小肠气钡造影检查

对血管畸形诊断价值不大，但可排除其他疾病，如消化道溃疡、肿瘤、憩室、结核等所致的消化道出血。

（五）剖腹探查

对于反复消化道出血而又不能明确诊断者，应尽早行剖腹探查，必要时可加术中肠镜，借助肠镜的灯光透照肠壁使血管网清晰显露，以明确病变的准确部位。

五、诊断

需结合病史和临床表现综合考虑。凡反复出现不明原因的消化道大量或慢性、间歇性出血者，应怀疑本病。体检除贫血外，多无其他明显的阳性发现。内镜是最常用、最有价值的诊断方法，对于内镜能够达到的部位，如胃、十二指肠上段、回肠末端及结肠，首选内镜检查。排除消化道两端出血后，怀疑小肠出血时，应行选择性血管造影或核素显像，有条件者可选用胶囊内镜。消化道钡剂造影对本病诊断价值不大，但可以是鉴别诊断的手段。本病的确诊须靠病理组织学检查。

六、治疗

应根据患者消化道出血的严重程度和病情复发情况进行个体化治疗，对于无症状的胃肠道血管畸形患者无须进行预防性治疗，可定期随访观察；对于反复出现消化道出血的患者，可酌情进行保守治疗、内镜治疗、介入治疗及外科手术治疗等。

（一）保守治疗

避免诱发消化道出血的各种因素，包括避免进食粗糙及刺激性食物，防止血压升高，尤其要注意避免服用可促发出血的药物，如血管扩张药、激肽释放酶、非甾体消炎药、肝素等。对于活动性出血的患者，首先要稳定血流动力学状态和控制出血，如输血、输液、保持水电解质平衡，胃肠道减压，应用止血剂等。有资料报道，雌激素和孕激素联合治疗胃肠道血管畸形引起的出血有一定疗效，机制不明，推测与提高血液凝固活性、增强血管内皮细胞完整性、减轻肠系膜微循环淤积有关或抑制前列环素产生、释放有关。

（二）内镜治疗

内镜治疗具有操作比较简单、创伤小、并发症少、疗效较高的特点，并且根据需要还可重复应用，但应注意防止穿孔等并发症。

1. 适应证与禁忌证

(1) 适应证：①内镜能到达部位的血管畸形；②曾经发生过出血的血管畸形；③目前有活动性出血的血管畸形。

(2) 禁忌证：①有内镜检查禁忌证，如严重心肺疾病、消化道狭窄等；②休克或昏迷者；③血管畸形合并出血，血容量不足尚未纠正者。

2. 操作方法

(1) 内镜下血管夹止血术：适用于畸形的小血管破裂出血。内镜下用钛夹夹住出血少血管，数日后夹子可自动脱落，局部血管内血栓形成，达到止血目的，对于动、静脉出血的止血效果均较好。

(2) 内镜下局部注射止血术：适用于小静脉及毛细血管畸形的出血患者。注射方法为出血灶周围多点注射，每点 1 ml 左右，共为 5 ～ 10 ml，注射深度不超过黏膜下层，注射速度应慢，以免引起坏死及穿孔。

常用注射剂：①硬化剂：常用 5% 鱼肝油酸钠或 1% 乙氧硬化醇。注射后局部组织肿胀，血管内血栓形成，从而达到止血目的；②止血合剂：由 10% NaCl 9 ml + 肾上腺素 0.5 mg + 巴曲酶 1 U 组成。其中肾上腺素具有强烈的血管收缩作用，高渗盐水可使局部组织肿胀，延长肾上腺素及巴曲酶的作用时间，巴曲酶具有促进血液凝固作用。

(3) 内镜下高频电凝止血术：适用于渗血、血管显露、散在的出血点或有血凝块等出血情况。包括双极电凝和单极电凝。电凝探头直接接触出血部位，通电产生高温，使局部组织脱水、凝固达到止血的目的。为防止电凝后探头与凝固组织粘连，可选用末端置有喷头吸孔的电凝探头，在电凝的同时进行冲洗或吸引。

(4) 内镜下热探头止血术：适应证同高频电凝止血。将聚四氯乙烯探头与出血病灶接触，产生热能使蛋白质凝固而止血。

其他还有微波治疗、激光治疗及吸引套扎治疗等。术后应禁食 24 小时，检测心率、血压等生命体征，注意观察有无呕血、黑便等活动性出血等。

（三）介入治疗

通过选择性血管造影发现胃肠壁血管畸形病灶后，可在透视下行介入治疗，具有快速、简便、疗效确切的优点。

1. 导管灌注

将血管加压素或垂体后叶素通过血管造影导管灌注到病灶局部血管，使胃肠道平滑肌和内脏血管床收缩，减少局部血流量，从而达到控制出血的目的。常选择肠系膜上动脉或肠系膜下动脉灌注治疗。在用药过程中应密切观察患者局部或全身副作用。该治疗方法的缺点是出血复发率较高。

2. 栓塞治疗

将某种固体或液体物质通过导管选择性地注入出血血管并使其栓塞，可达到止血目的。胃肠道血管畸形合并出血时最常用的血管栓塞剂为海绵类栓塞剂、簧圈类栓塞剂和组织坏死剂。其止血效果确切，但应注意由于空回肠、结肠的直小动脉和边缘动脉细小，且侧支循环不丰富，栓塞治疗后可能会出现缺血性肠炎或肠梗死。

（四）手术治疗

手术治疗的主要适应证有：小肠血管畸形、多次内镜及介入治疗无效、危及生命的大出血以及诊断未明而大量反复出血的患者。手术成功的关键是明确病变的部位和范围。防止病灶残留或遗漏而发生术后再出血。

术中应仔细对照血管造影片确定病变部位，必要时可给予亚甲蓝血管内注入寻找并确认病灶。对于肠壁较小病灶、出血不明显者，可术中行肠镜检查，借助肠镜灯光透照肠壁使血管网结构清晰显露，从而确认病变部位。也有报道称，在选择性血管造影基础上，通过超选择性插管置入导引钢丝或造影导管作为术中定位标记，对确认肠血管畸形部位精确可靠。

手术方法有单纯血管间断缝扎或相应病灶切除，切除范围要根据病变的具体范围而定。

第七节 假膜性肠炎

假膜性肠炎又称为抗生素相关性肠炎，一般发生于腹部大手术后应用广谱抗生素后 4 ～ 6 天，多考虑是大量广谱抗生素破坏了肠道的正常菌群平衡，导致抗生素耐药菌群（艰难梭状芽孢杆菌、金黄色葡萄球菌）在肠道内大量繁殖，产生毒素作用于肠道而发病。主要病理特征为病变黏膜充血、水肿，广泛糜烂及灶性坏死。

一、病因和发病机制

正常情况下，肠道菌群与机体之间保持着微生态平衡以维持机体健康。抗生素的应用破坏了肠道微生态平衡，故广谱抗生素更易引起抗生素相关性肠炎。1987 年首次确认难辨梭菌是该病的致病菌。该菌是一种有芽孢的革兰染色阳性的厌氧杆菌，为肠道正常菌群中含量极少的一种细菌，只有在肠道菌群失调时，难辨梭菌才能大量繁殖而致病。难辨梭菌可通过释放肠毒素 A 和细胞毒素 B 引起腹泻和结肠炎，毒素促进小血管内凝血、血栓形成，导致肠黏膜发生缺血、坏死甚至穿孔；还可刺激肠上皮细胞的腺苷酸环化酶系统，促进水钠及黏液的分泌，引起分泌性腹泻及形成假膜。

免疫功能低下的患者，如糖尿病、肝肾疾病、肿瘤行放化疗者、手术后或服用免疫抑制剂者易发生本病。

二、病理

轻症患者仅显示轻微的结肠黏膜炎症或水肿，严重者表现为弥散性肠黏膜糜烂、溃疡及灶性坏死。还可见由纤维素、炎性细胞、脱落坏死的组织、黏液和细菌形成的假膜，呈黄绿色或棕色，片状分布，质软易脱落。浆膜面较完整，严重者可见充血。

三、临床表现

抗生素相关性肠炎的症状常在应用抗生素后 2～9 天后出现，也有在治疗开始后数小时或治疗结束后 3～4 周才发病。个体间临床表现的严重程度相差很大，典型的表现为应用抗生素治疗 1 周后出现痉挛性腹痛和腹泻，腹泻常为水样便，轻者 2～3 次/天，便呈蛋花样或淡绿色，重者则大量水泻，每日可达 4 000 ml，可引起严重脱水、代谢性酸中毒及肾衰竭等表现。腹泻的严重程度与用药剂量及时间长短无关。形成假膜者可排出假膜，血便，但大量便血者少见。出现毒血症者可表现为发热、心动过速、乏力及谵妄等。少有菌血症和肠外感染。

体检可有腹部局限或弥散性压痛。

四、实验室和辅助检查

（一）实验室检查

1. 粪便检查

近半数患者粪便常规检查可见白细胞。粪便培养难辨梭菌敏感性高，但特异性不高。

2. 细胞毒素分析

粪便中检测到难辨梭菌毒素即可确诊本病，采用组织培养测定法检测粪便中毒素 B 是目前国际公认的诊断难辨梭菌感染的"金标准"，临床上常用酶联免疫测定法检测毒素 A。

3. 其他化验检查

外周血白细胞明显升高，重症者可出现电解质紊乱、酸中毒及低蛋白血症。

（二）结肠镜检查

结肠镜下表现为非特异性结肠炎，肠黏膜充血、水肿，可出现黏膜糜烂、溃疡、出血，形成假膜者可见黄白色、灰绿色斑片状假膜。结肠镜检查前一般不进行肠道清洁，检查过程中应注意少注气，每例被检者都应取活检。

（三）影像学检查

1. 腹部 X 线片检查

可显示黏膜水肿、结肠袋消失或结节样增厚、肥大，其中结肠袋结节样增厚是病情严重的表现。

2. 钡剂灌肠检查

可较 X 线片检查进一步显示黏膜异常的细节，但因为有引起穿孔和中毒性巨结肠的危险，禁忌用于假膜性肠炎或重症患者。

3.CT 检查

CT 扫描下假膜性结肠炎的特异性改变是由宽大的结肠袋和水肿的结肠袋皱襞形成的"手风琴"样改变。

五、诊断和鉴别诊断

（一）诊断

对任何使用抗生素的过程中或结束后出现腹泻的患者，特别是应用广谱抗生素后 5 ～ 10 天，应考虑抗生素相关性结肠炎的诊断。结合实验室、影像学检查和内镜检查不难确立诊断。

（二）鉴别诊断

1. 缺血性结肠炎

多见于有心血管疾病的老年患者，主要症状为突发腹痛和血便。腹泻的发生与应用抗生素的关系，粪便细胞毒素检测有助于鉴别诊断。

2. 溃疡性结肠炎

年轻患者多见，有反复脓血便和腹痛的症状，结肠镜及活检病理学检查有助于鉴别。

3. 结肠克罗恩病

结肠镜下表现为节段性透壁溃疡，肠道呈鹅卵石样改变，多合并还有小肠部位的累及。活检病理显示特征性的非干酪样肉芽肿。

4. 无结肠炎的抗生素相关性腹泻

表现为抗生素治疗 7 天后出现腹痛、腹泻，停用抗生素后症状缓解。行结肠镜及活检病理学检查可提供鉴别诊断。

5. 与抗生素无关的难辨梭菌性结肠炎

少见，为肿瘤患者应用化疗药物后的腹痛、腹泻，无假膜形成。

六、预防

预防本病的最好方法是合理应用抗生素，避免滥用。对感染难辨梭菌的患者应与其他患者隔离，医务人员处理患者粪便、衣物或便盆时应戴手套，操作后洗手。

七、治疗

治疗的目标是消除细菌、消除或减弱细菌毒素的作用、扶植肠道正常菌群、改善全身和腹部消化道的症状。

1. 病因治疗

病因治疗极为重要，临床用药应严格掌握适应证，对大量使用广谱抗生素的要严密观察消化道的变化。一旦怀疑本病或已明确诊断应立即停用正在使用的抗生素。停用抗生素以后有利于肠道其他细菌特别是需氧菌的生长，抑制厌氧菌生长，恢复正常的肠道内环境。

2. 抗生素的应用

在大便培养及药物敏感实验得出结果之前应及时改用抗生素，可使用针对性强的窄谱抗生素。

(1) 红霉素：金黄色葡萄球菌为病原的可使用红霉素，30 mg/kg，分 4 次口服，或 2 ～ 4 mg/kg 静脉滴注，疗程为 7 ～ 10 天。

(2) 万古霉素：万古霉素对难辨梭状芽孢杆菌有抗菌活性，在肠道内很少被吸收，能维持较高的药物浓度，很少有全身的毒副作用，对金黄色葡萄球菌也有作用，故被临床确认为治疗本病的首选药物。口服万古霉素 500 mg，4 次 / 天，至少 10 天。一般临床症状迅速好转，腹泻、发热、腹痛常在 48 ～ 96 小时内缓解，大便毒素滴度在 3 ～ 7 小时内逐渐下降。但有少部分患者症状缓解停药后有复发。其原因可能有：①应用万古霉素以后，难辨梭状芽孢杆菌形成芽孢，停用药物以后芽孢发育和繁殖再次产生毒素；②患者再次感染难辨梭状芽孢杆菌（难辨梭状芽孢杆菌出现紧急耐药菌株的可能性不大，因为再次使用万古霉素仍然有效，而且未能检出耐药菌株）。有人认为，使用万古霉素的总剂量和疗程的长短对停用抗生素后的复发无直接关系，采用逐渐减少剂量或间歇用药的方法也不能防止疾病的复发。如果发生复发可以重复一个疗程的用药。万古霉素治疗的主要缺点是味苦难闻和有较高的复发率，且价格昂贵。

(3) 甲硝唑：甲硝唑也常被用于本病的治疗，得到较满意的疗效。体外实验中甲硝唑对难辨梭状芽孢杆菌有很好的抑制作用，缺点是口服时药物易被吸收，肠道的浓度相对较低，使用时需要加大剂量。甲硝唑 0.4 g 口服，4 次 / 天，5 天后改用 0.2 g，1 次 /8 小时，再用 5 天。对不能口服的可经静脉给药，成人和 12 岁以上儿童每次 0.5 g，1 次 /8 小时。个别情况下甲硝唑也可以成为假膜性肠炎的诱因，但仍然不失为很好的治疗药物。

(4) 磺胺脒和酞磺胺噻唑：1 g 口服，4 次 / 天，共 7 ～ 10 天。

(5) 杆菌肽：也有用杆菌肽、林可霉素治疗的报道。杆菌肽是对细胞壁有活性的多肽，体外实验能抑制难辨梭状芽孢杆菌。与万古霉素相同，口服给药时从胃肠吸收少，粪便中可获得较大的浓度，全身的毒副作用少。杆菌肽的口服剂量是 25 000 单位，4 次 / 天，疗程 1 周。应用高压氧治疗可以抑制肠道内的厌氧菌的生长繁殖。一般用 3 个大气压作间歇治疗，5 ～ 7 次为 1 个疗程。

3. 抗毒素抑制毒素的致病作用。

(1) 考来烯胺：考来烯胺在体外能结合难辨梭状芽孢杆菌的细胞毒和肠毒素，此药在肠道内发挥离子交换树脂作用与肠道内梭状芽孢杆菌结合排出肠外，阻断或降低毒素的组织毒性和活力，促进回肠末端对胆盐的吸收，减轻症状。常用剂量为每次口服 4 g，1 次 /6 小时，共 5 天。考来烯胺适合轻症或经初期治疗成功而复发的，以及使用万古霉素后减少剂量而复发的。

(2) 气性坏疽梭状芽孢杆菌多价抗毒素：常用剂量为 50 000 U，加于 5% 葡萄糖液 50 ml 静脉点滴，2 次 / 天，直到效果满意。

(3) 考来烯胺：此药能与毒素结合，减少吸收。一般用 2 ～ 4 克口服，3 次 / 天。

4. 扶持正常菌群

由于难辨梭状芽孢杆菌肠道定植阻力的丧失是假膜性肠炎病理中一个重要因素，所以从理论上讲，可以用重建正常菌群的方法治疗。

(1) 药物治疗：乳酶生 0.9 g，3 次 / 天。维生素 C 0.1 g，3 次 / 天。叶酸、复合维生素 B、维生素 B_{12}、谷氨酸等能促进肠内球菌正常菌群的繁殖。乳糖、蜂蜜、麦芽糖等促进大肠杆菌的繁殖。

(2) 健康人粪便：用健康入肠道含正常菌群粪便为供体，用粪便灌肠方式治疗假膜性肠炎能取得较好的效果。其方法是取大便 5 ～ 20 g 加 200 ml 生理盐水混匀过滤后保留灌肠，1 ～ 2

次／天，3～5 天为 1 个疗程。

5. 对症及全身支持治疗

(1) 抗休克和对毒血症的治疗：补充血容量并给予全血、血浆或清蛋白，增强抵抗力及抗休克的能力。对毒血症的治疗可以短期应用。肾上腺皮质激素以期达到减轻毒血症的作用，有利于纠正休克。但没有必要大剂量、长期使用。血压偏低可用多巴胺、间羟胺等血管活性药物。

(2) 纠正水电解质紊乱及酸碱平衡失调：腹泻可以导致脱水，一般为等渗性脱水，应根据生化检查和尿量补充丢失的水和钾、钠盐。使用碱性药物纠正酸中毒。单纯以静脉补充液体常难以补足血容量，肠道尚有正常黏膜可以吸收水分时，可以通过口服途径补充葡萄糖盐水 (1 000 ml 生理盐水中加用 20 g 葡萄糖或 40 g 蔗糖)，葡萄糖在被吸收的同时作为载体将钠离子吸收，有利于补充钠的丢失和酸碱平衡的恢复。

(3) 肠外营养 (PN) 治疗：本病有严重的腹泻，病程中影响进食，病程长，常易导致氮的负平衡。因此，PN 治疗可以增强机体的抗御疾病的能力，加速组织的修复。

(4) 治疗基础疾病：在治疗过程中要注意对于基础疾病的治疗，纠正心力衰竭，改善肝功能等。

6. 手术治疗

在非手术的积极治疗下，病程无改善，怀疑肠坏死、肠穿孔或发生中毒性巨结肠的可在纠正酸中毒、补足血容量的同时积极手术探查。

(1) 小肠修补或肠切除术：适合于局部或一段肠管病变，肠壁充血水肿、坏死、穿孔者。可酌情行修补或一期切除吻合。

(2) 回肠造口和横结肠造口术：中毒性巨结肠或肠穿孔时由于病情危重，全身状况差，不容易经受较大手术，可行末段回肠造口或横结肠双腔造口术，同时可经造口灌注万古霉素或甲硝唑。

第八节　嗜酸细胞性胃肠炎

嗜酸细胞性胃肠炎是一种以周围血嗜酸性粒细胞增多为特征的胃肠道疾病，胃和小肠有不同程度的嗜酸性粒细胞浸润，病因不明确，与过敏反应、免疫功能障碍有关。对糖皮质激素治疗反应良好，青壮年好发，儿童少见。嗜酸细胞性胃肠炎可发生于任何年龄，以 20～50 岁发病最多。病变可侵犯自食管至结肠的全消化道黏膜。嗜酸细胞性胃肠炎的临床症状和体征依赖于胃肠壁受浸润的深度和食管胃小肠和结肠病变的有无，临床可分为 3 型。

一、病因和发病机制

嗜酸细胞性胃肠炎的病因不明，可能与机体对外源性或内源性变应原的全身或局部变态反应和免疫功能障碍有关。约一半患者存在个人或家族变态反应病史，如有过敏性鼻炎、湿疹或荨麻疹等病史。部分患者的症状可由某些食物或某些药物或毒素诱发，有些患者摄入某些食物后，血清 IgE 水平增高，并伴有相应的胃肠道症状，因此，有学者认为本病可能与特殊食物过敏有关。

鉴于本病患者有个人或家族过敏史，部分患者血清 IgE 水平增高，糖皮质激素治疗有效，有学者提出 I 型变态反应假说。食物或药物等过敏源进入胃肠道组织，使肥大细胞致敏、活化脱颗粒，释放组胺、嗜酸性趋化因子和缓激肽等物质，引起嗜酸性粒细胞的浸润和脱颗粒活化，而所释放的嗜酸性粒细胞过氧化酶又可促使肥大细胞释放组胺，形成恶性循环。但是 I 型变态反应假说并不能解释所有的患者，因为：①近半数的患者发病之前并没有过敏史；②有些患者在控制摄入可疑过敏食物后，其胃肠道症状未见缓解；③部分病例的血清 IgE 水平并不增高。还曾有报道指出，嗜酸细胞性肠炎具有遗传倾向，但目前尚未有定论。

二、病理

病变可累及消化道任何部位，可从咽部至直肠，其中以胃和小肠最多见。按浸润范围可分为局限或弥漫型。组织学特点为大量嗜酸性粒细胞浸润，同时可伴有淋巴细胞、巨噬细胞等炎性细胞的浸润。嗜酸性粒细胞可仅浸润胃肠壁的某一层，亦可累及全层。

Klein 等根据嗜酸性粒细胞浸润的程度分为 3 型：①黏膜型：黏膜层有大量嗜酸性粒细胞浸润，伴有明显的上皮细胞异常，小肠绒毛萎缩或消失，引起吸收不良和蛋白质丢失等；②肌层型：以累及肌层为主，胃肠壁增厚导致狭窄与梗阻；③浆膜型：浸润以浆膜层为主，浆膜增厚，并可累及肠系膜淋巴结，可出现腹腔积液。

三、临床表现

嗜酸细胞性胃肠炎发病无性别差异，可发生于任何年龄，其中以 20～50 岁多见。该病的临床表现因病变部位、病变范围和胃肠壁受累层次的不同而异，根据 Klein 等提出的分型，各型可单独存在，也可与其他两型并存，各型的临床表现如下。

（一）黏膜型（I 型）

最常见，以黏膜层病变为主，主要症状为腹痛、腹泻、恶心、呕吐、体重下降等。体检可有皮肤湿疹、荨麻疹、足踝部水肿等表现。病变广泛累及小肠时出现小肠吸收不良、蛋白丢失性肠病、黄疸等全身性表现，青少年患者可出现发育不良，女性则可有继发性闭经。部分可因胃黏膜溃疡出血而出现贫血表现，但胃部巨大溃疡少见。

（二）肌层型（II 型）

病变主要侵犯肌层，引起胃和小肠壁增厚、僵硬，主要表现为幽门梗阻和小肠梗阻的相应临床表现。

（三）浆膜层（III 型）

以浸润浆膜层为主，最少见，约占整个嗜酸细胞性胃肠炎的 10%。出现腹腔积液，内含大量嗜酸性粒细胞。

四、实验室和辅助检查

（一）实验室检查

约 80% 的患者外周血中嗜酸性粒细胞增多。还可出现缺铁性贫血的血常规改变，血清 IgE 水平增高，血沉增快，人血清蛋白降低。粪便检查主要用于排除肠道寄生虫感染，嗜酸性细胞性胃肠炎患者的粪便检查呈潜血阳性，有的还可见夏科 - 雷登 (CharCOt-Leyden) 结晶，有些患者有轻中度脂肪泻，D- 木糖耐量试验异常。

（二）内镜检查

适用于累及黏膜和黏膜下层的嗜酸细胞性胃肠炎患者。内镜下表现无特异性，表现为黏膜皱襞粗大、充血水肿、结节改变，还可见片状糜烂溃疡或散在出血点。活检病理学上证实胃肠道黏膜有大量嗜酸性粒细胞浸润，是诊断本病的关键。由于活检不易取到病变组织，建议在病变部位和正常部位多点活检，活检阴性者并不能排除本病。

（三）X 线检查

X 线钡餐检查缺乏特异性，可见黏膜皱襞增宽，呈结节样充盈缺损，溃疡样改变，胃肠腔狭窄及梗阻。

（四）CT 检查

可见胃肠壁增厚，腹水或肠系膜淋巴结增大。

（五）腹腔穿刺

腹腔积液患者应行腹腔穿刺检查，以明确诊断和提供鉴别诊断。嗜酸细胞性胃肠炎的腹腔积液为渗出性，内含大量嗜酸性粒细胞。为区分嗜酸性粒细胞和中性粒细胞，应行腹腔积液涂片染色。

（六）腹腔镜检查

腹腔镜下无特异性表现，其意义在于进行腹腔组织活检行病理学检查。

（七）手术探查

一般不需行剖腹探查来明确诊断，但当有肠梗阻或幽门梗阻，或怀疑有肿瘤时才进行手术探查。

五、诊断和鉴别诊断

（一）诊断

临床诊断主要根据临床表现，外周血常规，内镜加活检病理学检查和影像学检查。

1.Leinbach 标准

(1) 进食特殊食物后出现胃肠道症状和体征。

(2) 外周血嗜酸性粒细胞增多。

(3) 组织学证实胃肠道有嗜酸性粒细胞增多或浸润。

2.Talley 标准

(1) 有胃肠道症状。

(2) 活检病理学检查显示消化道 (从食管到结肠)1 个或 1 个以上部位有大量嗜酸性粒细胞浸润，或有放射学检查结肠异常伴外周血嗜酸性粒细胞增多。

(3) 排除寄生虫感染及胃肠道以外嗜酸性粒细胞增多的疾病。

该病诊断较困难，临床上凡遇到难以解释的胃肠道症状，外周血嗜酸性粒细胞增高，有过敏个人或家族史，摄入某些食物或药物后出现或加重胃肠道症状者均应考虑存在本病的可能。

（二）鉴别诊断

1. 嗜酸性粒细胞增多症

该病同样具有外周血嗜酸性粒细胞增高，但与嗜酸细胞性胃肠炎不同的是，其病变累及范围广泛，除了肠道，还累及其他实质器官，如心、肺、肾、脑等，病程短，预后差，常在短期内死亡。

2. 肠寄生虫感染

钩虫、血吸虫、绦虫、线虫所致的寄生虫病可引起非特异性胃肠道症状和外周血嗜酸性粒细胞增多，可反复检查粪便虫卵予以鉴别。

3. 嗜酸性肉芽肿

主要发生于胃和大小肠，呈局限性肿块，病理学检查为嗜酸性肉芽肿混于结缔组织基质中。过敏史少见，外周血白细胞数及嗜酸性粒细胞常不升高。

4. 消化不良

嗜酸细胞胃肠炎可有消化不良的临床表现，应与其他有消化不良症状的疾病相鉴别，如溃疡、肿瘤等。内镜和活检病理检查可予鉴别。

5. 风湿性疾病

各种血管炎和结缔组织病可出现不同程度的外周血嗜酸性细胞增多，累及胃肠道时，可出现腹痛、腹泻和消化不良等表现。组织活检病理学检查和各项免疫学指标有助于鉴别诊断。

6. 肿瘤和恶性淋巴瘤

也可有外周血嗜酸性粒细胞增高和非特异性胃肠道表现，但同时有肿瘤与淋巴瘤的其他表现。

六、治疗

（一）一般治疗

对已确定的或可疑的过敏食物、药物应立即停止使用。无食物或药物过敏史者，也应停止服用可能引起致敏的特异性食物，如牛奶（特别在儿童）、蛋类、鱼肉类、海虾和麦胶制品。

（二）药物治疗

1. 糖皮质激素

糖皮质激素对本病有良好疗效，用药 1～2 周后多数患者的症状得到改善，外周血嗜酸性粒细胞降至正常水平。以腹腔积液为主要表现的患者在应用激素 7～10 天后腹腔积液完全消失。少数患者激素治疗不能完全消除症状，可加用硫唑嘌呤 50～100 mg/d，能有良好疗效。一般应用泼尼松 20～40 mg/d，口服，服药 7～14 天症状控制后，减量维持。也可应用相当剂量的地塞米松。

2. 色甘酸钠

此药是肥大细胞膜稳定剂，可稳定肥大细胞膜，抑制肥大细胞脱颗粒，防止组胺和缓激肽等介质的释放而发挥其抗过敏作用。1988 年 Moots 报道应用色甘酸钠治疗一例激素治疗无效的患者，取得了良好效果。用量方法是每次 40～60 mg，一日 3 次，口服，疗程从 6 周至数月不等。糖皮质激素治疗无效或用药过程中出现了较为严重的副作用者可应用色甘酸钠治疗，作为激素的替代药物。

（三）手术治疗

以肌层浸润为主的患者常有幽门梗阻或小肠梗阻，在内科保守治疗无效时，可考虑手术治疗，但术后易复发。术后如仍有症状或嗜酸性粒细胞升高者，可口服小剂量泼尼松维持治疗。本病为自限性疾病，大多预后良好，尚无恶变的报道。

第九节　急性坏死性小肠炎

急性坏死性小肠炎是一种局限于小肠的急性出血性坏死性炎症。本病确切病因未明，近年认为由产 B 毒素的 C 型魏氏杆菌所致，以儿童和青少年多见，常于夏秋季发病，可有不洁饮食史。病变主要发生在空肠或回肠，严重者累及全小肠，呈节段性肠壁充血、水肿、炎性细胞浸润，广泛出血、坏死及溃疡形成甚至穿孔，肠腔大量坏死物及血性液，肠管扩张，伴有混浊或血性腹腔渗液。本病死亡率高达 25%～30%。

一、病因和发病机制

本病的病因尚未完全阐明。许多研究显示，其发病与一种产生 B 毒素的革兰阳性专性厌氧菌 -C 型产气荚膜杆菌 (Welchii 杆菌) 有关。B 毒素可使肠黏膜溶血坏死，产生坏疽性肠炎，诱发肠梗阻，甚至肠穿孔。本病发病的关键因素为：以含有耐热性胰蛋白酶抑制因子的甘薯或大豆粉为主食，以及低蛋白饮食模式，导致肠腔内蛋白酶浓度低下，不能有效地破坏 B 毒素，从而引起发病。有学者曾经胃管给动物只灌注 Welchii 杆菌液，动物并不发病。但若同时灌注含有酶抑制因子的生甘薯粉或生大豆粉，则引起与急性出血坏死性肠炎相同的组织病理学改变。动物实验还发现，含有胰蛋白酶的狗胰提取液能有效地防止和减轻本病的发生和发展。此外，发病还可能与进食被致病菌污染的肉类食物；饮食习惯突然改变，从以蔬菜为主的饮食模式转变为以肉食为主；以及早产儿肠道屏障功能不成熟等有关。鉴于在本病中 C 型产气荚膜杆菌的检出率并不高，有些学者认为本病是一种由细菌、病毒或分解产物引起的强烈变态反应性疾病。也有认为 A 型产气荚膜杆菌也可引起本病。

二、病理

病变部位以空肠及回肠为主，且最严重，也可累及十二指肠、结肠及胃，甚至全胃肠道。病变多呈节段性，也可呈多发性，常起始于黏膜，与正常黏膜分界清楚，进一步扩展至黏膜肌层，甚至浆膜层。镜下见病变肠段黏膜呈深浅不一的坏死改变，黏膜下水肿和炎症细胞浸润。病变肠壁明显增厚、变硬。肠壁小动脉内类纤维蛋白沉积、栓塞，血管壁纤维素样坏死，也常有血栓形成，导致小肠出血和坏死。肠壁肌神经丛细胞可有营养不良性改变。肠平滑肌可见肿胀、断裂、玻璃样变及坏死。

三、临床表现

本病全年均可发生，多见于夏秋季，男性多于女性，儿童、青少年多见。该病起病急，发病前多有不洁饮食史，受冷、劳累及营养不良等因素可诱发本病。

临床表现主要为腹痛、腹泻、便血、发热、恶心及呕吐等。腹痛症状最早出现，多起病突然，初为脐周或中上腹的阵发性绞痛，渐转为全腹持续性痛、阵发性加剧。粪便初为糊状，后为黄水样，继之呈暗红色或洗肉水样血便，甚至呈鲜血状，粪量少且恶臭，无里急后重感。出血量不定，轻者仅为粪便隐血试验阳性，严重者一天可达数百毫升。腹泻和便血时间短者仅 1～2 天，长者可达 1 个月余，间歇发作，或反复发作。还可有全身中毒症状，病情严重者可出现休克及多器官衰竭等。

腹部体征早期较少，有时可见到肠型。上腹部和脐周可有明显压痛和腹膜炎体征。早期肠鸣音亢进，而后减弱或消失。

根据临床表现的不同，该病分为 5 型：①胃肠炎型：见于早期，表现为腹痛、腹泻、低热等；②中毒性休克型：出现中毒性休克的表现，常在发病后第 1～5 天内发生；③腹膜炎型：腹腔内有血性渗出液，有腹膜炎征象；④肠梗阻型：有肠梗阻症状，腹部 X 线片示多个液平面；⑤肠出血型：以血水样或暗红色血便为主。以上各型之间可相互转化或合并出现。

四、实验室和辅助检查

（一）实验室检查

1. 血常规

外周血白细胞明显增多，甚至高达 $4.0\times10^9/L$ 以上，以中性粒细胞增多为主，常有核左移。红细胞和血红蛋白常降低，血小板可降低。

2. 粪便检查

粪便隐血试验强阳性，或呈暗红或鲜红色血便，镜检可见大量红细胞，有少量或中等量脓细胞。

3. 病原学检查

粪便培养有助于确定病原菌，但其阳性率不高。动物实验还证实，可用肠壁活检组织做定量 PCR 检测该菌。还可用腹腔积液、小肠内容物或坏死肠壁做病原学检查。同时还应做细菌药物敏感试验，帮助选择有效的抗生素。

（二）影像学检查

1. X 线检查

腹部 X 线片可显示肠麻痹，或轻、中度肠扩张。出现肠梗阻的患者，其直立位 X 线片有多个液平面；肠穿孔者有气腹的表现。因有引起肠穿孔的危险，急性期不宜做钡餐或钡剂灌肠 X 线检查。钡剂灌肠 X 线检查可见肠壁增厚、水肿，结肠袋消失。由于部分肠壁坏死、结肠细菌侵入的原因，部分病例可见到肠壁间有气体，或可见黏膜溃疡或息肉样病变，肠管僵直。还有部分病例可出现肠痉挛、肠腔狭窄和肠壁囊样积气。

2. B 超检查

可观察肠壁和肠系膜的病理改变，识别各种并发症，排除其他疾病。但 B 超检查结果受操作者的操作技能和经验的影响。

五、诊断和鉴别诊断

（一）诊断

临床上急性起病，剧烈腹痛、腹泻、血便的患者伴有发热、乏力等全身中毒症状，有不洁饮食史，结合外周血白细胞明显增多、以中性粒细胞增多为主、伴有核左移，腹部 X 线片示小肠扩张或肠壁增厚，即应考虑急性坏死性小肠炎的诊断。

（二）鉴别诊断

1. 中毒性细菌性痢疾

有类似急性坏死性小肠炎的临床表现，但患者多为脓血便，伴里急后重，病理学改变为黏膜呈溃疡性化脓性炎症改变。粪便培养痢疾杆菌阳性。

2. 腹型过敏性紫癜

腹型过敏性紫癜患者表现为腹痛、血便，常伴有皮肤紫癜、无发热等表现，血小板明显降低。

3. 急性克罗恩病

常慢性起病，主要症状为腹痛和脓血便，活检病理学特征性病变为非干酪性肉芽肿病变。

4. 肠套叠

婴幼儿多见，典型表现为腹痛、血便和腹部包块，多无发热，钡灌肠 X 线检查可予鉴别。

5. 阿米巴肠病

粪便呈酱红色，恶臭。阿米巴痢疾病原学检查有确诊意义。

6. 肠息肉病

有腹痛、腹泻等表现，血便者少。结肠镜检查可予鉴别。

六、治疗

对于发病早期、病情轻、无并发症者宜内科治疗，若内科治疗无效，或出现肠穿孔、肠梗阻等并发症者，应考虑外科手术治疗。

（一）一般治疗

1. 禁食和胃肠减压

应卧床休息和禁食，一般禁食 1 ～ 3 周，过早进食易导致疾病复发。恢复饮食时应先进少许流质饮食，以后渐进食半流质、少渣饮食至恢复正常饮食。腹胀和呕吐严重者可做胃肠减压。

2. 维持水电解质平衡

根据病情酌定输液总量和成分。儿童每日补液量为 80 ～ 100 ml/kg，成人 2 000 ～ 3 000 ml/d，并加适量氯化钾。

（二）抗生素治疗

可预防性应用抗生素，常选用针对肠道杆菌的抗生素，一般选择两种联合应用。

（三）抗休克和对症治疗

早期应用糖皮质激素有助于纠正中毒性休克，但可加重肠出血和促发肠穿孔。一般应用不超过 5 天。迅速补充血容量纠正休克，必要时输血浆，应用血管活性药。

严重腹痛者给予镇痛药；高热者可给予解热药或物理降温；烦躁者应用镇静药。

（四）手术治疗

手术指征为：①肠穿孔；②严重肠坏死，腹腔内有脓性或血性渗液；③反复大量便血，并发休克；④完全性肠梗阻；⑤不能排除其他急需手术治疗的急腹症。

临床症状凶险，死亡率可高达 25% ～ 30%，应加强全身支持治疗，早期防治休克和预防并发症。

第十节 肠结核

肠结核是由结核杆菌侵犯肠道引起的慢性特异性感染，绝大多数继发于肠外结核，过去在我国比较常见。由于人民生活水平的提高、卫生保健事业的发展及肺结核患病率的下降，本病已逐渐减少。据国内统计约占综合医院收治患者总数的 0.4 g%。

本病多见于青少年及壮年，年龄在 30 岁以下者占 71.5%，40 岁以下者占 91.7%，男女之比为 1∶1.85，男女分布的差别在 40 岁以下比较显著，而 40 岁以上大致相同。

一、病因和发病机制

肠结核多由人型结核杆菌引起，少数饮用未经消毒的带菌牛奶或乳制品，也可发生牛型结核杆菌所致的肠结核。

结核杆菌侵犯肠道主要是经口感染。患者多有开放性肺结核或喉结核，因经常吞下含结核杆菌的痰液，可引起本病。或经常和开放性肺结核患者共餐，忽视餐具消毒隔离，也可致病。此外，肠结核也可由血行播散引起，见于粟粒型结核；或由腹腔内结核病灶，如女性生殖器结核的直接蔓延引起。结核病的发生是人体和结核杆菌相互作用的结果。结核杆菌经各种途径进入人体，不一定致病。只有当入侵的结核杆菌数量较多、毒力较大，并有机体免疫功能异常、肠功能紊乱引起局部抵抗力削弱时，才会发病。

结核杆菌进入肠道后好发于回盲部，其次为升结肠，少见于空肠、横结肠、降结肠、十二指肠和乙状结肠等处，罕见于直肠。

此与下列因素有关：①含结核杆菌的肠内容物在回盲部停留较久，结核杆菌有机会和肠黏膜密切接触，增加了肠黏膜的感染机会。②回盲部有丰富的淋巴组织，而结核杆菌容易侵犯淋巴组织，因此回盲部成为肠结核的好发部位，随着病变发展，感染可从回盲部向上、向下扩散。

二、病理

本病的病理变化随人体对结核杆菌的免疫力与过敏反应的情况而定。如果人体的过敏反应强，病变以渗出性为主；当感染菌量多、毒力大，可有干酪样坏死，形成溃疡，称为溃疡型肠结核。如果机体免疫状态良好，感染较轻，则表现为肉芽组织增生，进一步可纤维化，成为增生型肠结核。实际上，兼有这两种病变者并不少见，称为混合型或溃疡增生型肠结核，其病理所见是两型的综合。兹将溃疡型和增生型病理特征分述如下。

（一）溃疡型肠结核

在肠壁的集合淋巴组织和孤立淋巴滤泡呈充血、水肿等渗出性病变，进一步发展为干酪样坏死，随后形成溃疡，常围绕肠周径扩展，其边缘不规则，深浅不一，有时可深达肌层或浆膜层，并累及周围腹膜或邻近肠系膜淋巴结。溃疡边缘与基底多有闭塞性动脉内膜炎，故引起出血的机会较少。在慢性发展过程中，病变肠曲和附近肠外组织紧密粘连，所以溃疡一般不发生急性穿孔。晚期患者常有慢性穿孔，形成腹腔脓肿或肠瘘。在修复过程中，因大量纤维组织增生和瘢痕形成，可使肠段收缩变形，从而引起肠管环形狭窄。但引起肠梗阻者仅少数，由于动脉管壁增厚、内腔狭窄，甚至闭塞，因血管有闭塞性内膜炎，故因溃疡而致大出血者少见。

（二）增生型肠结核

病变多局限在盲肠，有时可涉及升结肠的近段或回肠末端，有大量结核肉芽肿和纤维组织增生，使肠壁有局限性增厚与变硬。往往可见瘤样肿块突入肠腔，使肠腔变窄，引起梗阻。

三、诊断

(一) 临床表现

肠结核的临床表现在早期多不明显，多数起病缓慢、病程较长，如与肠外结核并存，其临床表现可被遮盖而被忽略。因此，活动性肠外结核病例如出现明显的消化道症状，应警惕肠结核存在的可能性。本病主要临床表现可归纳如下。

1. 腹痛

是本病常见症状之一，疼痛多位于右下腹，反映出肠结核好发于回盲部的病理特征；然而也可在中上腹或脐周，系回盲部病变引起的牵涉痛，经仔细检查可发现右下腹压痛点。疼痛性质一般为隐痛或钝痛，有时在进餐时诱发，由于回盲部病变使胃回肠反射或胃结肠反射亢进，进食促使病变肠曲痉挛或蠕动加强，从而出现疼痛与排便，便后可有不同程度的缓解。在增生型肠结核或并发肠梗阻时，有腹绞痛，常位于右下腹，伴有腹胀、肠鸣音亢进、肠型与蠕动波。

2. 大便习惯异常

由于病变肠曲的炎症和溃疡使肠蠕动加速，肠排空过快，以及由此造成的继发性吸收不良，因此腹泻是溃疡型肠结核的主要临床表现之一，腹泻常具有小肠性特征，粪便呈糊样或水样，不含黏液或脓血。不伴有里急后重感。一般每日排便为 2～4 次，如果病变严重，涉及范围较广，则腹泻次数增多，有达每日十余次者。溃疡涉及乙状结肠或横结肠时，大便可含黏液、脓液，但便血者少见。此外，间有便秘，大便呈羊粪状，腹泻与便秘交替的患者。在增生型肠结核多以便秘为主要表现。

3. 腹部肿块

主要见于增生型肠结核，系极度增生的结核性肉芽肿使肠壁呈瘤样肿块。在少数溃疡型肠结核合并有局限性结核性腹膜炎者，因其病变肠曲和周围组织粘连，或包括有肠系膜淋巴结结核，也可出现腹部肿块。腹部肿块常位于右下腹，一般比较固定，中等质地，伴有轻重不等的压痛。

4. 全身症状和肠外结核的表现

常有结核毒血症，以溃疡型肠结核为多见，表现轻重不一，多数为午后低热或不规则热、弛张热或稽留热，伴有盗汗。患者倦怠、消瘦、苍白，随病程发展而出现维生素缺乏、脂肪肝、营养不良性水肿等表现。此外，也可同时有肠外结核，特别是肠系膜淋巴结结核、结核性腹膜炎、肺结核的有关表现。增生型肠结核一般病程较长，但全身情况较好，无发热或有时低热，多不伴有活动性肺结核或其他肠外结核证据。

5. 腹部体征

无肠穿孔、肠梗阻或伴有腹膜结核或增生型肠结核的病例，除在右下腹部及脐周有压痛外，通常无其他特殊体征。

(二) 实验室检查

1. 血常规与血沉常规化验

可有末梢血红细胞减少，血红蛋白下降，在无并发症的患者白细胞计数一般正常。红细胞沉降率多明显加速，可作为随访中评定结核病活动程度的指标之一。

2. 结核菌素试验

如为强阳性，说明有结核菌感染，可作诊断时的参考。一般成人皆受过结核菌感染，所以一般阳性对诊断帮助不大。本试验方法有多种，目前国内主要采用的是皮内注射法 (Mantoux 法)。常用的为 1/2 000 稀释液，每毫升含 50 个结素单位，0.1 mL 含 SU，因皮内法技术易掌握、剂量准确，试验结果易判定。

检查方法及判定标准：①检验反应时间以 72 小时最适宜；②用手指轻轻抚摸注射局部，查知有无硬结，如有硬结，应用毫米刻度的透明尺测量之；③硬结大小记录反应的判断：硬结平均直径大小用毫米数记录之。硬结平均直径 (mm)=(横径 + 纵径)÷2，如硬结平均直径 ≥ 5 mm 为阳性反应，< 5 mm 为阴性反应，3 岁以下 ≥ 15 mm 为强阳性，成人 ≥ 20 mm 为强阳性；④检验反应应在良好光线下进行，但需避免日光直接照射。反应分度：阴性 (-) 只有针眼，硬结。阳性 (+) 硬结平均直径为 5 ～ 9 mm：(++) 硬结平均直径为 10 ～ 19 mm；强阳性 (+++) 硬结平均直径为 ≥ 20 mm，有水泡坏死或淋巴管炎。

3. 粪便检查

溃疡型患者的大便多为糊样或水样，一般不含黏液或脓血，肉眼血便少见。常规镜检可见少量脓细胞和红细胞。在病变广泛涉及结肠远端者，可呈痢疾样大便，但属罕见，极易造成误诊。粪便浓缩法抗酸杆菌或粪便结核菌培养阳性率均不高。如果在排菌性肺结核患者粪便找到结核菌不能排除吞咽带结核菌痰液所致，故该项检查对诊断帮助不大。

(三) X 线检查

X 线钡餐造影包括双重对比或钡剂灌肠检查对肠结核的诊断具有重要意义。鉴于钡餐检查除可明确胃肠的器质性病变外，还可了解其功能性障碍，故应属首选。对有并发肠梗阻者，最好进行钡剂灌肠，因为钡餐可以加重肠梗阻，往往促使部分性肠梗阻演变为完全性肠梗阻：对病变累及结肠的患者宜加用钡剂灌肠检查，常可更满意地显示结肠器质性病变。

在溃疡型肠结核，病变的肠段多有激惹现象，钡剂进入该处排空很快，充盈不佳，病变上下两端肠曲钡剂充盈良好，称为 X 线钡影跳跃征象。在回盲结核，由于盲肠和其邻近回肠有炎症、溃疡，该处往往不显影或显影极差，回肠末段则有钡剂潴留积滞。病变的肠段如能充盈，可因黏膜遭破坏而见皱襞粗乱，肠的边缘轮廓不规则，且由于溃疡，而显锯齿状征象。当病变发展过程中纤维组织增生，有时可见肠腔变窄，肠段收缩变形，回肠盲肠正常角度丧失，同盲瓣硬化并有盲肠内侧压迹。此外，伴有肠功能紊乱常使钡餐在胃肠道运动加快，于 12 小时内几乎全部排空，小肠有分节现象，并见钡影呈雪花样分布。病变广泛并涉及各段结肠者，其 X 线征象可酷似溃疡性结肠炎的表现，但结肠结核多同时累及回肠末端，病变则以结肠近段为主，下段即使累及，病变较轻。

增生型肠结核主要表现为盲肠或同时升结肠近段，回肠末段的增生性狭窄，收缩与畸形，可见钡影充盈缺损，黏膜皱襞紊乱，肠壁僵硬，结肠袋形消失，往往因部分梗阻而使近端肠曲明显扩张。

(四) 乙状结肠镜和纤维结肠镜检查

一般肠结核患者不作为常规检查措施，但在重症患者病变涉及乙状结肠下段或直肠者，可借助乙状结肠镜检查和直视下采取活组织检查，以明确溃疡的性质与范围，对诊断与鉴别诊断有很大的帮助，用纤维结肠镜检查可查看升结肠、盲肠和回肠末段的病变，并可做活组织检查及照相等，对本病诊断有重要价值。病变部可见肠壁僵硬黏膜充血、水肿，触碰易出血，结节状或息肉样隆起，有时可见边缘不规则的潜行溃疡，黏膜活检可有结核结节及干酪样坏死或查到抗酸杆菌是确诊最有力的依据。

（五）腹腔镜检查

对腹腔无广泛粘连，而诊断又十分困难的病例，可以考虑做腹腔镜检查，病变肠段浆膜面可能有灰白色小结节，活检有典型的结核改变。

（六）聚合酶链式反应

聚合酶链式反应（PCR）又称 DNA 体外扩增技术。PCR 技术在基因水平上为结核病原学快速、敏感、特异诊断开辟了新的途径。

本病诊断一般可根据下列各点：①青壮年患者有肠外结核，主要是肺结核；②临床上有腹痛、腹泻、发热、盗汗等症状；③有右下腹压痛、肿块或原因不明的肠梗阻表现；④胃肠 X 线检查发现回盲部有激惹、钡剂充盈缺损或狭窄等征象。当肺结核患者的肺部病灶好转，但一般情况与结核病毒血症表现反而恶化时，应考虑本病。

在实际工作中，因早期症状多不明显，诊断常有困难，有时甚至 X 线钡餐检查也难肯定病变性质。在疑为肠结核的患者，可给抗结核药物试治 2 周，观察临床表现有无好转，有利于明确诊断。

四、鉴别诊断

（一）克罗恩（Crohn）病

本病的临床表现和 X 线钡餐表现有时可与肠结核相似，容易造成误诊，但两者仍有一些不同之处以资鉴别：①肠结核多伴其他器官结核；②肠结核并发肠瘘、出血、肠壁或器官脓肿的机会比 Crohn 病少；③X 线检查结核造成肠道的缩短比 Crohn 病更明显，病变单纯累及回肠多见于 Crohn 病，而仅累及盲肠则多考虑为结核；④内镜检查肠结核的溃疡常呈环形，而Crohn 病的溃疡多为纵行，裂隙状溃疡及铺路石征多见于 Crohn 病；⑤组织学（最重要的鉴别）肠结核可在肠壁或肠系膜淋巴结找到干酪坏死灶或结核杆菌而 Crohn 病则否；⑥抗结核治疗肠结核有效，但 Crohn 病效果差；⑦肠结核手术切除病变后的复发率比 Crohn 病低，Crohn 病术后复发率在 5 年内一般达 50%。

（二）结肠癌

本病因有腹痛、腹泻、腹块及进行性消瘦、苍白等表现，必须和肠结核加以鉴别。鉴别要点可包括以下几方面：①发病年龄一般比肠结核大，常在 40 岁以上，且无肠外结核病变证据；②病程有进行性发展趋势，一般无发热、盗汗等毒血症表现，而消瘦苍白等全身消耗症状比较明显；③腹块开始出现时往往可以推动，其粘连固定不如肠结核显著，压痛常缺如，但表面呈结节感，质地较坚硬；④X 线检查的主要发现是病变部位有钡剂充盈缺损，但涉及范围较局限，不累及回肠；⑤肠梗阻更为常见，且出现较早；⑥纤维结肠镜检查可窥见肿瘤，在直视下取活检及细胞刷涂片均可证实结肠癌诊断。

（三）肠淋巴瘤

肠淋巴瘤为一般状况，恶化比肠结核迅速，腹块出现较早，X 线显示扩张肠段黏膜皱襞有破坏，可伴有浅表淋巴结及肝脾大、肺门淋巴结肿大，抗结核治疗无效。如果病变在回盲部，结肠镜检查并活检往往会有阳性结果，倘若临床鉴别十分困难，应及早手术探查。

（四）阿米巴或血吸虫肉芽肿

肠阿米巴病或血吸虫病在其慢性期可以形成肉芽肿病变，特别是病变涉及回盲部者，常与肠结核的表现相似，应加鉴别。但是这些患者经追询病史均有流行病学和感染史，其脓血便均较肠结核为明显，大便检验可以查到阿米巴滋养体、包囊或血吸虫卵，必要时进行粪便孵化找血吸虫毛蚴，通过纤维结肠镜检查可窥见相应的病变，特异性治疗能够获得疗效。

（五）溃疡性结肠炎并发逆行性回肠炎

两者鉴别一般并无困难。本病的临床表现以脓血便为主，这在肠结核极为少见。溃疡性结肠炎如涉及回肠者，其病变必累及整个结肠，并且以乙状结肠、直肠最为严重，做直肠或乙状结肠镜与活组织检查可不难做出诊断。

（六）耶尔森菌肠炎

耶尔森菌最常侵犯末端回肠，使肠壁增厚，肠黏膜炎症改变，肠系膜淋巴结肿大，其表现与回肠结核相似。但耶尔森菌肠炎病程短暂，能自愈，与肠结核可以区分，如果在急性期取粪便、血液或组织标本培养，该菌可能阳性。血清凝集试验测定抗体滴度升高对诊断该病亦有帮助。

（七）其他

应与一些少见的疾病相鉴别，如肠道非结核性杆菌病（多见于 AIDS 患者）、性病性淋巴肉芽肿、梅毒侵犯肠道、肠放线菌病消化性溃疡与胆道感染等。根据病史、体征和有关实验室检查及其他相应的辅助检查等可与肠结核相鉴别。

五、并发症

肠结核在慢性演进过程中，可出现各种并发症。

（一）肠梗阻

肠梗阻是本病最常见的并发症，主要发生在溃疡型肠结核，由于邻近腹膜粘连使肠曲遭受牵拉、束缚和压迫，或因肠溃疡愈合而有瘢痕收缩，可使肠腔狭窄引起梗阻。梗阻多系慢性进行性，常为部分性者，程度轻重不等，迁延时间较长，可严重地影响患者营养状况。少数可发展到完全性肠梗阻。

（二）肠穿孔

肠穿孔发生率次于肠梗阻，居第 2 位，主要为亚急性或慢性穿孔，可在腹腔内形成脓肿，溃破后形成肠瘘。急性穿孔较少见，常发生在梗阻近端极度扩张的肠曲，或见于有多段肠狭窄造成的闭锁性肠梗阻。溃疡型肠结核虽有肠曲周围组织粘连，溃疡一般不穿破进入游离腹腔，但在病情发展快、机体反应差时，溃疡可向深部穿透，引起急性穿孔。

（三）其他

有腹膜炎、肠粘连、肠套叠和收缩性憩室等。

六、治疗

肠结核的治疗目的是消除症状、改善全身情况，促使病灶愈合及防止并发症发生，肠结核早期病变是可逆的，因此应强调早期治疗；如果病程已至后期，即使给予合理的抗结核药物治疗，也难免发生并发症。

（一）休息与营养

机体抵抗力的降低是结核发生、发展的重要因素，因此合理的休息与营养应作为治疗的基础，以增强机体的抵抗力。对活动性肠结核须卧床休息，积极改善营养，必要时宜给予静脉内高营养治疗。

（二）抗结核化学药物治疗

抗结核药物多达十几种。一般认为，抗结核药物可分为杀菌药和抑菌药两大类。前者指在常规剂量下，药物在机体内外的浓度高于在试管内最低抑菌浓度 10 倍以上，否则是抑菌药物。有人也习惯于将抗菌作用较强而副作用小的药物划为一线药，其余均划为二线药。

药物临床运用应坚持早期、联用、适量、规律和全程使用敏感药物的原则，化疗方案视病情轻重而定，过去一般以链霉素、异烟肼、对氨基水杨酸钠为首选，进行长程标准化疗，疗程在 (0.5 ～ 1) 年。目前为使患者早日康复，防止耐药性的产生，多采用短程化疗，疗程为 6 ～ 9 个月。一般用异烟肼与利福平两种杀菌药联合。在治疗开始 1 ～ 2 周即有症状改善、食欲增加，体温与粪便性状趋于正常。对严重肠结核，或伴有严重肠外结核者宜加链霉素或吡嗪酰胺或乙胺丁醇联合使用，疗程同前。

1. 异烟肼 (INH)

本药具有强杀灭结核菌作用，列为首选和基本的抗结核药物。

(1) 制菌作用：其试管内最低的抑菌浓度为 0.005 ～ 0.5 μg/mL，浓度稍高即有杀菌作用。其杀菌作用与细菌的生长繁殖有关。细菌的生长繁殖愈快，杀菌作用愈强，对静止期的细菌，作用则较差。由于 INH 的分子穿透性强，能穿透细胞膜进入细胞内和病变组织中，所以对细胞内外的细菌均有杀灭作用。同时，其杀菌作用也不受环境酸碱度的影响。故称之为"全杀菌药物"。其作用机制主要是抑制结核菌的脱氧核糖核酸的合成。

(2) 体内代谢：口服本药后，在小肠内迅速吸收，1 ～ 2 小时血浆浓度达高峰，半衰期约 6 小时 INH 进入人体后，主要在肝内进行乙酰化代谢。在乙酰转化酶的催化下，与乙酰辅酶 A 反应，脱去氨基，生成乙酰异烟肼、异烟酸腙型化合物而失去活性，只有一部分保留的游离 INH 继续保持其抗菌作用。代谢物主要经肾脏排出。

(3) 副作用：使用常规剂量时，很少出现副作用。

主要的副作用有：①肝损害：常发生于老年人或大剂量服用时，一般可出现转氨酶升高，严重者发生肝细胞性黄疸。②周围神经炎：多见于男性，大剂量服用者。表现为四肢感觉异常，腱反射迟钝，肌肉轻瘫。其他副作用有记忆力减退、头晕、精神兴奋或嗜睡等精神症状，故有癫痫病史者慎用，以免诱发。此外，偶可出现男性乳房发育。少见的过敏反应有药疹、发热、白细胞减少等。

(4) 用法、剂量：常规剂量为 300 mg/d(4 ～ 6 mg/kg)，间歇法用量增至 15 mg/kg。已证明本药在血中高峰浓度较持续抑菌浓度杀菌效果更好，故采用顿服法。

2. 链霉素 (SM)

(1) 制菌作用：对结核菌最低抑菌浓度为 0.5 μg/mL。在碱性环境中，对细胞外的生长代谢旺盛的结核菌有杀灭作用，但在酸性环境下，细胞内以及生长代谢低下的结核菌无作用，所以是"半杀菌药"。其作用机制主要是抑制细菌蛋白质的合成。

(2) 体内代谢: 肌内注射后 0.5 ～ 3 小时内血浓度达高峰, 浓度可达 20 μg/mL, 半衰期 2 ～ 3 小时。本药易渗入胸腔及腹腔中, 不易渗入脑脊液, 但可由胎盘进入胎儿循环。本药绝大部分肾脏排出, 故肾功能障碍者慎用。

(3) 副作用: 常见的过敏反应有皮疹、发热, 多发生在治疗后第 2 ～ 4 周。发生过敏反应时, 应立即停药, 否则可继续加重, 甚至发生严重的剥脱性皮炎。过敏性休克则少见, 主要的毒性反应为第 8 对颅神经的损害, 可出现头晕、恶心、呕吐、共济失调 (前庭神经损害症状)、耳鸣、耳聋 (听神经损害症状)。一旦发生应及时停药, 否则可造成不可逆转的神经性耳聋。为避免毒性反应的发生, 要严格限制使用剂量, 疗程亦不宜过长。SM 对肾脏的损害多表现为蛋白尿及管型尿, 使尿由酸性变为碱性, 可减少蛋白尿的发生, 不妨碍治疗, 但对肾功能不良者慎用。

(4) 用法、剂量: 本药只能肌内注射, 剂量不超过 1 g, 一般成人使用 0.75 g/d, 间歇使用时 1 g/d。

3. 利福平 (RFP)

(1) 制菌作用: 对结核菌的最低浓度为 0.02 ～ 0.5 μg/mL。口服治疗剂量后血中浓度可为最低抑菌浓度的 10 倍。本药对细胞内外的细菌, 对繁殖期或静止期的细菌都有杀菌作用, 所以亦是"全杀菌药"。本药对非结核性杆菌也有良好的制菌作用, 其作用机制是抑制结核菌的核糖核酸合成。单一用本药时, 细菌极易产生耐药性。与其他抗结核药物无交叉耐药。

(2) 体内代谢: 口服后吸收迅速而完全, 2 小时血中浓度可达高峰, 半衰期 4 小时, 有效浓度可维持 8 ～ 12 小时。在胆汁中浓度很高, 可达血中浓度的 5 ～ 20 倍。本药进入肠中后, 部分重新吸收, 再从胆汁排出, 形成肝肠循环, 最后由粪便和尿中排出。进食后服 RFP 可减少或延缓药物的吸收, 故宜在空腹时顿服。如同时服 PAS、巴比妥类药物, 亦可降低 RFP 的血浓度。本药可通过胎盘影响胎儿, 故妊娠妇女不宜使用。

(3) 副作用: 多发生在用药后 1 ～ 3 月内。常见的副作用为肝损害, 多表现为一过性的转氨酶升高, 同时伴有恶心、呕吐、厌食、腹胀或腹泻等胃肠道反应, 一般在数周后可渐消失, 必须停药者只占少数。老年人、肝病患者, 嗜酒者用药时, 应严密观察其肝功能变化。其他副作用如皮疹、发热、气促、休克等过敏反应并不多见。本药在高剂量、间歇使用时, 血液中可产生利福平抗体, 因而产生的免疫反应和副作用较多见。除上述的胃肠道与皮肤反应, 还有"流感综合征", 患者有头痛、嗜睡、乏力、低热等感冒样症状。一般剂量愈大、间歇时间愈长, 机体产生抗体愈多, 发生的副作用也愈严重。

(4) 用法、剂量: 每日剂量 450(体重在 50 kg 以下) ～ 600 mg(体重在 50 kg 以上), 早饭前 1 小时顿服。间歇使用剂量 600 ～ 900 mg/d, 每周 2 ～ 3 次。

4. 利福定 (RFD) 是利福霉素的衍生物, 我国 1976 年研制成功。试管内制菌作用较 RFP 强 10 倍, 对小白鼠的半数致死量仅为 RFP 的 1/3。成人口服 150 ～ 200 mg/d, 与 RFP 有交叉耐药。副作用很少发生。

5. 吡嗪酰胺 (PZA)

(1) 制菌作用: 最低抑菌浓度为 12.5 μg/mL。在体内抗菌作用比在试管内作用强。本药在酸性环境中的抗菌作用较好, 在中性和碱性环境中失去活性而无作用。并且, 本药在细胞内抑制结核菌的浓度比在细胞外低 10 倍, 对在巨噬细胞内处于静止状态的结核菌有杀菌效果。因本药对细胞外及在中性或碱性环境中的细菌无效，故也是"半杀菌药"。本药单一服药时，极易产生耐药菌。与其他抗结核药无交叉耐药，临床上吡嗪酰胺与异烟肼或链霉素合用时具有较好的疗效，可能是本品加强了后两者抑菌作用的结果。该药极易产生耐药性，一般只用于短程治疗。

(2) 体内代谢：服药 2 小时后，血中药物浓度可达高峰，脑脊液中浓度可和血浓度相近。主要由尿液排出。

(3) 副作用：主要的副作用为肝损害，有转氨酶升高及胃肠道反应等，有时发生关节痛，是由于本药可引起尿酸排出减少，引起高尿酸血症所致。过敏反应有发热、皮疹、日光过敏性皮炎等。

(4) 用法、剂量：25 ～ 30 mg/(kg•d)，一般为 1.5 ～ 2 g/d，间歇使用 2 ～ 3 g/d，顿服或分 2 ～ 3 次服。

6. 乙胺丁醇 (EMB)

(1) 制菌作用：最低抑菌浓度为 1 ～ 5 μg/mL。与其他抗结核药物无交叉耐药。对已耐 INH、SM 的细菌仍有抑制作用。其作用机制是抑制细菌核糖核酸的合成。

(2) 体内代谢：口服吸收良好，2 ～ 4 小时血中药物浓度达高峰。自尿和粪中排出。肾功能不良时，可引起蓄积中毒。

(3) 副作用：很少见。大剂量服用可引起球后视神经炎而致视力减退、影像模糊、中心暗区及红绿色盲等。通常在停药后，视力可恢复。

(4) 用法、剂量：15 ～ 25 mg/(kg•d)，一般在开始时 25 mg/(kg•d)。可与 INH、RFP 同时 1 次顿服。

7. 对氨基水杨酸钠 (PAS)

(1) 制菌作用：最低抑菌浓度为 1 ～ 10 μg/mL，由于其制菌力较差，一般只作为辅助用，通常与 INH、SM 合用，既可增强药物的杀菌作用，又可延缓耐药菌的产生。其作用机制可能是干扰了结核菌的代谢过程。

(2) 体内代谢：口服吸收快，1 ～ 2 小时在血液中浓度可达高峰，分布迅速，但不易进入脑脊液中。在肝内发生乙酰化代谢，与 1 FNH 合用时，可发生乙酰化竞争，使 INH 乙酰化减少，而增加了游离 INH 的浓度，从而加强后者的疗效。本品主要经尿中排出。

(3) 副作用：主要为胃肠道刺激症状，患者常因不能耐受而停药。饭后服或同时用碱性药，可减少胃肠道反应。过敏反应如皮疹、发热、白细胞减少、剥脱性皮炎，多在治疗后 3 ～ 5 周发生。对本药过敏者常可诱发对 INH、SM 也发生过敏反应，临床处理中应予注意。本药尚可引起肝损害、甲状腺肿大，但均不多见。

(4) 用法、剂量：常用剂量为 8 ～ 12 g/d，分次口服。本药针剂可溶于 5% 葡萄糖液 500 mL 中做静脉滴注，有利于病变的吸收和全身症状的改善。但必须注意本药的新鲜配制和避光，严格无菌操作，剂量从 4 ～ 6 g 开始，渐增到 12 g，每日或隔日 1 次。

8. 氨硫脲

(1) 制菌作用：最低抑菌浓度为 1 μg/mL，半衰期 48 小时，其作用机制尚未明确。临床疗效与对氨基水杨酸钠相近。由于本药生产容易、价格低廉，可取代 PAS。单一服本药极易产生耐药菌，与乙 (丙) 乙硫异烟胺有单向交叉耐药性，即耐本药者对乙 (丙) 乙硫异烟胺仍敏感，而对后者耐药者则对本药不再敏感。

(2) 体内代谢：口服后吸收较慢，4 小时血中浓度才达高峰。从肾脏排出也较缓慢，说明在体内有蓄积作用。

(3) 副作用：出现较多且严重。常见有胃肠道反应，如恶心、呕吐、厌食等；对肝脏、造血系统均有损害，严重的可有肝功损害、黄疸、粒细胞减少、贫血等。过敏反应有皮疹、发热、剥脱性皮炎。副作用的发生频率与用药剂量有明显关系。故临床应用时要定期复查血、尿常规及肝肾功能。

(4) 用法、剂量：每日口服剂量 10 ～ 500 mg，开始小量，渐增至足量。

9. 乙 (丙) 乙硫异烟胺 (1 314 Th，1 321 Th)

(1) 制菌作用：两药的抗结核作用相同，其中 1 321 Th 的副作用少、易耐受。最低抑菌浓度为 0.6 ～ 2.5 μg/mL。两药相互可交叉耐药。对已耐 INH、SM、PAS 的结核菌本药仍有抑制作用。其作用机制均为抑制结核菌的蛋白质合成。

(2) 体内代谢：服后吸收良好，3 小时血浓度达高峰。易渗透入胸、腹腔及脑脊液中。经肾脏排出。

(3) 副作用：常见的有胃肠道反应及肝损害，与 INH、RFP 并用时，应严格掌握用药剂量。少见的副作用有口腔炎、头痛、痤疮及精神症状等。

(4) 用法、剂量：0.5 ～ 1.0 g/d，一般不超过 0.6 g/d，分 2 ～ 3 次服，较易耐受。

10. 卡那霉素 (KM)

(1) 制菌作用：最低抑菌浓度为 2.5 ～ 10 μg/mL。抗结核作用仅为 SM 的一半。其作用机制与 SM 同，可阻止结核菌蛋白质合成。

(2) 体内代谢：口服不吸收，肌内注射后吸收快，1 ～ 2 小时达血浓度高峰。可分布于各组织，但不能渗入正常的血 - 脑屏障，从尿中排出。

(3) 副作用：同 SM 的副作用，发生频率更高，以往使用过 SM 者再用本药，更易发生听神经损害。

(4) 用法、剂量：常规剂量为 1 g/d，肌内注射，高龄或肾功能不良者慎用。在静脉滴注或胸、腹腔注入时，由于吸收快可引起呼吸暂停，故应注意缓注。

11. 卷曲霉菌 (CPM)

(1) 制菌作用：最低抑菌浓度为 1 ～ 8 μg/mL。抗结核菌的作用为 SM、EMB 的一半，为 INH 的 1/10，与 1 314 Th 相近。与 SM 无交叉耐药，与 KM、VM 有交叉耐药。其作用机制亦为阻止结核菌蛋白质合成。

(2) 机体代谢：口服不吸收，肌内注射后吸收快，2 小时血中浓度达高峰。可分布于各组织，经肾脏排出。肾功能不全时，药物在血中含量较高，说明有蓄积作用。

(3) 副作用：与 SM 副作用相似，并可有肝损害。嗜酸粒细胞增多也常见，曾有报道出现低钾血症和碱中毒病例。注射局部疼痛较重。

(4) 用法、剂量：口服吸收不好，必须深部肌内注射，每日剂量 1 g。

12. 其他

如紫霉素 (VM) 制菌作用弱，副作用与 SM 同，日用量为 1 g，肌内注射，由于价高而效果差已不使用。又如环丝氨酸 (CS)，制菌作用弱，副作用较重，且可引起精神紊乱、抑郁症等副作用，现也已很少应用。

用药的选择，一般以第一线药物 (链霉素、异烟肼、对氨基水杨酸钠) 为首选，用于初治病例。为延缓或防止耐药性的产生，目前强调两药联合治疗。对肠结核病情严重者，或伴有严重的肠外结核患者宜 3 药联合应用，其中对氨基水杨酸钠可做静脉滴注。抗结核药物合理化疗的原则，目前应用的是"早期联合、全程、规律、适量"五项原则。

(三) 对症治疗

腹痛可用颠茄、阿托品或其他抗胆碱能药物。摄入不足或腹泻严重者应补充液体与钾盐，保持水、电解质与酸碱平衡。对不完全性肠梗阻的患者，除按上述对症治疗外，需进行胃肠减压，以缓解梗阻近段肠曲的膨胀与潴留。

(四) 手术治疗

手术只限于并发症的治疗。包括以下各种情况：①结核溃疡发生穿孔；②局限性穿孔伴有脓肿形成或瘘管形成；③瘢痕引起肠狭窄或肠系膜缩短，造成肠扭曲；④局部的增生型结核引起部分肠梗阻；⑤肠道大量出血经积极抢救不能满意止血者。手术前及手术后均需进行抗结核药物治疗。

七、预后

在抗结核药出现之前，肠结核预后差、死亡率高。抗结核药在临床广泛应用以后，使肠结核的预后大为改观，特别是对黏膜结核，包括肠结核在内的疗效尤为显著。本病的预后取决于早期诊断及时治疗，当病变尚在渗出阶段，经治疗后可痊愈，预后良好。合理选用抗结核药物，保证充分剂量与足够疗程，是决定预后的关键。

八、预防

做好预防工作是防治结核病的根本办法。并着重对肠外结核的发现，特别是肺结核的早期诊断与积极的抗结核治疗，尽快使痰菌转阴，以免吞入含菌的痰而造成肠感染。必须强调有关结核病的卫生宣传教育。要教育患者不要吞咽痰液，应保持排便通畅，要加强卫生监督，提倡用公筷进餐，牛奶应经过灭菌消毒。

第十一节　结直肠癌

结直肠癌即大肠癌，包括结肠癌与直肠癌，是常见的恶性肿瘤。其发病率在世界不同地区差异很大，以北美洲、大洋洲最高，欧洲居中，亚非地区较低。我国南方，特别是东南沿海明显高于北方。近 20 多年来，世界上多数国家结直肠癌 (主要是结肠癌) 发病率呈上升趋势。我国结直肠癌发病率上升趋势亦十分明显。

一、病因和发病机制

(一)环境因素

高脂肪食谱与食物纤维不足是主要因素，肠道菌群紊乱亦参与结直肠癌的发生。

(二)遗传因素

从遗传学观点，可将结直肠癌分为遗传性(家族性)和非遗传性(散发性)。前者的典型例子如家族性腺瘤性息肉病(family adenomatus polyposis，FAP)和家族遗传性非息肉结直肠癌。后者主要是由环境因素引起基因突变，即便是散发性结直肠癌，遗传亦起重要作用。

(三)高危因素

1. 结直肠腺瘤

结直肠腺瘤并非完全等同于结直肠息肉。结直肠息肉分为肿瘤性和非肿瘤性息肉，肿瘤性息肉属于腺瘤，归属于上皮内瘤变范畴，是结直肠癌最主要的癌前疾病。同样，腺瘤不一定都表现为息肉样新生物，也有部分扁平状病变。

具备以下三项条件之一者即为进展性腺瘤，或称高危腺瘤。①息肉或病变直径 ≥ 10 mm；②绒毛状腺瘤或混合性腺瘤中绒毛样结构超过 25%；③伴有高级别上皮内瘤变者。

肠道息肉数目 > 100 者称为肠道息肉病，包括 FAP、Peutz-Jeghers 综合征等。

2.IBD 特别是 UC 可发生癌变，多见于幼年起病、病变范围广而病程长或伴有原发性硬化性胆管炎者。

3. 其他

高危人群或高危因素除前述情况外，其他高危因素还包括：①大便隐血阳性；②一级亲属有结直肠癌病史；③本人有癌症史；④长期吸烟者或肥胖者，特别是年龄 > 50 岁者；⑤符合下列 6 项之任意 2 项者：慢性腹泻、慢性便秘、黏液血便、慢性阑尾炎或阑尾切除史、慢性胆囊炎或胆囊切除史、长期精神压抑；⑥有盆腔放疗史者。

关于结直肠癌发生途径，包括腺瘤 - 腺癌途径(含锯齿状途径)、从无到有途径和炎症 - 癌症途径。

二、病理

据我国有关资料分析，国人结直肠癌发生部位半数左右位于直肠(较欧美为高)，1/5 位于乙状结肠，其余依次为盲肠、升结肠、降结肠、横结肠。但近年国内外资料均提示，右半结肠癌发病率有增高而直肠癌发病率下降。

(一)病理形态

早期结直肠癌是指癌瘤局限于结直肠黏膜及黏膜下层，进展期结直肠癌则为肿瘤已侵入固有肌层。进展期结直肠癌病理大体分为肿块型、浸润型和溃疡型三型。

(二)组织学分类

常见的组织学类型有腺癌、腺鳞癌、梭形细胞癌、鳞状细胞癌和未分化癌等；腺癌最多见，其又包括筛状粉刺型腺癌、髓样癌、微乳头癌、黏液腺癌、锯齿状腺癌和印戒细胞癌 6 个变形。

(三)临床病理分期

采用美国癌症联合委员会 (AJCC)/ 国际抗癌联盟 (UICC) 提出的结直肠癌 TNM 分期系统 (2009 年第 7 版) 对结直肠癌进行病理学分期。

（四）转移途径

本病的转移途径包括：①直接蔓延；②淋巴转移；③血行播散。

三、临床表现

本病男女差别不大，但其中直肠癌男性较多见，年轻结肠癌患者男性多见。我国结直肠肿瘤（包括结直肠癌和腺瘤）发病率从 50 岁开始明显上升，75 ～ 80 岁之间到达高峰，然后缓慢下降。我国发病年龄多在 40 ～ 60 岁，发病高峰在 50 岁左右，但 30 岁以下的青年结直肠癌并不少见。

结直肠癌起病隐匿，早期常仅见粪便隐血阳性，随后可出现下列临床表现。

（一）排便习惯与粪便性状改变

常为本病最早出现的症状。多以血便为突出表现，或有痢疾样脓血便伴里急后重。有时表现为顽固性便秘，大便形状变细。也可表现为腹泻与糊状大便，或腹泻与便秘交替，粪质无明显黏液脓血，多见于右侧结直肠癌。

（二）腹痛

多见于右侧结直肠癌。表现为右腹钝痛，或同时涉及右上腹、中上腹。因病变可使胃结肠反射加强，可出现餐后腹痛。结直肠癌并发肠梗阻时腹痛加重或为阵发性绞痛。

（三）腹部肿块

提示已届中晚期，其位置则取决于癌的部位。

（四）直肠肿块

多数直肠癌患者经指检可以发现直肠肿块，质地坚硬，表面呈结节状，有肠腔狭窄，指检后的指套上有血性黏液。

（五）全身情况

可有贫血、低热，多见于右侧结直肠癌。晚期患者有进行性消瘦、恶病质、腹水等。右侧结直肠癌以全身症状、贫血和腹部包块为主要表现；左侧结直肠癌则以便血、腹泻、便秘和肠梗阻等症状为主。并发症见于晚期，主要有肠梗阻、肠出血及癌肿腹腔转移引起的相关并发症。左侧结直肠癌有时会以急性完全性肠梗阻为首次就诊原因。

四、实验室和其他检查

（一）粪便隐血

粪便隐血试验对本病的诊断虽无特异性，亦非确诊手段，但方法简便易行，可作为普查筛检或早期诊断的线索。

（二）结肠镜

对结直肠癌具确诊价值。通过结肠镜能直接观察全结直肠的肠壁、肠腔的改变，并确定肿瘤的部位、大小，初步判断浸润范围，取活检可获确诊。早期结直肠癌的内镜下形态分为隆起型和平坦型。

结肠镜下黏膜染色技术可显著提高微小病变，尤其是平坦型病变的发现率。采用染色放大结肠镜技术结合腺管开口分型有助于判断病变性质和浸润深度。超声内镜技术有助于判断结直肠癌的浸润深度，对结直肠癌的下分期准确性较高，有助于判定是否适合内镜下治疗。

（三）X 线钡剂灌肠

临床上可采用钡灌肠气钡双重对比造影分析用于结直肠肿瘤的辅助检查，但其诊断价值不如内镜。可发现充盈缺损、肠腔狭窄、黏膜皱襞破坏等征象，显示癌肿部位和范围。对结肠镜检查因肠腔狭窄等原因未能继续进镜者，钡剂灌肠有助于对肠镜未及肠段的检查。

（四）CT 结肠成像

主要用于了解结直肠癌肠外浸润及转移情况，有助于进行临床病理分期，以制订治疗方案，对术后随访亦有价值。但对早期诊断价值有限，且不能对病变活检，对细小或扁平病变存在假阴性、因粪便可出现假阳性等。

（五）其他

结直肠癌的血清学诊断尚不够灵敏和特异，CEA 和 CA125、CA19-9 等传统肿瘤抗原标志物的血清学检测，可能对结直肠癌手术效果的判断与术后复发的监视有一定价值。

五、诊断和鉴别诊断

诊断主要通过肠镜及黏膜活检而确定。对高危患者出现排便习惯与粪便性状改变、腹痛、贫血等，应及早进行结肠镜检查。

右侧结直肠癌应注意和肠阿米巴病、肠结核、血吸虫病、阑尾病变、克罗恩病等鉴别。左侧结直肠癌则须和痔、功能性便秘、慢性细菌性痢疾、血吸虫病、溃疡性结肠炎、克罗恩病、直肠结肠息肉、憩室炎等鉴别。对年龄较大者近期出现症状或症状发生改变，切勿未经肠镜检查而轻易做出功能性疾病的诊断，以免漏诊结直肠癌。

六、治疗

治疗关键在于早期发现与早期诊断，以利于根治。

（一）外科治疗

本病的唯一根治方法是癌肿的早期切除。对有广泛癌转移者，如病变肠段已不能切除，则应进行改道、造瘘等姑息手术。鉴于术后可发生第二处原发结直肠癌（异时癌），术中可能漏掉同时存在的第二处癌，故主张在术后 3～6 个月即应行首次结肠镜检查。

（二）结肠镜治疗

结直肠腺瘤癌变和黏膜内的早期癌可经结肠镜用高频电凝切除、黏膜切除术或黏膜剥离术，回收切除后的病变组织做病理检查，如癌未累及基底部则可认为治疗完成；如累及根部，需追加手术，彻底切除有癌组织的部分。

对左半结肠癌形成肠梗阻者，可在内镜下安置支架，解除梗阻，一方面缓解症状，更重要的是有利于减少术中污染，增加 I 期吻合的概率。

（三）化疗

结直肠癌对化疗一般不敏感，早期癌根治后一般不需化疗。但作为一种辅助疗法，常在术后应用。氟尿嘧啶至今仍是结直肠癌化疗的首选药物，常与其他化疗药联合应用。某些新药如草酸铂、希罗达、开普拓（CPT-11）亦有较好疗效。对于某些不能一次性切除的肿瘤患者，可以先用化疗，使肿瘤临床分期降低，然后行外科手术，这种术前化疗被称为新辅助化疗。

（四）放射治疗

用于直肠癌，术前放疗可提高手术切除率和降低术后复发率；术后放疗仅用于手术未达根治或术后局部复发者，其主要并发症为放射性直肠炎。

七、预后

本病预后取决于早期诊断与手术能否根治。

八、预防

结直肠癌具有明确的癌前疾病，且其发展到中晚期癌有相对较长时间，为我们有效地预防提供了机会。

首先，针对高危人群要开展筛查工作，及早发现癌前疾病。包括通过问卷调查和粪便隐血试验等将高危者从一般人群中区分开来再做进一步诊断。肛门指诊、乙状结肠镜和全结肠镜检查等非常重要。

其次，无论是针对腺瘤的一级预防和腺瘤内镜下摘除后的二级预防，均应注意：①体育锻炼和改善饮食结构，增加膳食纤维的摄入；②适当补充维生素和戒烟；③结直肠肿瘤的高危人群 (> 50 岁，特别是男性、有结直肠肿瘤或其他癌家族史、吸烟者、超重或有胆囊手术史、血吸虫病史等)，可考虑用包括阿司匹林等在内的非甾体抗感染药 (NSAIDs) 和选择性环氧合酶 -2 抑制剂进行预防，但长期使用应注意避免其副作用；④结肠镜下摘除结直肠腺瘤可预防结直肠癌的发生，内镜术后仍需视患者情况定期复查肠镜，以及时切除再发腺瘤。

第三章 胃肠动力性疾病

胃肠动力相关性疾病几乎可累及所有消化道，患者表现出多种症状，是严重影响患者生活质量的疾病，因此，人们对该疾病的进一步认识有着极大的迫切性。经过国内外学者的多年来的努力，通过与胃肠运动功能有关的一系列检测方法的全面展开，包括胃肠道腔内压力测定、内容物排空或通过时间测定、胃肠道肌电活动测定、中枢神经功能检测、胃肠激素和脑肠肽对胃肠功能的影响、肠肌间神经丛的形态和功能的研究等，逐步阐明了该疾病可能是一种胃肠道局部神经系统、中枢神经系统、胃肠道平滑肌、内分泌系统以及精神系统多方面先天性或后天获得性异常所导致的病理生理状态，为该疾病的认识和诊断奠定了基础。随着这些基础研究的深入，相信今后会有更多操作简便、结果精确、可靠的临床检测设备和方法将应用于临床诊断，不断提高我们的临床诊断水平和对疾病的认识。

第一节 贲门失弛缓症

贲门失弛缓症又称贲门痉挛、巨食管，是由于食管贲门部的神经肌肉功能障碍所致的食管功能障碍引起食管下端括约肌弛缓不全，食物无法顺利通过而滞留，从而逐渐使食管张力、蠕动减低及食管扩张的一种疾病。其主要特征是食管缺乏蠕动，食管下端括约肌 (LES) 高压和对吞咽动作的松弛反应减弱。临床表现为吞咽困难、胸骨后疼痛、食物反流以及因食物反流误吸入气管所致咳嗽、肺部感染等症状。

一、病因及发病机制

多数学者认为本病属于神经源性疾病，其运动障碍是由食管的胆碱能神经受累所引起，但确切的病因尚未清楚，可能与以下因素有关。

1. 感染

由于 Chagas 锥虫病可引起贲门失弛缓症，因此，有人认为感染因素，尤其是病毒感染很可能是原发性贲门失弛缓症的病因。亦有研究发现，患者体内麻疹病毒抗体滴度较正常人明显增高，部分患者在食管组织中可检测到 VZV DNA，有 HSV-1 感染的患者食管组织中有明显的淋巴细胞浸润，这些都暗示可能有病毒抗原激发了异常的免疫反应，导致神经受损，最终致病。但是，由于在疾病后期食管组织中神经元破坏殆尽，很难在其中找到病毒及其产物，而且，目前也未见有模型复制成功的报道，因此，病毒感染机制还有待进一步证实。

2. 遗传因素

遗传因素可能参与贲门失弛缓症的致病，是基于一些偶见的一级亲属间同时发病的个案报道，但是，由于贲门失弛缓症发病率极低，家族中同时有两名贲门失弛缓症患者的不多，给进一步进行研究带来许多困难，因此，遗传因素是否参与致病，还有待证明。

3. 免疫因素

免疫异常是目前对贲门失弛缓症病因研究的热点，有前瞻性研究报道，在白人患者中 HLA Ⅱ型抗原 DQBl* 0 602 异常，其发生贲门失弛缓症的风险是正常人的 3.6～4.2 倍，进一步的研究还发现，贲门失弛缓症患者血清中存在抗肌间神经丛抗体，其产生与 HLA Ⅱ型抗原 DQAl* 0 103-DQBl* 0 603 DQBl* 0 602 异质二聚体呈正相关。这似乎提示贲门失弛缓症是由于 HLA Ⅱ型抗原类型异常所致，但该学说近年来也遭到质疑。Moses 等人分别采用贲门失弛缓症患者、胃食管反流病 (GERD) 患者及正常人的血清，免疫标记豚鼠或大鼠回肠、食管及脊髓内的神经，发现贲门失弛缓症患者和 GERD 患者的血清均可与组织中的肠肌间神经丛结合，只有极少数贲门失弛缓症患者血清能特异性的与一氧化氮能神经或抑制性神经结合，提示产生异常的肌间神经丛抗体并非贲门失弛缓症所独有，抗体的存在可能只是表象而并非是患病的直接原因，因此，该病因今后还有待更进一步研究。

4. 其他

其他各种不同疾病所引起的，与贲门失弛缓症相似症状的疾病称之为继发性贲门失弛缓症，其中包括感染性疾病 (Chagas 锥虫病)、神经肌肉变性 (继发性假性小肠梗阻)、创伤性 (胃底折叠术) 及肿瘤侵犯 LES 等。

二、病理

贲门失弛缓症最主要的病理变化是食管神经异常，食管壁内肌间神经丛发生变性，神经节细胞减少，甚至完全缺如，Cajal 细胞减少，其中食管体部神经节细胞减少程度较 LES 处明显。神经节细胞减少与病程呈正相关，病程持续超过 10 年者，神经节细胞几乎完全消失。尸检结果也发现，神经节细胞减少可能是由于食管扩张引起神经丛机械性分离所致。电镜检查还发现，少数贲门失弛缓症患者还存在着肌间神经结构异常，如髓鞘变性、轴索膜剥脱及沃勒变性等，从而影响神经的正常功能。免疫组化研究发现，一氧化氮能神经部分或完全缺失，该现象的发生早于胆碱能神经，在肌间神经丛中可发现激活的细胞毒性 T 细胞浸润，提示肌间神经丛神经元的缺失与免疫异常有关。此外，还有研究发现迷走神经干或脑干背侧运动核神经细胞减少或变性改变，如碎片状变性，甚至发生溶解，提示外源性神经可能起一定作用。而在病理检查中未发现贲门失弛缓症患者食管平滑肌有结构上的改变，对切除后的平滑肌标本进行生理功能检测也未发生异常，提示该疾病主要是由于支配平滑肌的神经异常所致。

三、病理生理

吞咽时食管体部无推进性收缩、LES 松弛障碍是本病病理生理上最主要的特征。然而，该病理生理学效应可能集中表现在以下几个方面。

1. 区胆碱能神经状态

食管平滑肌节段去神经状态，表现在贲门失弛缓症患者 LES 和体部食管对醋甲胆碱刺激无反应，而将食管体部肌群进行乙酰胆碱直接刺激时，可产生强烈的收缩反应，甚至痉挛，因此，认为本病系胆碱能神经缺陷性疾病。

2. 食管神经纤维分布和结构异常

血管活性肠肽 (VIP) 和一氧化氮 (NO) 参与对 LES 的调控。研究表明，贲门失弛症患者的食管平滑肌中 VIP 神经纤维和 NO 纤维密度减低，或者缺乏这两种神经纤维，致使 LES 压力增高。

3. 食管对体液刺激反应异常

有试验证明贲门失弛缓症患者 LES 对胃泌素的反应高度敏感和活跃，提示贲门失弛缓症还存在平滑肌细胞受体的异常。胰高糖素、胆囊收缩素 (CCK) 和胰泌素可使正常人 LES 松弛，而对贲门失弛缓症患者则表现为 LES 肌收缩，提示该病的体液调节反应是抑制性神经受损的结果。

4. 消化道及其他部位功能改变

除食管和 LES 区域外，贲门失弛缓症还可出现胃十二指肠、胆囊、Oddi 括约肌的功能改变，如胃底肌群松弛障碍，胃液体排空加速，胆道及 Oddi 括约肌功能异常，外源性 CCK 反应降低等，临床上出现胆囊排空减慢，排空指数下降。

四、临床表现

1. 咽下困难

无痛性咽下困难是本病最常见最早出现的症状。起病多较缓慢，但亦可较急，初起可轻微，仅在餐后有饱胀感觉而已。咽下困难多呈间歇性发作，常因情绪波动、发怒、忧虑惊骇或进食过冷和辛辣等刺激性食物而诱发。病初咽下困难时有时无，时轻时重，后期则转为持续性。少数患者咽下液体较固体食物更困难。

2. 疼痛

可为闷痛、灼痛、针刺痛、割痛或锥痛。疼痛部位多在胸骨后及中上腹；也可在胸背部、右侧胸部、右胸骨缘以及左季肋部。疼痛发作有时酷似心绞痛，甚至舌下含硝酸甘油片后可获缓解。随着咽下困难的逐渐加剧，梗阻以上食管的进一步扩张，疼痛反而逐渐减轻。

3. 食物反流

随着咽下困难的加重，食管的进一步扩张，相当量的内容物可潴留在食管内至数小时或数日之久，而在体位改变时反流出来。从食管反流出来的内容物因未进入过胃腔，故无胃内呕吐物的特点，但可混有大量黏液和唾液。在并发食管炎、食管溃疡时，反流物可含有血液。

4. 体重减轻

体重减轻与咽下困难影响食物的摄取有关。对于咽下困难，患者虽多采取选食、慢食、进食时或食后多饮汤水将食物冲下，或食后伸直胸背部、用力深呼吸或屏气等方法以协助咽下动作。病程长久者可有体重减轻，营养不良和维生素缺乏等表现。

5. 出血和贫血

患者常可有贫血，偶有由食管炎所致的出血。

6. 其他

由于食管下端括约肌张力的增高，患者很少发生呃逆，乃为本病的重要特征。在后期病例，极度扩张的食管可压迫胸腔内器官而产生干咳、气急、发绀和声音嘶哑等。

五、并发症

1. 吸入性肺炎

吸入性肺炎是贲门失弛缓症较常见的并发症，发病率约为 10%，有时可出现肺脓肿、肺不张及胸腔积液等。临床最常见的症状为咳嗽，严重时可出现胸闷、呼吸困难等。

2. 食管炎

因食物滞留所致，典型的症状为胃灼热、胸痛、吞咽时胸骨后疼痛，临床表现极似胃食管反流病 (GERD)，但 GERD 多为胃酸刺激所致，监测 24 ～ 48 小时食管内 pH 值有助于贲门失弛缓症与 GERD 的鉴别。

3. 食管憩室

贲门失弛缓症并发食管憩室者仅为 5%，憩室多位于食管下段，憩室大小不等，一般在 2.5 cm 以下，最小仅为 0.5 cm。若食管内容物潴留于憩室囊袋内可并发憩室炎，出现嗳气、食物反流、胸骨后疼痛等，严重者可出现出血或憩室穿孔。

4. 癌变

贲门失弛缓症并发食管癌为 2% ～ 7%，目前认为病程达 10 年以上者，应定期进行胃镜检查，对症状重新出现或进行性加重者，应高度警惕癌变的可能性。

六、诊断

(一) 诊断方法

1.X 线检查

(1) 胸部 X 线片：贲门失弛缓症早期患者胸部 X 线片可无异常表现，有食管扩张时胸片显示纵隔增宽及纵隔旁阴影；食管严重扩张时除纵隔显著增宽外，食管内可见液平面，有时胸片上亦可见肺部并发症现象。

(2) 食管吞钡造影：贲门失弛缓症典型的食管吞钡造影 X 影像表现为食管体部缺乏蠕动波，食管下端呈漏斗状狭窄，边缘光滑平整，称作"鸟嘴状"改变，食管体部呈不同程度的扩张，远端扩张最显著，放射影像学将其分为 3 度，Ⅰ度扩张直径＜ 3 cm，病变范围位于食管下端；Ⅱ度扩张直径 3.5 ～ 6.0 cm，其范围波及食管下 1/3 段；Ⅲ度扩张＞ 6 cm，其部位达食管下 2/3 段。

2. 胃镜检查

胃镜下特征性表现有：①食管腔内有大量食物或液体残留；②食管黏膜可能正常，有时可出现炎症改变，表现为黏膜弥散性充血、肿胀及糜烂，严重者可出现溃疡；③食管腔口径增大；④食管的正常蠕动消失；⑤食管扭曲变长。

3. 食管压力测定

贲门失弛缓症的压力检查典型的压力特征为：①上食管括约肌 (UES) 功能正常，食管上段蠕动正常；②食管体远端缺乏连续性传导性收缩波，表现为食管下 2/3 段推进性运动消失，所测得的收缩波通常为低振幅；③ LES 静息压力正常或增加，严重时 LES 高压幅度增加，吞咽运动时 LES 不松弛；④食管内压力高于胃内压 30 mmHg(4.0 kPa)。

(二) 诊断标准

1. 主要标准

(1) 临床表现：具有典型症状，持续时间≥ 6 个月，一般情况好，无明显体征。

(2) X 线检查：X 线钡餐检查除外食管贲门处的其他器质性病变，并显示出食管下段黏膜光滑呈鸟嘴样改变。

(3) 胃镜检查：胃镜下食管腔内可见有大量的滞留食物，食管腔扩大，贲门口狭窄，稍加压力，镜身有可能通过贲门进入胃腔。

2. 辅助标准

(1) 食管排空：核素食管通过时间延长，尤其是食管中段和下段通过时间明显延长，食管相显示核素潴留在食管中、下段。

(2) 食管测压：测压显示 UES 压力正常，食管下 2/3 段的推进性运动消失，食管 LES 压力增高，吞咽时 LES 不松弛。

(3) 刺激试验：贲门失弛缓症患者食管对拟胆碱能药物及五肽胃泌素有超敏作用，该激发试验能导致食管内压力升高，蠕动波幅增加，典型的贲门失弛缓症患者对其反应强烈，轻度患者也呈阳性反应。

3. 诊断标准评价

临床上依据主要标准并具备 2、3 中的一项便可确定诊断。倘若依据主要标准难以明确诊断，可以选择辅助诊断标准，其中核素食管通过时间、测压具有重要的诊断意义。

(三) 诊断程序

根据吞咽时的伴随症状可以判断是否为口咽性吞咽困难，当确定为食管性吞咽困难后，进行 X 线及胃镜检查，排除肿瘤及炎症，然后进行食管运动功能检测。

七、治疗

1. 内科疗法

服用镇静解痉药物，如口服 1% 普鲁卡因溶液，舌下含硝酸甘油片，以及近年试用的钙拮抗剂硝苯地平等可缓解症状。为防止睡眠时食物溢流入呼吸道，可用高枕或垫高床头。

2. 内镜治疗

近年来，随着微创观念的深入，新的医疗技术及设备不断涌现，内镜下治疗贲门失迟缓症得到广泛应用，并取得很多新进展。传统内镜治疗手段主要可包括内镜下球囊扩张和支架植入治疗、镜下注射 A 型肉毒杆菌毒素以及内镜下微波切开及硬化剂注射治疗等。

3. 经口内镜下肌切开术 (POEM)

治疗贲门失迟缓症，取得了良好的效果。POEM 手术无皮肤切口，通过内镜下贲门环形肌层切开，最大限度地恢复食管的生理功能并减少手术的并发症，术后早期即可进食，95% 的患者术后吞咽困难得到缓解，且反流性食管炎发生率低。由于 POEM 手术时间短，创伤小，恢复特别快，疗效可靠，或许是目前治疗贲门失弛缓症的最佳选择。

4. 手术治疗

对中、重度及传统内镜下治疗效果不佳的患者应行手术治疗。贲门肌层切开术 (Heller 手术) 仍是目前最常用的术式。可经胸或经腹手术，也可在胸腔镜或者腹腔镜下完成。远期并发症主要是反流性食管炎，因而有不少人主张附加抗反流手术，如胃底包绕食管末端 360 度 (Nissen 手术)、270 度 (Belsey 手术)、180 度 (Hill 手术) 或将胃底缝合在食管腹段和前壁 (Dor 手术)。

第二节 弥散性食管痉挛

弥散性食管痉挛是以高压型食管蠕动异常为动力学特征的原发性食管运动障碍疾病，病变主要在食管中下段，表现为高幅的、为时甚长的、非推进性的重复性收缩，致使食管呈串珠状或螺旋状狭窄，而上段食管及食管下括约肌常不受累。本病临床较为少见，常以慢性间歇性胸痛和吞咽困难为主要症状，任何年龄均可发病，多见于 50 岁以上，无明显性别差异，其病因及发病机制尚不十分清楚。本病多见于 50 岁以上的人，但任何年龄的成年人均可发病。无明显性别差异。

一、病因和发病机制

弥散性食管痉挛的病因尚不明了，发病可能机制为：

（一）胆碱能神经功能失调

弥散性食管痉挛中大部分患者食管对胆碱能刺激呈高敏感，给予醋甲胆碱和卡巴胆碱可诱导产生过度的食管收缩效应，胆碱酯酶抑制剂（依酚氯铵）、α 肾上腺素能激动剂（麦角新碱）也可诱发过度的食管收缩。产生神经功能失调的激发因素目前尚不清楚，近年来有观点认为，微血管压迫脑干部位的迷走神经，可能是导致迷走神经功能失调的诱因。

（二）一氧化氮能神经功能失调

一氧化氮能神经是食管内主要的抑制性神经元，由研究发现，给予一氧化氮合成酶抑制剂(L-NAME) 可以诱发食管的自发性蠕动，增加食管收缩波幅，而给予一氧化氮合成底物（硝酸甘油）可缓解弥散性食管痉挛患者症状，改善食管通过时间，提示一氧化氮能神经可能参与了弥散性食管痉挛的致病。

（三）反流机制

部分弥散性食管痉挛患者在给予硝酸甘油治疗的同时，加用抑酸剂治疗可明显缓解症状，提示酸反流可能是一部分弥散性食管痉挛的激发因素。

（四）精神心理因素

精神心理研究发现，约 84% 的弥散性食管痉挛患者有心理调节紊乱，包括抑郁、焦虑、恐惧及情感异常，精神应激可使食管下段收缩幅度加大，并可出现重复收缩。食管运动异常且有胸痛症状的患者并存其他胃肠症状的可能性大，其中伴有肠易激综合征 (IBS) 的机会较高。

（五）感觉因素

食管内气囊扩张刺激试验表明，弥散性食管痉挛患者诱发胸痛的感觉阈较正常人降低，脑诱发电位测定显示患者脑诱发电信的幅度及质量较低，提示弥散性食管痉挛患者感觉异常主要是中枢神经对内脏感受信息的处理异常，而不是外周感受器的异常。

二、临床表现

（一）胸痛

通常是胸骨后疼痛，80% ～ 90% 的患者可存在这一症状。胸痛可向背部放射，甚至向颈部和左手臂放射，胸痛强度差异较大，从闷胀、隐痛到酷似心绞痛，疼痛可持续几分钟到几小时。

（二）吞咽困难

30%～60% 的患者伴有吞咽困难，患者感觉食物滞留在食管中段。吞咽困难常间歇性发生，不一定与胸痛并存，但当胸痛频繁发作或剧烈时，吞咽困难多更加严重。

（三）反食

吞咽困难时可有食物反流入口腔及鼻咽部，称之为反食，反流食物多为咽下不久的食物，无胃内容物的酸味，可与呕吐相区别。

（四）胃灼热

20% 的患者有胸骨后烧灼感，其产生可能主要是由于食管感觉异常，而不是病理性酸反流的结果，因为食管内滴酸并不能复制胃灼热症状，应用抗酸剂治疗也不能缓解。

三、诊断与鉴别诊断

（一）诊断方法

1. 食管测压

食管测压是诊断弥散性食管痉挛的主要方法，弥散性食管痉挛的食管压力的异常表现：①湿咽时食管自发性收缩大于 30%；②食物食管通过时间大于 6 秒；③收缩波幅大于正常值的 2 倍；④收缩波幅大于 160 mmHg(21.3 kPa)；⑤下食管括约肌 (LES) 压力可正常或升高，也可表现为不能完全松弛。

2.X 线钡剂检查

X 线吞钡检查应该是吞咽困难患者的首选检查，可排除肿瘤等其他器质性病变。弥散性食管痉挛 X 线检查表现多样，在食管痉挛时食管下段蠕动性收缩减弱，出现无推进性的第三相收缩，钡柱可出现多个凹痕，钡剂在食管的转移延迟。严重痉挛时钡剂陷入强烈收缩波间或被收缩波隔断，表现为多种怪异现象，如螺旋状、串珠状或卷曲状食管，甚至假憩室形成。

3. 内镜及其他

胃镜检查本身不能明确食管痉挛，主要是用于排除器质性病变引起的胸痛或吞咽困难，但是，胃镜检查正常亦不能否定病理性胃食管酸反流。CT 扫描可发现部分食管痉挛患者食管壁增厚，目前已证实部分食管痉挛患者食管肌层增厚，但如食管恶性疾病等其他食管疾病，也可导致食管壁增厚，因此，若发现食管壁增厚并不能确诊为食管痉挛，还应做进一步检查。

4. 诊断方法的选择

X 线钡剂检查可明确大多数食管器质性病变，又能显示食管运动异常，胃镜检查对黏膜病变诊断的敏感性高，故当症状疑为食管源性时，应结合具体情况首选胃镜和（或）X 线钡剂检查。确诊弥散性食管痉挛在 X 线吞钡造影检查和（或）食管测压两项诊断方法中至少要选择一项。由于胃食管反流是引起胸痛的常见病因，所以，若条件允许应进行 24 小时食管 pH 测定，以排除反流引起的食管痉挛。

（二）诊断标准

典型症状结合食管测压及 X 线钡剂检查即可确诊弥散性食管痉挛。确定症状是否由于弥散性食管痉挛所致，则可采用基础测压结合刺激试验，或进行 24 小时食管测压来判断。

（三）鉴别诊断

虽然胸痛合并有吞咽困难、吞咽疼痛、反食及胃灼热等食管症状者可提示为食管源性胸痛，但是，有近 50% 的胸痛患者可无食管症状，而在心源性胸痛患者中有相当比例患者也存在食管症状，因此，面对一位胸痛患者应首先确定有无如冠心病、肺栓塞、胸膜炎、胸壁神经肌肉病变等食管外疾病。虽然上消化道内镜或 X 线吞钡造影检查可排除食管器质疾病，但胃食管反流疾病也应必须排除，有条件可行 24 ～ 48 小时食管 pH 监测，或者进行食管内滴酸试验，亦可以首先应用质子泵抑制剂 (PPI) 进行诊断性治疗，对治疗无效者再行食管测压和 X 线吞钡造影检查。

1. 贲门失弛缓症

胸痛与吞咽困难可以提示贲门失弛缓症，但根据症状不能区别运动异常的类型。贲门失弛缓症除了具有特征性的 X 线表现外，通过食管测压也可帮助诊断。

2. 胃食管反流病

胃食管反流时可出现反酸、胃灼热、嗳气、胸痛及吞咽疼痛等症状，但单纯依据临床症状尚不能完全与弥散性食管痉挛区别开来。胃食管反流可引起食管黏膜糜烂、溃疡等炎症改变，采用胃镜检查多可明确诊断。此外，24 小时食管内 pH 监测和 (或)PPI 诊断性抑酸治疗亦可有效地帮助诊断。

3. 心绞痛

心绞痛患者的以下特点有助于与弥散性食管痉挛相鉴别：①发病年龄较大 (多在 50 岁以上)；②存在冠心病易患因素 (高血脂、高血压、糖尿病)；③胸痛持续时间短 (＜ 5 分钟)，舌下含服硝酸甘油后迅速缓解；④胸痛多与体力活动增加有关；⑤胸痛向左上肢放射、制酸剂不能缓解。此外，心电图、心脏运动试验、Holter 监测及核素心肌显像等检查可帮助确定有无心肌缺血。冠状动脉造影适用于非典型心绞痛、心肌显像及运动试验阳性者。

4. 其他

包括心包炎、胸膜炎、胸壁神经 - 肌肉病变等，可依据病史、临床症状结合胸部 X 线片、心电图、心脏超声等检查多可明确诊断。

四、治疗

(一) 精神心理调节

镇静剂对以精神心理症状为主的胸痛有明显疗效，也可与其他措施联合使用。镇静剂治疗不改变食管收缩运动的异常，症状的缓解与镇静剂的神经调节作用有关。药物包括三唑仑 (100 ～ 150 mg/d) 或阿普唑仑 (3.66 mg/d)。

(二) 解除食管痉挛的药物治疗

1. 硝酸盐类硝酸甘油

每次 0.3 ～ 0.6 mg，规律性或间断性服药可改善症状，其机制可能与降低脑干部血管痉挛有关。

2. 钙离子通道阻滞剂

钙离子通道阻滞剂可减少非蠕动性收缩的幅度和频率，具有剂量依赖效应。硝苯地平：每次 10 mg，一天 3 次，口服，效果不佳时可增加到每次 20 mg。

(三) 扩张治疗

扩张主要用于贲门失弛缓症患者，也有用于弥散性食管痉挛的报道，但样本量小，疗效不一，且治疗后复发率高，主要用于药物治疗效果不佳、症状严重且以吞咽困难为主的患者，伴 LES 高压症或松弛不完全者效果较好。

（四）肉毒毒素治疗

肉毒毒素可与神经末梢的受体结合，减少乙酰胆碱的释放，经内镜注射至 LES 可缓解症状，但易复发，重复注射疗效变差。

（五）手术治疗

对上述治疗无效且症状严重而使生活明显受影响，食管测压显示症状与异常收缩相关的患者，可给予食管纵行肌切开术，如仍无效可做食管切除术。手术前应行食管动力学检测，肌肉切开范围应包括所有受累的肌肉，此外，肌肉离断应包括 LES，以防止术后由于输出梗阻出现吞咽困难，同时应做胃底折叠手术以避免胃食管反流。

（六）治疗选择

无症状者无须治疗。目前，对有症状患者的治疗效果尚不理想，故应由简单治疗开始，首先选择副作用少的药物，如硝酸盐类或钙离子通道阻滞剂，无效或效应降低时可更换药物或增加药物剂量，没有严格的疗程限制。对症状间断出现的患者，不必持续用药，症状缓解后就可停药。药物无效后可考虑给予扩张术治疗，手术治疗可做最后选择。

第三节　胡桃夹食管

也称高压性食管蠕动、超挤压食管及高振幅蠕动食管等。本病是一种以食管动力异常 - 症状性高动力性食管蠕动（高幅蠕动收缩并伴有收缩时限的延长）为主要特点的独立性疾病，为原发性食管运动障碍性疾病之一，可发生于任何年龄，40 岁以后多见，女性多于男性。1977 年 Brand 等首先报道了在非心源性胸痛患者中，41% 有高振幅食管蠕动收缩。1979 年 Benjami 等首次使用"胡桃夹食管"一词来描述食管收缩压超过 400 mmHg 的非心源性胸痛患者。

一、病因和发病机制

胡桃夹食管的病因尚不清楚，病理学改基础尚不明确，基本认为胡桃夹食管与胃食管反流及精神心理因素（压抑、焦虑等）有关，亦有认为胡桃夹食管与内脏痛阈降低有关。

（一）胃食管反流

有研究发现，部分胡桃夹食管患者滴酸试验阳性，也有部分患者 24 小时食管 pH 值监测显示存在酸反流，提示胃食管反流可能是胡桃夹食管的病因之一，但其反流的机制尚不清楚。

（二）精神心理因素

新近的许多研究发现，胡桃夹食管患者多伴有压抑、焦虑、恐慌等精神心理的表现，Millon 行为健康调查积分较正常人明显增高。症状躯体化、焦虑及压抑等精神性疾病可使食管下段平均收缩波幅增高，其可能的机制为：①压抑或焦虑的患者为了自身松弛常有过度换气，使食管收缩强度增加 30%；②焦虑可改变吞咽力量，用力吞咽可使蠕动波幅增加 30%。

（三）痛阈降低

食管内气囊扩张刺激试验表明，胡桃夹食管患者诱发胸痛症状所需的刺激较正常对照组小，表明疼痛可能与食管下段内脏痛觉对扩张刺激敏感、痛阈降低有关，其具体的机制尚不明确。

二、临床表现

（一）胸痛

约 90% 的胡桃夹食管患者具有胸痛症状，胸痛无明显诱因，常与劳累有关。疼痛类似于冠心病患者的心绞痛，表现为钝痛或剧痛，位于胸骨后，可放射至上腹部、颈部及左臂，可持续数分钟至几小时，依据病史及硝酸盐药物缓解症状不容易与心源性胸痛相鉴别。

（二）吞咽困难

可见于 70% 的胡桃夹食管患者，吞咽困难常为间断性，吞咽固体食物较液体食物时吞咽困难明显。

（三）胃灼热及上腹部灼热感

胡桃夹食管患者多具有胸骨后烧灼疼痛或不适，约有 74% 的患者伴有上腹部灼热感，这可能与食管黏膜敏感性增加，存在胃食管反流有关。

（四）其他

患者多伴有精神心理障碍，主要表现为压抑、焦虑、惊恐及症状躯体化等。

三、检查

1. 食管测压

胡桃夹食管的食管压力测定特点为高振幅蠕动收缩，并伴有收缩时间延长。如胸痛发作，食管蠕动性收缩存在，但下段 1/3 平均收缩振幅超过 16 kPa(120 mmHg) 或峰值超过 26.7 kPa(200 mmHg)，或时间超过 7 秒，即可确诊。

2. 食管 X 线钡剂造影

胡桃夹食管的食管 X 线钡剂造影可以正常或提示有非特异性食管运动功能障碍，对诊断胡桃夹食管缺乏特异性，但对除外食管器质性和其他功能性的异常病理改变有重要意义。

3. 依酚氯铵激惹试验

给患者静脉注射依酚氯铵后诱发胸痛和食管压力，异常为阳性。胡桃夹食管在无症状期间食管测压记录可正常，这些患者可用依酚氯铵激惹试验来判断其胸痛是否与食管异常收缩有关。

4. 标准酸灌注试验

对患者进行食管标准酸灌注，患者出现胸痛发作或食管压力异常为阳性。

四、诊断及鉴别诊断

（一）诊断方法

1. 食管测压

目前公认的标准是距 LES 5 cm 处蠕动波平均波幅 ≥ 150 mmHg(20.0 kPa)，也有报道以蠕动波压力超过正常值 +2 倍标准差为诊断标准。食管压力检测结果与临床症状可能并不一致，有临床症状者可能食管测压正常，而食管测压异常者有可能并无明显的临床症状，同时，疼痛的缓解亦与食管收缩波幅减低不相一致。

2. 药物激发试验

临床上常应用药物来激发疼痛症状或改变食管的运动，以增加检测的敏感性。这类药物包括依酚氯铵、卡巴胆碱、五肽胃泌素及麦角新碱等。依酚氯铵是常规应用中可靠、安全的激发药物，胸痛阳性反应率为 18%～55%，具有较高的特异性，无明显副作用，对冠状血管亦无影响。然而，刺激试验阳性并不一定表明食管运动紊乱是引起胸痛的原因，有应用 24 小时食管 pH 值监测的研究发现，依酚氯铵试验阳性与病理性酸反流所致的疼痛明显相关，却与运动紊乱致疼痛无明确的相关性。卡巴胆碱在复制胸痛方面具有很高的阳性反应率，50 mg/kg 体重单次皮下注射，在 46% 的胡桃夹食管患者可复制出胸痛症状，2 次注射阳性反应率可达 77%。卡巴胆碱虽可激发出较强烈的胸痛反应，但其副作用较多。五肽胃泌素是一种弱刺激剂，胸痛阳性反应率 < 10%。静脉注射麦角新碱可增加食管收缩压，在 22%～60% 的胡桃夹食管患者中可出现胸痛，但是，麦角新碱可引起冠状动脉痉挛，可在 20% 的正常人中引起胸痛，副作用事件较多，尤其是心律失常。

3. 食管压力动态监测

动态监测方法是近年发展起来的，是将疼痛症状与压力异常联系起来的一种最好方法，可以方便地记录疼痛时食管动力的改变，类似于 24 小时动态心电监测仪。这种食管内测压较 24 小时食管 pH 值监测发展慢，目前已逐渐成为具有潜力的、发展前景良好的临床研究工具。食管压力动态监测可以在更接近生理状况下，24 小时记录食管运动状况，可以及时记录在症状发作时的食管动力变化，可作为胡桃夹食管患者最准确的诊断依据。

（二）诊断标准

胸痛、吞咽困难等典型症状结合测验检查 [食管下段收缩波幅 ≥ 150 mmHg(20.0 kPa)，伴或不伴有收缩持续时间改变，即可做出诊断]。但应首先排除 GERD、食管炎等器质性病变。在 24 小时食管内压力的监测下，疼痛症状与收缩波幅同时发生改变是诊断最可靠的依据。

（三）鉴别诊断

胡桃夹食管需与心绞痛、GERD 及其他原发性食管运动障碍性疾病相鉴别，其中与弥散性食管痉挛的区分主要是通过食管测压进行鉴别，后者蠕动协调性缺失，而胡桃夹食管则表现为协调性蠕动，且蠕动波幅增加。

五、治疗

（一）精神、心理治疗

行为心理干预治疗已被证实对胡桃夹食管有效，多数学者推荐适量应用镇静剂，可使患者症状得到缓解。曲唑酮 (trazodone)100～150 mg/d，疗程 6 周，可以改善非特异性食管运动障碍症状，但不改变食管压力。

（二）药物治疗

1. 硝酸盐制剂

硝酸盐制剂的药理机制在于可松弛血管平滑肌，亦可松弛食管平滑肌，使食管收缩波幅减低。常用药物为硝酸甘油，0.3～0.6 mg 舌下含化，或 0.8 mg 口腔喷雾，5 分钟可缓解症状，副作用有头痛、脸红、心悸等。

2. 钙离子通道阻滞剂

此类药物可降低食管下段蠕动收缩波幅及持续时间，缓解胸痛及吞咽困难症状，其中硝苯地平应用较为广泛，常用剂量每次 10 ～ 20 mg，一天 3 次。

3. 制酸剂

确有酸反流证据的胡桃夹食管患者，大剂量制酸剂可缓解症状。奥美拉唑每次 40 mg，一天 1 次或雷尼替丁每次 150 mg，每天 2 次。

(三) 其他治疗

1. 气囊扩张术

有报道，食管气囊扩张术对 LES 压力增高的胡桃夹食管患者尤为有效，但是，由于该方法用于胡桃夹食管治疗的样本量较少，疗效结果不一致，临床症状易复发，因此，目前临床较少应用。

2. 食管肌肉切开术

食管肌肉切开可降低收缩波幅，但收缩波幅的降低与症状的缓解并不一致，尤其对于以疼痛为主诉患者。但是，由于食管肌肉切开术后有可能导致患者吞咽困难，因此，该方法尚需慎用于胡桃夹食管患者。

第四节 反流性胃炎

由于原发或继发因素导致十二指肠内容物，包括胆汁和碱性肠内容物反流入胃，称十二指肠胃反流 (DGR)，如导致胃黏膜的损伤，包括上皮破损、再生及黏膜炎症称反流性胃炎或胆汁反流性胃炎，或碱性反流性胃炎。反流性胃炎是慢性胃炎一种特殊类型或称胆汁性胃炎、反应性胃炎。DGR 在人群中的发生率为 10% 左右，DGR 多为生理性，胃黏膜无病理组织学改变，临床上也无症状。病理性 DGR 是指在原发性幽门、十二指肠动力学异常，继发于胃大部切除术后，肝、胆疾患等，导致反流物引起胃黏膜损伤。不仅可以发生反流性胃炎，若反流至食管可引起反流食管炎、Barrett 食管等，甚至与溃疡、残胃癌的发生有关。

一、病因及发病机制

(一) 十二指肠胃反流发生机制

1. 十二指肠胃反流的生理机制

健康人在空腹状态下，DGR 常发生于胃十二指肠消化间期运动移行综合波 (MMC) 相末期和Ⅲ相。MMC Ⅱ相十二指肠内胰液和胆汁分泌量显著增加，为反流提供了物质基础，Ⅱ相无规律的运动产生了反流所必需的压力梯度。肠道分泌活动与运动平行增加的关系，为 DGR 在Ⅱ相达到高峰提供了条件。Keane 等研究证明，通过十二指肠胆汁酸输出量及胃十二指肠标志物反流率，可以准确地预测Ⅲ相前后胃内胆汁酸的含量。反流入胃内的标志物 [14]C- 聚乙二醇，与胆汁酸和胰蛋白酶一样，在Ⅲ相前含量最高。但是，[14]C- 聚乙二醇是持续灌入十二指肠内的，无胆汁酸、胰蛋白酶分泌时周期性变化。该结果支持胃肠运动和十二指肠内容物的容积，是空腹状态下 DGR 发生的主要决定因素，DGR 不单纯是分泌活动的反映。

MMC Ⅲ相活动具有强有力的胃肠推进作用，可清除Ⅱ相末反流入胃内的十二指肠内容物，Ⅲ相前后 30 分钟内，胃内的反流物量有显著差异。因此，Ⅲ相活动可能具有抗反流作用。另有学者研究提出，DGR 的发生与十二指肠Ⅲ相逆蠕动有关。此前，Bjomsson 等发现十二指肠Ⅲ相末期具有"逆蠕动泵"的压力特点，可产生周期性的逆蠕动，十二指肠逆行压力波占 $85\%\pm9\%$，79% 可使胃窦出现"碱化"状态。Dalenback 等研究了十二指肠Ⅲ相末期逆蠕动对 MMC 相关分泌活动的影响，胃窦 MMC Ⅱ相末及Ⅲ相时，胃内酸度增高，胃蛋白酶分泌量在Ⅲ相时明显增高。随后，由于胃酸分泌减少，十二指肠逆蠕动引起 DGR 的发生，反流物中含有碳酸氢盐及 IgA，导致胃窦Ⅲ相末期胃内处于"碱化"状态。

夜间胃内 pH 升高的机制尚不十分明确。曾认为夜间胃内 pH 周期性升高与胃窦Ⅰ相较低的胃酸分泌量有关。空腹状态胃酸分泌呈周期性波动，在Ⅲ相时胃酸分泌量最高。但是，同时将 pH 电极放于胃窦和胃体部，当观察到胃窦 pH 值增高时，胃体 pH 值仍保持在 1～2，这与胃酸分泌周期性受抑制的观点相矛盾。Bjomsson 等研究夜间胃窦 pH 值改变与胃十二指肠运动之间关系的结果发现，十二指肠Ⅲ相逆蠕动占Ⅲ相运动的 67.4%，在所有受试者夜间Ⅲ相运动中至少出现一次逆蠕动为 60%(52%～100%)。由于Ⅲ相运动在睡眠中出现率较高，十二指肠Ⅲ相逆蠕动也多发生在睡眠中，这可能是夜间比白天空腹时胃内 pH 增高更为多见的原因。十二指肠逆蠕动与幽门、胃窦的运动关系决定着 DGR 的发生。正常情况下 DGR 很少发生，当十二指肠出现逆蠕动时恰好幽门开放，而发生 DGR。在十二指肠逆蠕动很强，而同时又出现强有力的胃窦收缩时，也可阻止 DGR 的发生。生理性 DGR 的意义尚不明确，可能对胃黏膜起保护作用。胃黏膜暴露于高酸及高胃蛋白酶环境之后，碱性内容物从十二指肠反流入胃内，对胃黏膜屏障功能可能具有修复作用。另外，反流物中含有分泌型 IgA，可加强胃窦黏膜屏障的免疫防御功能。

2. 十二指肠胃反流病理机制

(1) 原发性或特发的幽门功能异常：由于幽门本身的解剖学，神经学或平滑肌原性病变，如先天性内脏神经病变、假性肠梗阻、巨十二指肠及小肠扩张等，十二指肠内容可反流入胃，但在临床上这种病例很少见。

(2) 继发性病理性十二指肠反流机制：各种原因所致幽门解剖学的异常和胃动力低下，胃窦 - 幽门 - 十二指肠运动协调运动减少，均可发生病理性胆汁反流或十二指肠内容物反流。

1) 胃、十二指肠运动功能障碍：十二指肠内容物 (包括胆汁) 反流或反流量的多少，主要依靠的是生理的抗反流屏障 (动力学)，而是否产生胃黏膜的损伤还依赖于黏膜的抗损伤屏障作用。动力学抗反流屏障包括：①正常的胃排空，促进固体食物排除和及时清除十二指肠反流物；②幽门功能；③胃窦 - 幽门 - 十二指肠运动协调。先天性或继发性小肠肌源性或神经源性病变可导致十二指肠淤积、扩张，使之不能正常排空，这些疾病如结缔组织病、假性小肠梗阻、巨十二指肠等原发或继发性胃肠动力疾病，功能性胃肠病如功能性消化不良 (FD) 等。上腹痛综合征是 FD 的罗马Ⅲ标准中的一类分型，其发病被认为与 DGR，胃窦动力低下相关。有报道采用气囊测压法观察 FD 患者胃窦 - 幽门 - 十二指肠运动协调运动与胆汁反流的关系，发现胃窦 - 幽门 - 十二指肠运动协调运动有利于对十二指肠胃反流物的清除。如若这种协调性发生障碍，一方面可能增加胆汁反流，同时亦降低了胃窦的窦泵清除作用，延长空腹状态下十二指肠内容物与胃黏膜的接触时间，导致胃黏膜损伤。

2) 完整幽门解剖结构的破坏：幽门括约肌功能是抗十二指肠反流的重要屏障，当幽门正常解剖结构被破坏时 (如外科胃大部切除，胃空肠吻合和幽门成形术等)，幽门屏障作用缺失，使大量十二指肠内容物反流入胃，其中胃大部切除术后、胆汁反流性残胃炎等是最多见的。

3) 胆囊、胆道功能障碍：胆结石、胆囊切除术后等胆道运动功能障碍的患者，DGR 的发生率明显增高，主要有两方面因素：一是由于胆囊丧失了贮存浓缩胆汁、间断排泄胆汁的功能，胆汁持续排出为 DGR 提供了条件；二是由于胃窦 - 幽门 - 十二指肠协调运动发生改变，术后患者 DGR 发生率增多，与空腹状态的胃窦、十二指肠动力障碍有关。与正常人比较，胆囊切除术后患者的胃窦Ⅲ相运动频率降低，Ⅲ相前十二指肠推进速度减慢，十二指肠近端Ⅲ相持续时间缩短。此外，胆囊切除术后血清胃泌素、胆囊收缩素、YY 肽等胃肠道激素水平升高，也可直接影响胃 - 幽门 - 十二指肠协调运动，导致 DGR 发生增加。

4) 胃肠神经肽和激素水平调节异常：某些胃肠神经肽和激素与自主神经系统共同调控胃肠道的运动和分泌功能，胃肠激素 (如 CCK、PYY、神经降压素和胃动素等) 与禁食和餐后胃窦、胃窦 - 幽门 - 十二指肠协调运动密切相关。Wilson 等研究了原发性 DGR 患者血浆胃肠激素水平及 Roux-en-Y 十二指肠空肠吻合术后的改变，术前空腹时神经降压素、胰岛素水平明显增高，餐后还可见 CCK、PYY、促胰液素、肠胰高血糖素水平增高，术后大部分激素降至正常。同时进行胃排空检查还发现患者存在餐后早期半固体食物排空加快，并与神经降压素水平相关。研究表明 CCK、PYY、神经降压素和肠胰高血糖素对胃排空及小肠传输功能有较强的抑制作用。促胰液素可增加胆汁反流量，促使卵磷脂转变为溶血性卵磷脂。NO 和 VIP 对幽门功能及抗胆汁反流具有调控作用。

(二) 胆汁对胃黏膜损伤机制

胆汁作为一种攻击因子对食管黏膜的损伤机制研究较多，但对胃黏膜损伤机制尚不十分明确。大多数健康人也存在生理性胆汁反流，多发生在凌晨，但含胆汁的肠内容物并未对胃黏膜有损伤作用。大多数认为胆汁刺激并不引起胃黏膜的炎细胞反应，但如果存在其他因素，如乙醇、药物或幽门螺杆菌 HP 感染时胆汁可能具有病理因素作用。通过残胃炎 (胆汁反流) 的研究发现，残胃胆酸量与胃黏膜细胞动力学、胃小凹上皮增生之间有明显关系，残胃胆汁浓度与腺体萎缩间呈正相关。因此，小凹增生对诊断胆汁反流性胃炎有意义。

胆汁作为化学致病因子对胃黏膜损伤的可能机制，有以下解释。

(1) 胆酸膜表面去垢性：胆酸可溶解细胞脂降低黏膜屏障作用，引起化学性黏膜炎症。

(2) 反流物的组分对黏膜的直接损伤作用。

十二指肠反流物应包括胆汁、胰液和小肠液等。十二指肠液呈弱碱性，pH 值约为 7.6，渗透压与血浆相等。反流物中的溶血卵磷脂和胆汁酸是破坏胃黏膜屏障的攻击因子，其作用机制不十分明确。卵磷脂在胰酶的作用下，在十二指肠和小肠上段可被转化为溶血磷脂，破坏胃黏膜屏障。

在正常情况下，胆汁在肝脏由胆固醇合成为初级胆汁酸 (胆酸和鹅去氧胆酸)，进入肠腔后在细菌的作用下形成次级胆汁酸 (石胆酸和去氧胆酸)。当肠内细菌过度生长时可使结合型胆酸转化为游离型，而对胃黏膜具有更强的损伤作用。胆盐可以溶解磷脂和胆固醇，干扰胃黏膜上皮的能量代谢和使溶酶体膜破裂；还可对胃黏膜表面黏液具有清除作用，使 H^+ 反向弥散增加，肥大细胞释放组胺，导致胃炎发生。

此外，还可能有下列因素参与胆汁对胃黏膜损伤：①胆汁在酸性介质中，特别是在缺血的条件下对黏膜损伤作用更强；②胆汁与胰液及含溶血卵磷脂的十二指肠液共同作用对胃黏膜损伤增强；③胃溃疡时胃内胆汁浓度较高者，若合并 HP 感染，会导致胆汁反流胃炎加重；④临床症状较重者胃液中去氧胆酸浓度增高；⑤伴有胃排空障碍者可以延长胆汁和胃黏膜接触时间。

二、临床表现

反流性胃炎的临床表现是非特异性的，主要是消化不良的症状，上腹痛往往是患者的第一主诉，腹痛多位于上腹部，与进餐无明显相关关系。有些患者腹痛可发生在夜间或凌晨，可能与夜间胆汁反流的发生有关。疼痛的性质多为烧灼样，通常对 H_2 受体阻滞剂无明显反应，但铝碳酸镁及促动力剂有效。此外，有些患者主诉口苦、反苦水，甚至反胆汁或呕吐食物等。胆囊切除术后胆汁反流者常伴胆汁性腹泻，甚至贫血、体重下降等。当同时存在十二指肠 - 胃 - 食管反流 (DGER) 时，可表现典型的胃食管反流症状，如胃灼热 (胸骨后烧灼感) 及反酸等，胆汁反流至气道可出现上呼吸道症状 (如干咳等)。一般认为酸反流是反流性食管炎的重要因素，但越来越多的研究证明，胆汁或酸与胆汁混合反流对食管黏膜损伤尤重。

三、辅助检查

由于十二指肠反流既是一种生理现象，也有可能是病理性的，因此，判断胃黏膜损伤是否与胆汁反流相关是比较困难的，须结合现代多种辅助检查方法首先确定是否存在胆汁反流，但迄今为止，并无确切判定的金指标，下面介绍几种方法。

（一）胃镜和组织学检查

胃镜下可直接观察到胆汁反流，黏液湖呈黄绿色或胃黏膜被染成黄色等胆汁浸渍现象，并可见黏膜充血水肿，糜烂或黏膜萎缩等。根据胆汁反流情况分Ⅲ级：Ⅰ级：黏液湖清亮呈淡黄色；Ⅱ级：黏液湖黄色，黏膜可见胆汁浸渍；Ⅲ级：黏液湖呈深绿色。内镜下胆汁反流阳性与核素法比较，Ⅰ级符合率仅为 20%，Ⅱ级 60%，Ⅲ级 80%，提示Ⅱ、Ⅲ级有诊断意义。但由于胃镜检查本身为侵入性，对胃肠有刺激性，当发生恶心、呕吐时，易造成假阳性。此外，由于十二指肠反流并非持续性，可能是脉冲式、随机性的，因此，胃镜下观察反流亦可能有假阴性。在胃镜检查的同时进行黏膜组织活检检查对反流性胃炎具有一定的意义。Dixon 等 1986年曾报道反流性胃炎的病理特点为胃小凹增生、间质细胞水肿、毛细血管扩张、无明显炎细胞浸润。黏膜病理组织学改变是非特异性的，明显胆汁反流可导致胃黏膜肥大细胞密集和脱颗粒现象，由于组胺的血管活性作用，使血管扩张，固有层水肿、常伴有纤维肌性增生。Dixon 的病理积分分级方法在临床上的实用性和敏感性尚有争议，比较简单方法是测量胃小凹的高度，当胃窦部胃小凹高度大于 0.25 mm，胃体部胃小凹高度在 0.19 mm 时，可诊断为胃小凹增生，测量胃小凹与腺体厚度的比率，胃窦黏膜比率接近 1∶1，胃体为 1∶3。

（二）24 小时胃内 pH 值监测

24 小时胃内 pH 值监测是目前常用的方法之一，多采用 MKⅢ型动态 pH 值监测仪，由 pH 值电极、与之相连的盒式记录仪组成。受检者保持正常日常活动，使检查更符合生理情况。

对进餐标准化，避免酸性食物、酒精饮料等对检测的干扰。要求受检者记录进餐、睡眠、症状起始时间日记，检测完毕后将记录仪内的检测资料输入计算机，应用 esopHogram 软件进行分析。

影响胃内 pH 值的因素有很多，对 24 小时胃内 pH 节律变化的研究显示，空腹胃液 pH 值 ≤ 2，餐后上升 > 4 的时间持续 2 ~ 3 小时，夜间可出现与进餐无关的无酸波 (pH 值 > 4)，这可能为碱性反流所致，而与胆汁反流无明显关系。此外，记录探头的位置、食物的缓冲效应、唾液、小幅度运动 (深呼吸)、胃排空及碳酸氢盐的分泌等都会影响胃内酸度。因此，pH 值监测主要是诊断碱性反流，不能反映胆汁反流。

(三)24 小时胃内胆汁反流光学纤维监测技术

胃内 pH 值监测仅能反映在某一时段的胃液碱化，不能确定这种碱化是否是由于十二指肠反流或胆汁所致，晚近问世的胆汁光纤维监测技术 (Bilitec 2000)，可提示胃内 (或食管) 是否有胆汁反流及胆汁含量。如能同步应用胃内 pH 监测则更有意义，可见同步型或非同步型反流。

Bilitec2000 是以分光探头检测胆红素的光纤仪器，探头输出 453 nm 和 565 nm 两种波长的光，分别作为检测光源和参照光源。胆红素是胆汁含量最多的色素，对波长 453 nm 的光有特征性吸收高峰，而胆汁对波长 565 nm 的光吸收率为 0。以分光光度测定法检测胃内液体对光的吸收率，从而反映胆汁反流情况。以吸收值 > 0.14 为诊断 DGR 标准。体外及体内研究表明，Bilitec2000 测得的吸光值与胆红素浓度及胆汁浓度间均有良好的相关性，其存在的问题是：①胆汁含有胆汁酸、胆色素、卵磷脂等成分，其中胆红素浓度并不恒定，随着胆汁被胰酶、肠液及胃液稀释，反流物中胆红素浓度变化很大，同时，胃液并非均一物质，而 Bilitec2000 能测得的胆红素范围为 2.5 ~ 100 μmol/L，故只能对总胆汁反流做一近似的定量估计；②酸性环境 (pH 值 < 3.5)，胆红素由单体变为异构二聚体，其吸收光谱波长亦由 453 nm 变为 400 nm，使测出胆红素值偏低约 30%。有学者建议使用两个检测头，一个输出 453 nm 波长的光，检测 pH 值 < 3.5 时的胆红素含量，另一个输出 400 nm 波长的光，检测 pH 值 > 3.5 时的胆红素含量；③胆汁中 99% 的胆红素以结合形式存在，除在酸性条件下胆红素不稳定外，胆红素还会与胆盐、磷脂等其他胆汁成分反应；④有些食物如番茄、胡萝卜及咖啡等与胆红素有相似的吸收光谱，会导致假阳性结果，故检测时应采用标准餐；⑤光纤探头易被固体食物覆盖出现异常吸收峰值，故食物颗粒须细小；⑥ Bili-tec2000 仅能测得胆红素，不能检测其他十二指肠反流物，某些疾病如 Gilbert 及 Dubin-Johnson 综合征可出现十二指肠内容物中胆红素浓度与其他成分不平行，导致无法正确反映 DGR。

如果同时进行十二指肠测压，可以从动力学方面分析胆汁反流与动力的关系。

(四) 放射性核素扫描法

近年来，放射性核素扫描法被认为是检测 DGR 的金标准，主要应用 ^{99m}Tc-IDA 系列物。IDA 起着载体作用，承载放射性核素 ^{99m}Tc，被肝脏多角细胞特异性摄取，随胆汁排到肠腔。^{99m}Tc 是单光子发射核素，衰变时放出 γ 射线，通过体外测量 γ 射线，可观察胆汁反流入胃的情况。

具体的放射性核素扫描检测方法，目前的报道不尽相同。采用静脉注射 2 ~ 5 mCi ^{99m}Tc-IDA(lCi= 37 GBq) 系列物，持续监测 60 ~ 120 分钟，无反流者可予口服牛奶或静脉注射人工合成胆囊收缩素，最后饮用 1 mCi ^{99m}Tc-DTTA 水溶液进行胃区定位，以基础状态或试餐后胃内出现核素作为反流阳性。当胃内放射性与静脉注射总量比大于 1% 时可诊断 DGR。也有人用肠胃反流指数来评价反流。此外，还有学者应用碲化镉探头直接检测胃内 γ 射线。

核素扫描法在近似生理条件下对反流定性、定量，据报道敏感性为 91.6%，准确性为 95%，重复性为 75%，优于内镜和胃液分析法。不足在于：①DGR 是随机事件，有赖于胆囊收缩，^{99m}Tc-EHIDA 扫描显示胆囊收缩平均间隔时间为 70 分钟。此法检测时间短，会出现假阴性结果，延长检测时间可望减少假阴性；②胃的解剖变异、十二指肠袢的覆盖及患者的体位变动等都有可能会影响检测结果；③由于不能区分生理性和病理性 DGR，故在诊断 DGR 时，正常人有 18% 的假阳性率。

（五）彩色多普勒超声检测法

超声波在体内不同密度的组织界面产生不同程度的反射，声波从移动中的物体反射时，会随着移动速度而改变频率，频率的改变可转化为可听到的讯号，此为多普勒效应。彩色多普勒超声是将以颜色表现的多普勒资料重叠在标准的超声波影像上，可观察胃肠内流体物质的运动，可用于检测 DGR。

受检者喝下 500 mL 清炖肉汤，将探头沿幽门平面放置，观察胃窦幽门瓣至十二指肠近端间的液体流动。检测指标为反流指数，即自幽门起反流红色信号的间距乘以 5 分钟内 DGR 发生的次数。

超声检查是生理状态下进行，可定量，非侵入性，无辐射，操作简便可重复，易被受试者接受。不足在于：①过度肥胖及胃肠胀气者不易检查；②有时胃十二指肠蠕动会影响切面显示；③不是绝对定量，目前最先进的超声仪约能定量显示大于 3 cm/s 液体流动的彩色信号。

（六）放射学检查法

近年来，国内外应用放射学检查法的报道不多，国内的最新报道采用口服双重造影用的稀钡法，诊断符合率为 93.3%，而胃镜为 59.4%。该法在近似生理条件下操作简便，价格低廉，对设备要求不高，易于在基层医院开展，某种程度上诊断价值优于胃镜。不足在于：①判断带有主观色彩；②不能对反流进行定量分析；③非连续性检测可能导致假阴性结果。

（七）测压检查法

胃肠平滑肌收缩和舒张会导致局部压力增高或减低，压力变化的幅度可随收缩和舒张程度的不同而改变，传感器能将这种机械信号转变为电信号，获取局部压力变化的数据。胃内压力的测定方法有气囊测压法、灌注式导管法、压力传感法及无线电遥测法。西安交通大学医学院第二附属医院应用气囊测压法的研究显示，DGR 组幽门、胃窦、胃底的蠕动压和松弛压均低于对照组（$P < 0.001$），十二指肠球部的蠕动压和松弛压均高于对照组（$P < 0.05$）。测压检查法可靠准确，但因属侵入性操作、设备费用昂贵而限制其临床应用。

（八）胃内碱灌注激惹试验

胃内碱灌注激惹试验为早期检测 DGR 的方法之一，胃内灌注碱性液为 0.1 mol/L NaOH。若出现上腹痛、恶心为胃内碱灌注激惹试验阳性，提示 DGR。Rutledge 研究表明，应用胃内碱灌注激惹试验方法诊断 DGR 的准确率为 90%。胃内碱灌注激惹试验方法简单易行，有较好的敏感性、特异性和准确性，但由于是在非生理状态下进行，故只能作为定性诊断。

（九）胃液 Na⁺ 浓度测定法

十二指肠内 Na^+ 的浓度较胃内高，稳定于 146 mmol/L 左右。因胆汁是间断地排入肠道，

故肠液中 Na^+ 浓度较胆汁浓度还稳定，而且，反流入胃内的 Na^+ 不会被胃酸破坏而失活，故胃液 Na^+ 浓度测定可作为 DGR 的一个诊断指标。但因属侵入性、非连续性监测，不能反映反流物中主要有害成分的反流情况，故不是检测 DGR 的首选测定方法。Smyth 曾用 Na^+ 选择性电极检测胃液 Na^+ 浓度，但因 Na^+ 电极对 H^+ 也敏感，故于实验前需应用抑酸药。由于胃液 Na^+ 浓度测定法并非是在生理状态下检测，Na^+ 电极对低浓度反流并不敏感，故此法未被广泛应用。

（十）空腹胃液胆酸测定

胆酸是十二指肠液反流入胃内的成分之一，不被胃酸破坏，因此，可依据其浓度了解 DGR 的程度。空腹胃液胆酸测定方法需插管至胃内取样，容易引起刺激性反应。并且，DGR 为非连续性发生，非连续性吸取胃液难以真实反映 DGR 及其程度，若持续收集胃液，可能引起胃肠压力梯度的改变，诱发或加重 DGR。

检测 DGR 反流的最好方法应是在生理状态下，连续定量监测反流物中的有害成分。目前的检测方法还存在很多问题有待解决，检测方法及其仪器尚需改进完善。很多方法尚无明确的诊断指标和正常值，单独应用有局限性。因此，对反流性胃炎的诊断至今尚没有一个统一的标准，往往需要结合临床症状，联合几种检测方法做出判断，目前临床上多采用两种方法联合检测。

四、诊断与鉴别诊断

反流性胃炎的诊断应详尽询问病史，了解是否存在有 DGR 的相关病因学，如肝胆疾患手术后、胆囊切除术后、胃食管反流病及功能性消化不良等。患者主诉与进餐无关的上腹痛，对抑酸剂无明显反应，内镜病理组织学提示有与胆汁反流相关的黏膜炎症，诊断反流性胃炎应该是不困难的。对无法确定黏膜炎症是否与胆汁反流有关者，可选择实用性强、非侵入性的检查，如超声法、核素法等。

由于 NSAIDs 胃黏膜病变与反流性胃炎有相似的临床特征和组织病理学改变，对两者应予注意鉴别。

五、治疗

反流性胃炎的治疗目的是改善症状，修复黏膜损伤。治疗策略应是控制反流，保护胃黏膜。治疗手段是多方面的，包括促动力、胃黏膜保护、络合胆酸及抑制胃酸分泌等。

（一）结合胆酸药物

结合胆酸应当是减少和消除对黏膜损伤的有效方法，阴离子交换树脂、高分子阴离子交换树脂考来烯胺均可通过铵与树脂结合，并与氯离子连接，口服后释放氯离子与胆酸结合，从粪便排出，减少胆酸对胃黏膜损害。但由于这类药物的服用剂量较大，有胃肠副作用，一般临床上很少应用。熊去氧胆酸可抑制胆酸合成，口服后胆汁中熊去氧胆酸增加，使去氧胆酸和石胆酸的浓度相对减少，因此，可减少和改善黏膜损伤。此外，胆固醇酰胺也可与胃内胆酸结合，但这类药物的疗程较长，需 3 个月以上，患者的依从性差。

（二）促动力药

常用的促动力药如多潘立酮，莫沙必利，红霉素及 $5-HT_4$ 激动剂等，这类药物具有增加胃动力，协调胃窦 - 幽门 - 十二指肠运动，促进胃排空和加速十二指肠排空的作用。

（三）铝碳酸镁

铝碳酸镁呈层状网状结构，在胃内可以结合胆酸及溶血磷脂酰胆碱，减少胆酸对胃黏膜的损伤作用，但不影响胆酸的肝肠循环和脂溶性维生素的吸收。许国铭等报道应用铝碳酸镁治疗反流性胃炎(4周)疗效明显，可减轻胆汁反流的总时间、反流次数和反流总百分比，对反流性胃炎的黏膜炎症的愈合和症状的改善均有较好的疗效。

（四）胃黏膜保护剂

胃黏膜保护剂具有增强黏膜屏障功能，维持黏膜的完整性，促进破损黏膜愈合的作用。这类药物的作用有：①消除和减少黏膜攻击因子的损伤；②防止 H^+ 弥散；③增强黏膜血流量；④促进前列腺素生长因子的释放；⑤促进细胞更新；⑥杀灭幽门螺杆菌；⑦促进破损黏膜的愈合。临床用于治疗胆汁反流胃炎是常用的有效药物。

临床常用的药如表3-1。

表 3-1 常用黏膜保护剂及作用

药物	作用
替普瑞酮 麦滋林 硫糖铝 米索前列醇	单纯黏膜保护作用
铝碳酸镁 氢氧化铝	兼有抗酸作用
胶体铋	兼有杀菌作用
超氧歧化酶 谷胱甘肽 瑞巴派特	清除氧自由基
钙拮抗剂 表皮生长因子	作用肝生物活性物质巯基物等

（五）抑酸药

由于胆酸只在酸性条件下对胃黏膜损伤作用最强，同时，胃酸与胆汁对黏膜的损害有叠加作用，因此，应用抑酸剂不仅可加强对黏膜的修复，同时还可改善症状。常用的药物有 H_2 受体拮抗剂和质子抑制剂。

（六）外科手术

对有明确的重度胆汁反流、炎症明显、症状重及严重影响生活质量及药物治疗无效的患者，可考虑 Roux-en Y 胃肠吻合术和间置空肠术，由于术后并发症等问题尚未能完全解决，因此，手术应严格掌握适应证。

（七）其他

精神心理的调整是非常必要的，反流性胃炎患者临床上所表现的症状并非仅是由反流引起的，亦并非是胃黏膜炎症所致，还可能是功能性消化不良的表现，有些患者甚至有明显的焦虑和抑郁症状，因此，与患者交流和沟通，进行心理干预是必要的。对精神过度紧张者，可适当应用抗焦虑和抑郁药。

六、预后

反流性胃炎是一种慢性疾病，具有反复发作的特点，通常有可寻的病因，如能除去病因进行合理的治疗，均可得到临床症状和组织学改善。虽然认为有胆汁反流性胃炎 - 浅表胃炎 - 萎缩 - 肠化 - 不典型增生 - 胃癌的发展倾向，但这一过程是极其缓慢的，很难确定其因果关系，但对伴有肠化生及不典型增生的反流性胃炎者，内镜随访是非常必要的。

第五节　非糜烂性反流病

NERD 的定义为，存在与反流相关的不适症状，但内镜下没有食管黏膜破损。在反流症状中应该把握好"胃灼热"一词的含义，胃灼热是指胸骨后烧灼样感觉向咽部或颈部上升，而且是患者就诊的唯一或主要症状。有人建议用于描述 GERD 的胃灼热症状应该是与反流相关，且能为抗酸药所缓解，而对于与反流无关且不能为抗酸药所缓解的"胃灼热"症状，最好不要归入 GERD 的范畴。2006 年罗马Ⅲ工作委员会也强调"胃灼热"仅指胸骨后的烧灼样感觉，可作为 GERD 诊断依据。

一、自然病程

了解 NERD 的自然病程有助于指导临床诊断和治疗，也涉及医疗资源的合理分配，并为进一步的临床研究提供有价值的线索。然而，到目前为止，我们对 NERD 的自然病程知之甚少。GERD 应该分为 EE、NERD 及 BE 三个独立的疾病，NERD 不会转变为 EE 或 BE。 对 107 例GERD 患者 (其中 EE 33 例) 进行了随访，随访过程中患者接受了抗酸剂、H_2 受体拮抗剂 (H_2RA)或外科治疗，随访 3 年时发现只有 2.7%(2/73) 的 NERD 患者发展为 EE，随访 6 年时只有 3%(2/63)的 NERD 患者发展为 EE。而完成的一个为期 17 ～ 22 年的随访研究则显示，有 17%(5/30) 的NERD 患者发展为 EE(I 级)，但无病例发展至更严重级别的 EE。最近也有学者对此提出质疑。早在 10 年前的一个研究就发现，在 33 例服用抗酸药和促动力药的 NERD 患者中，随访 6 个月后，5 例在内镜下发展为食管炎，而且，发展为食管炎与食管内酸暴露程度无关。他们对这些病例继续跟踪 10 年，在随访到的 29 例 NERD 患者中，有 28 例在停用抗酸药后症状复发，因此，有 75% 的病例一直在服用抗酸药。在这些病例中，对 89% 的 NERD 患者进行了内镜随访，有18 例在内镜下发展为食管炎。对 16 例 NERD 患者进行了为期 3 年的随访发现，有 4 例在内镜下发展为食管炎，而且 70% 的病例在停用抗酸药后其症状与 3 年前相比较无变化甚至恶化。同样地，对 17 例 NERD 患者进行了为期 3 ～ 4.5 年的随访发现，59% 的患者每天服用抑酸药物，在接受了内镜随访的患者中 24% 发展成了食管炎。经过一定时期的随访 NERD 可能会发展为食管炎等。当然，我们还不能对此早下结论，需要有更多设计合理的自然病程方面随访的资料回答这个问题。进行 NERD 的自然病程观察将有助于说明：① NERD 发展为食管炎的比例；② NERD 发展为食管炎的危险因素；③现有的药物、内镜及手术治疗能否改变这种病程；④为预防其发展为食管炎和控制症状，NERD 是否需要接受长期地维持治疗。

二、发病机制

对于 EE 来讲，其胃灼热症状产生的机制似乎比较容易理解，通常认为是胃酸等反流入食管，经黏膜破损处接触并刺激食管黏膜下化学敏感性的痛觉感受器。而对于 NERD，完全用这个机制来解释似乎行不通。因为 NERD 食管黏膜并无破损，而且不足 50% 的患者食管内存在病理性酸反流，胃灼热与酸反流的相关性差。目前用于解释 NERD 胃灼热症状的产生，主要有三大机制：即食管敏感性增加、食管持久收缩及食管黏膜组织抵抗异常，而认为比较合理的是食管黏膜组织抵抗异常这一学说。

（一）食管敏感性增加

食管敏感性增加说明食管外周或中枢神经功能可能存在缺陷，从而导致对食管内刺激的感觉增强。部分 NERD 患者表现为食管滴酸试验阳性，提示对酸的化学刺激的敏感性增高。到目前为止，NERD 是否存在对机械刺激的敏感性增高的报道存在争议。NERD 对酸化学刺激的敏感性增高，可以解释为何 NERD 患者胃灼热症状与酸反流的相关性差，也有利于解释 24 小时食管 pH 值监测所显示的食管内酸反流在生理范围内的 NERD 患者，胃灼热症状的产生。然而，酸的高敏感性只是观察到的一个现象，并不能证明食管敏感性增加的存在，例如食管内神经的功能缺陷。酸的高敏感性也不能区分开胃灼热症状的产生是由于食管内神经功能的缺陷所致，还是由于食管超微结构的改变而导致食管内痛觉感受器接触到腔内酸性反流物所致。

（二）食管持久收缩

食管持久收缩是解释 NERD 胃灼热症状产生的另一个机制。食管纵形平滑肌的收缩时间延长，在人体内可以通过动态超声内镜观察食管壁的厚度来反映。一项研究发现，对 11 例 NERD 患者同时进行 24 小时食管 pH 值监测和超声内镜动态观察，共记录到 40 次胃灼热症状，其中在 28 次胃灼热症状发生之前通过超声内镜观察到食管的持久收缩。与酸反流比较，食管持久收缩与胃灼热症状之间更具有相关性。另一项研究也发现，对 15 例 NERD 患者同时进行滴酸试验和超声内镜观察，在 8 例滴酸试验阳性的患者中，有 7 例胃灼热症状发生之前通过超声内镜观察到食管的持久收缩，而另外 7 例滴酸试验阴性的患者只有 1 例观察到这种现象。然而，是通过压迫神经还是导致局部缺血而引发食管持久收缩，尚不清楚。而且，食管持久收缩与胃灼热症状相关，但是否存在因果关系，尚值得商榷。因为食管持久收缩与胃灼热症状可以是由于同一个因素促发，即食管细胞间隙的酸化并刺激感受器。食管持久收缩是局部短反射的结果，而胃灼热症状的产生是经过大脑中枢长反射的结果，故食管持久收缩早于胃灼热症状的发生，可能为由于神经传导的时间不同所致。

（三）食管黏膜组织抵抗异常

完整的食管黏膜上皮屏障包括细胞膜及其细胞间的紧密连接，食管黏膜组织抵抗异常是指食管黏膜上皮屏障功能障碍。酸和胆汁等通过破坏黏膜上皮屏障，导致膜电位和跨膜电阻抗下降，从而使黏膜对水、电解质及小分子物质的通透性增加。细胞间隙增宽等超微结构的改变已在动物模型和 GERD(包括 NERD) 患者中观察到，并有可能成为诊断 NERD 的一个客观诊断标准。食管对酸的敏感性增加可能是由于食管黏膜屏障功能障碍，酸等通过增宽了的细胞间隙而作用于食管黏膜的神经末梢，引起胃灼热、胸痛等症状。食管黏膜组织抵抗异常也有助于帮助解释机械性敏感性增高，因为部分患者在行食管滴酸试验后存在对食管球囊机械扩张的敏感性增高。食管黏膜组织抵抗异常可能成为解释 NERD 胃灼热症状的合理机制。从某种意义上讲，EE 是在宏观上存在食管黏膜组织抵抗异常，而 NERD 是在微观上存在食管黏膜组织抵抗异常。

三、诊断方法

到目前为止，NERD 主要依赖于症状学特点进行诊断，症状是 NERD 诊断的必备条件。NERD 的症状分为典型症状和非典型症状，而最主要的反流症状是胃灼热，可合并或不合并反流。当患者以胃灼热症状为主诉时，如能排除可能引起胃灼热症状的其他疾病，且内镜检查未见食管黏膜病变时，即可做出 NERD 的诊断。已有不少研究尝试探讨 NERD 的客观诊断方法，但均有一定的局限性。

（一）内镜检查

内镜检查可作为诊断 EE 的"金标准"，但对于 NERD 只是一个排除性的检查。对于胃灼热患者，进行内镜检查有助于确定有无 EE 及有无并发症和并发症，如食管裂孔疝、食管炎性狭窄以及食管癌等。目前有学者正在尝试应用放大内镜、染色内镜和共聚焦内镜对 NERD 进行检查，可显示局部微小病变。周丽雅等应用高清晰内镜对 NERD 进行诊断研究后认为，NERD 在高清晰内镜下锐齿型、破碎型、三角延伸型及舌样延伸型齿状线之一，合并贲门黏膜绒毛样不平，定为内镜阳性的主要指标，贲门松弛是支持诊断的标准。有关通过内镜观察食管黏膜微小病变用于 NERD 的诊断，目前证据尚不充分，有待进一步研究。

（二）24 小时食管 pH 值监测

24 小时食管 pH 值监测一直以来被认为是诊断 GERD 的"金标准"，但近年来有报道，只有约 50% 的 NERD 患者 24 小时食管 pH 值监测显示存在病理性酸反流。我们对 82 例 NERD 患者进行 24 小时食管 pH 值监测亦显示，只有 29.3% 的 NERD 患者存在病理性酸反流。因此，24 小时食管 pH 值监测不能作为诊断 NERD 的"金标准"，其对 NERD 的诊断价值见上述有关对 NERD 亚型的分析。临床上可用于部分试验性 PPI 治疗无效的患者。

近年来，无线食管 pH 胶囊的应用使食管 pH 值监测更为方便，易于接受，且可行食管多部位（远端、近端及下咽部等）及更长时间 (48 ～ 72 小时) 监测，在接近生理状态下进行检查，有可能在一定程度上提高酸反流检测的敏感性。无线食管 pH 胶囊与腔内阻抗技术联合应用对明确在 PPI 治疗中效果不佳的 GERD 是否存在非酸反流有一定帮助，但目前国内经验不足。

（三）PPI 治疗试验

PPI 治疗试验是指使用短程大剂量的 PPI 作为治疗的试验，用于诊断 GERD。一项荟萃分析显示，以内镜诊断或 24 小时食管 pH 监测作为"金标准"，PPI 治疗试验的敏感性和特异性分别为 71% 和 41%，提示 PPI 治疗试验虽然具有临床使用价值，但也不能作为精确诊断 GERD 的试验。与其他检查和诊断试验比较，PPI 治疗试验应当是目前临床对 NERD 最为实用的诊断方法，但对于存在病理性酸反流的 NERD，其诊断的特异性和敏感性也只有 60% ～ 80%；而对于无病理性酸反流的 NERD，其对 PPI 的反应就更差些。我们最近进行的一个埃索美拉唑治疗 GERD 的随机、双盲、安慰剂对照临床试验研究的初步结果亦显示，埃索美拉唑 (40 mg，每天 1 次) 治疗 NERD 有较高的敏感性和特异性。

（四）食管测压

通过食管测压，可以了解食管的蠕动功能、食管下括约肌的静息压和一过性食管下括约肌松弛 (TLESR) 的发生频率，帮助了解食管胃连接部的屏障功能、食管体部清除功能以及上食管括约肌的屏障功能，但不能直接反映反流和诊断 NERD。临床上可用来确定食管 pH 监测电极的放置位置，也可为抗反流手术的术前准备提供帮助，以便排除贲门失弛缓症等动力性疾病。

（五）腔内阻抗技术

腔内阻抗技术可明确反流物的性质（气体、液体或气体液体混合物），与 24 小时食管 pH

值监测联合应用可以明确反流物为酸性或非酸性，同时明确反流物与反流症状的关系，可以监测出所有的反流事件，并可对抗反流屏障的功能做出最合理的判断，比两者分别单独应用要有优势。对 GERD 进行监测可以说明一些问题，但该技术分析系统颇为复杂，而且费用昂贵，较难实施。

（六）食管黏膜活

检远端食管黏膜活检可发现一些反流的典型组织学改变，但其诊断价值一直存在较大的争议。早在 1970 年有学者就发现，虽然部分 GERD 在内镜下肉眼观察并无异常，但组织病理学有特征性改变，最为明显的是基底细胞增生、乳头肌延长及食管黏膜内嗜酸性细胞和（或）多形核细胞的浸润等。但 Shindlbeck NE 等认为，虽然 NERD 可以出现一些组织学改变，但推荐对 NERD 进行常规的活检，其组织病理学改变并无助于 NERD 的诊断。既往的研究认为，食管黏膜的组织学改变对 NERD 的诊断价值有限，可能与他们的入选标准和组织学判断标准有关。近来有学者发现，食管黏膜的组织学改变对于发现 GERD（包括 NERD）显微镜下炎症和可修复性损伤是一个准确和可靠的手段。他们对 119 例 GERD（包括 59 例 NERD）进行内镜检查，在齿状线及其上 2 cm、4 cm 处取活检，判断坏死／糜烂、上皮内嗜酸性细胞／多形核细胞的浸润、基底细胞增生及乳头肌延长等组织学改变情况，发现上述组织学改变存在于 96% 的 EE 和 76% 的 NERD 患者中。总的来讲，组织学改变诊断 GERD 的敏感性和特异性分别为 84% 和 85%。

（七）食管黏膜超微结构的改变

最近有研究表明，NERD 虽然在内镜下食管黏膜未见损伤，但可能存在超微结构方面的变化。Charles CN 等在酸灌注动物食管模型中发现细胞间隙增宽，同时细胞膜电位下降，通透性增大。细胞间隙增宽很可能是食管内酸、胆汁、胃蛋白酶的损伤作用，导致细胞的钠泵功能障碍、通透性降低及水钠潴留。因此，从食管黏膜微观病理结构改变的角度寻找诊断 NERD 特征性表现，可能对探讨 NERD 的诊断有较大意义。最近 Calabrese C 等对 28 名 GERD 与十二指肠胃食管反流者进行食管黏膜微观病理结构改变的研究发现，两者细胞间隙亦增宽，并大于对照组，并确定 GERD 细胞间隙临界值为 0.74 μm。有学者认为，食管黏膜细胞间隙增宽是诊断 NERD 的一个较为敏感的指标。我们也探讨过类似的问题，对 10 例正常对照组、39 例 NERD 及 10 例 EE 患者进行内镜检查并做食管黏膜活检，标本送透射电镜观察。根据 24 小时食管 pH 监测结果，将 NERD 分为病理性酸反流组及生理性酸反流组，发现非糜烂性反流病的细胞间隙明显宽于正常对照组，但与 EE 无明显差别；NERD 病理性酸反流组的细胞间隙明显宽于生理性酸反流组。最近 Calabrese 发现，对 22 例 NERD 患者进行为期 3 个月或 6 个月的奥美拉唑 (40 mg/d) 治疗后，除 1 例外所有患者增宽的细胞间隙恢复至正常，胃灼热症状也随之消失。虽然作者认为细胞间隙增宽是诊断包括 NERD 在内的所有 GERD 患者的一种可靠的客观指标，并建议用于 NERD 临床试验中判定治疗效果，但它要成为一种临床诊断方法，还有一段距离。

在临床上若患者以胃灼热症状为主诉时，且能排除可能引起胃灼热症状的其他疾病，内镜检查未见食管黏膜病变，即可做出 NERD 的初步诊断。如 PPI 试验有效，则基本上可明确诊断。对于 PPI 治疗无效的病例，可做 24 小时食管 pH 和（或）胆汁监测，远端食管黏膜活检可做初步尝试。细胞间隙的测定目前只建议用于科研探索。

四、治疗

NERD 的治疗目标是缓解症状，提高患者的生存质量。目前的治疗方法主要以药物治疗为主，内镜抗反流治疗及手术治疗在 NERD 患者中的治疗经验不多。

(一) 抑酸治疗

抑酸治疗在 NERD 治疗中起着重要作用，尤其是 PPI 的应用使大部分患者的临床症状得以控制，生活质量得以改善。服用 PPI 的方法有间歇治疗、维持治疗和按需治疗等。间歇治疗是指由医生事先制订治疗方案，当 NERD 患者胃灼热等症状复发时，即给予 1～2 周的短程抑酸治疗。按需治疗则是由患者自主掌握，只在症状出现时用药，持续使用至症状缓解。由于没有足够的证据表明 NERD 可能发展为 EE 或其他并发症，NERD 患者的症状常呈间歇发作，故维持治疗对于 NERD 可能并不可取，也不符合药物经济学原则。

已有不少研究显示，按需治疗在一部分 NERD 患者确实是个行之有效的方法。在有关 NERD 的临床药物验证中，研究重点主要包括：①愿意继续服用这种药物的患者所占比例；②按需治疗中平均每天服用研究药物的剂量；③需要加服抗酸药作为补救措施的情况；④生活质量的改善情况。有研究发现，服用埃索美拉唑 80 mg，每天 1 次，与服用埃索美拉唑 40 mg，每天 1 次，在第 3 天和第 7 天进行比较，前者起效快、应答率高，分别为 82%、45%(第 3 天) 和 95%、65%(第 7 天)。在一项多中心、随机、双盲、安慰剂对照的研究中，对 NERD 患者首先进行为期 1 个月的开放治疗 (雷贝拉唑 10 mg/d)，然后进行 6 个月的随访，分别按需服用雷贝拉唑 10 mg/d 和安慰剂。第 1 个月结束时，523 例 NERD 患者中有 432 例 (8 326) 症状完全缓解；在按需治疗阶段，因症状控制不满意而终止治疗者分别为 20%(雷贝拉唑组) 及 6%(安慰剂组)。在服用雷贝拉唑的患者中，59% 的患者在 4 天内症状完全缓解，30% 在 1～2 天内症状完全缓解。

虽然近年不断有新的、显效迅速、抑酸强度强的 PPI 问世，但 NERD 的 PPI 药物治疗仍存在一些问题，如需要维持治疗、夜间酸突破、对非酸反流无治疗作用、疗效欠佳等。新的抑酸剂的开发研制，可能会为治疗 NERD 提供一些选择。这些药物在将来 NERD 治疗中具有潜在的作用，但它们更确切的作用仍需要进一步确定。

(二)γ- 氨基丁酸 (GABA$_b$) 受体激动剂

由于 TLESR 是发生胃食管反流的主要机制，因此，TLESR 成为治疗的有效靶点。近年来，已研究出许多抑制 TLESR 的药物，包括有 GABA$_b$ 受体激动剂、CCK-A 拮抗剂、NO 合成酶抑制剂、抗胆碱能类、吗啡、生长激素抑制剂及 5- 羟色胺拮抗剂等。GABA$_b$ 受体激动剂巴氯芬 (baclofen) 是目前控制 TLESR 发生率最有前景的药物，它通过抑制迷走神经信号的传入、迷走神经中枢孤束核和背核间信号传递及迷走神经信号的传出，强力抑制食管下端括约肌的松弛，从而使胃食管反流的次数减少。有研究显示，巴氯芬既有短期作用，也有长期作用，可显著减少反流次数和食管酸暴露时间，还可明显改善十二指肠胃食管反流及其相关的反流症状。

对于功能性胃灼热患者采用小剂量三环类抗抑郁药、其他抗抑郁药及精神心理治疗可能有一定帮助；巴氯芬对功能性胃灼热的治疗效果目前正在评价中，抗反流手术治疗功能性胃灼热的效果应该不如 GERD 理想。

第六节　Barrett 食管

　　Barrett 食管是 1950 年由 Norman Barrett 首先描述出来的，他发现慢性食管下段溃疡的表面被覆着柱状上皮，Barrett 食管可以简单地定义为食管柱状上皮化生。1998 年，美国胃肠病学会定义 Barrett 食管为内镜及病理证实食管上皮发生小肠上皮化生，但应除外贲门肠上皮化生。自 19 世纪 70 年代以来，美国食管腺癌的发病率升高了 350%，而 Barrett 食管在西方的发病率较高，并且与食管下端腺癌的发生有明确的关系，在美国每年约有 0.5% 的 Barrett 食管患者进展为食管腺癌。因此人们对 Barrett 食管进行早期诊断和治疗，用以降低食管腺癌的发病率。

一、病因

　　Barrett 食管的病因及发病机制尚不清楚，可能与以下因素相关。

　　(1) 能引起胃食管反流的疾病：食管上皮长期暴露于酸环境中导致慢性食管炎症，在食管上皮损伤修复过程中，食管鳞状上皮被柱状上皮所替代形成了 Barrett 食管。这种上皮的化生称为肠上皮化生，肠上皮化生可进一步发展成为异型增生，并最终进展为腺癌。因此胃食管反流病 (GERD) 是 Barrett 食管的重要病因，其他还包括食管下括约肌缺如、食管裂孔疝、全胃切除术后等。

　　(2) 人种：白种人较其他人种 Barrett 食管的发病率要高。

　　(3) 其他：男性、肥胖、吸烟以及年龄同样与 Barrett 食管密切相关。

二、定义及分类

　　内镜检查发现食管远端有明显的柱状上皮化生并经病理组织学证实，即可诊断为 BE，强调必须详细注明组织学类型及是否存在肠上皮化生。

　　Barrett 食管内镜诊断要明确两个交界线，一是齿状线即 Z 线，为食管鳞状上皮和胃柱状上皮交界线 (SCJ)，内镜表现为两种色调不同黏膜的交界线，呈齿状，边缘不齐。二是食管 - 胃交界 (EGJ)，内镜判断为食管腔与胃纵行皱襞交接处，其内镜下定位的标志为最小充气状态下胃黏膜皱襞的近侧缘和 (或) 食管下端纵行栅栏样血管末梢。正常情况下 Z 线与胃食管交界线一致，但有不超过 20% 的正常人两者不一致。Barrett 食管内镜下必须观察到 EGJ 上方任何长度的柱状上皮化生 (包括柱状上皮岛)，其典型表现是 EGJ 的近端出现橘红色柱状上皮，即 SCJ 与 EGJ 分离，因此，明确区分 SCJ 和 EGJ 对识别 BE 十分重要。文献提示，SCJ 与 EGJ 分离在 1 cm 以下时，多与正常贲门区相混淆，因此在诊断 SSBE 时，小于 1 cm 长度要谨慎。

　　Barrett 食管根据其在内镜下的形态可以分为三型。

　　①全周型：病变红色黏膜向食管延伸，累及全周，与胃黏膜无明显界限，其游离缘距食管下括约肌在 3 cm 以上；②岛型：齿状线处 1 cm 以上出现斑片状红色黏膜或红色黏膜内残留岛状灰白色黏膜；③舌型：与齿状线相连，伸向食管呈舌形或半岛状。在我国，全周型发病率为 22.58%，岛状 56.81%，舌型 21.08%。

　　Barrett 食管根据其内镜下长度分类分为长段 BE(LSBE) 和短段 BE(SSBE) 两种类型。长段 BE 指粉红色病变累及全周并且长度≥ 3 cm，未累及全周或虽累及全周但长度＜ 3 cm 的为短段

BE。LSBE 发病率为 21.81%，SSBE 为 78.19%。LSBE 比 SSBE 食管下括约肌压力低、食管下端蠕动功能低、食管下端 pH 更低、反酸强度更强、并发症要多，肠化生及异型增生的检出率也多。据研究上皮演变为异型增生的发病率在长段 BE 为 19%～24%，而在短段 BE 为 8%～12%。但是，短段 BE 与长段 BE 之间以及长短段 BE 与食管腺癌之间有何演变关系尚无法确定。

BE 组织学分型包括：①胃底型：可见主细胞和壁细胞；②贲门型：有胃小凹和黏液腺，但无主细胞和壁细胞；③特殊肠化生型：不完全小肠或结肠表型，表面有微绒毛和隐窝，杯状细胞是其特征性细胞。17 篇文献 782 例 BE 有病理结果，其中胃底型 34.65%，贲门型 39.26%，特殊肠化型 33.38%。

三、自然病史

发病开始在儿童，据报道最年轻者只有 8 个月。因化生段的长短难准确量出，故不易评估化生的进展速率。据 10 年的追踪观察，化生段每年可增长 0.5～1.7 cm。但也有无增长者。严重化生可达食管全长，化生长度的中位数为 5～10 cm。

四、临床表现

Barrett 食管患者无特异性症状，约 51% 的患者可存在胃灼热、反酸、胸骨后痛等反流性食管炎的症状，并发食管腺癌时还可有吞咽困难等表现，但患者往往在行胃镜检查时才可发现。食管狭窄也较为常见，突出症状为吞咽困难，狭窄部位多位于 SCJ。溃疡多发生于柱状上皮，称为 Barrett 溃疡，部分可合并隐性出血。

五、诊断

1. 内镜诊断

Barrett 食管的诊断主要依靠胃镜筛查及病理来进行诊断。美国综合 Barrett 食管的高危因素，对具有如下危险因素的患者进行筛查，危险因素包括慢性 GERD 患者、白种人、男性、年龄大于 60 岁、肥胖、吸烟。国内报道，中国人 Barrett 食管情况也呈逐年升高趋势，男、女 2.08∶1，Barrett 食管患者在筛查后若无异型增生，可在 1 年后复查胃镜，仍无异型增生者可在 3～5 年后再行胃镜检查；Barrett 食管患者在筛查时有轻度异型增生则需在 1 年内重复胃镜及病理活检，直至无异型增生为止；Barrett 食管患者在筛查时若有重度异型增生，则需在 3 个月内进行复查，以确定有无癌变的可能。胃镜筛查时需要在食管下端病变范围内的四个象限内均进行活检，每 1～2 cm 取一块活检。内镜诊断的敏感性为 86%，特异性为 88%，若增加碘染，敏感性可达 98%。

2. 其他诊断方法

Barrett 食管还可通过上消化道造影、放射性核素检查等方式进行诊断，但诊断的敏感性和特异性都较内镜检查逊色。

六、伴发症和并发症

BE 中伴发食管裂孔疝为 17.90%，并发食管狭窄的有 39.09%。BE 中伴异型增生为 13.31%，其中低度异型增生 (LGD)9.55%。腺癌发病率为 0.61%～15%，尤其具有以下危险因素更应提高警惕。男性、吸烟或饮酒、肠型上皮型 BE 有持续重度反流或吞咽困难、高度异型增生、合并硬皮病、抗反流手术后再发狭窄或反流未能控制。

七、治疗

Barret 食管的治疗宗旨是长期消除食管反流症状，促进食管黏膜的愈合。其治疗主要分为内科药物治疗、外科手术治疗两方面。内科药物治疗主要采用抑酸药，最常用的是质子泵抑制药 (PPI) 和 H_2 受体拮抗药。治疗成功的指标应是基础胃酸分泌减至 < 1 mmol/h，同时食物刺激后的酸分泌亦显著减少。奥美拉唑 20 mg/d 使用 8 周后，只有 60% 左右的严重消化性食管炎患者痊愈。治疗失败是因奥美拉唑尚未足够抑制酸。用量增至 40 mg/d 时，疗效比 20 mg/d 稍好。大剂量的疗效尚无随机对照研究。目前临床研究集中于评价维持疗效所需的最低制酸作用。据报道，用奥美拉唑 20 mg/d 使消化性食管炎愈合后再用雷尼替丁 150 mg 每日 2 次作维持治疗，效果不佳，但持续用奥美拉唑 20 mg/d，则疗效满意可长达 12 个月。患者还可调整自身的生活方式，如抬高床头 15 ～ 20 cm，控制体重，戒烟酒、少食影响食管下端括约肌的食物和药物等。

Barrett 食管的内镜治疗方法包括激光、热探头、氩气刀 (APC)、光动力 (PDT)、内镜下黏膜切除术等。理想的治疗是彻底破坏化生上皮、不典型增生上皮，但不损伤深层组织，以免发生狭窄和穿孔等严重并发症。APC 治疗的深度一般 < 3 mm，治疗时氩气流量一般为 1 ～ 2 L/min，功率 50 W 左右，间隔 4 ～ 6 周治疗 1 次。联合 PPI 治疗平均 2 次 APC 治疗后化生上皮可被新生的鳞状上皮取代，也会有少许残留 BE 上皮。其缺点是因充入氩气会产生腹胀，或治疗后有短暂胸骨后不适、严重的可持续数天和发生食管狭窄，发病率为 5%。在治疗重度不典型增生和局限于黏膜层的 Barrett 癌时可首选 EMR。此方法不但可达到治疗目的，还可取得组织标本，提供病理诊断依据。但在内镜下对病变的深度及范围不好判断，这给使用 EMR 治疗带来了困难。

Barrett 食管的外科治疗有 Nissen 手术 (360° 全周胃底折叠术)、Hill 手术 (经腹胃后固定术)、Dor 手术 (贲门前胃底固定术)、腹腔镜抗反流术等，主要针对抗反流治疗，使用较少。

第七节 反流性食管炎

反流性食管炎 (RE) 是由胃、十二指肠内容物反流入食管引起的食管炎症性病变，内镜下表现为食管黏膜的破损，即食管糜烂和 (或) 食管溃疡。反流性食管炎可发生于任何年龄的人群，成人发病率随年龄增长而升高。西方国家的发病率高，而亚洲地区发病率低。这种地域性差异可能与遗传和环境因素有关。但近二十年全球的发病率都有上升趋势。中老年人、肥胖、吸烟、饮酒及精神压力大是反流性食管炎的高发人群。

一、流行病学

GERD 的患病率有明显上升的趋势，这可能是由于饮食的变化、社会老龄化及不良的生活方式等导致的发病率逐渐上升，也可能是与人们对 GERD 认识的不断加深有关。由于采用的诊断标准不同，不同国家和地区报道的患病率亦有较大差异。美国的一个调查研究发现，社区人群中约 20% 的人至少每周出现 1 次和约 40% 的人至少每月出现 1 次 GERD 的相关症状。我们采用中国 GERD 研究协作组改良的中文版反流性疾病问卷，在广东省社区人群中的调查发现，社区人群中 GERD 的患病率为 2.3%，而每周至少有一次胃灼热和 (或) 反酸症状者占 6.2%。

上海李兆申等回顾总结发现，EE 的内镜检出率为 2.02%。北京大学第三医院回顾总结 10 年间 5 万例接受内镜检查的患者中，EE 检出率为 4.1%。李初俊等对广东省 13 家医院 65 439 例连续胃镜检查的患者分析显示，EE 的检出率为 1.99%，以洛杉矶标准 A、B 级为主，占 82.2%。2004 年周丽雅等在山东省烟台市牟平区高陵镇 40 岁以上农民 587 例进行直接胃镜检查，EE 采用洛杉矶标准，发现 EE 患病率为 14.8%。

二、发病机制

EE 是由多种因素所致的上胃肠道动力障碍性疾病，其发生机制主要是食管抗反流防御机制减弱和反流物对食管黏膜的攻击作用增强。其中前者包括下食管括约肌 (LES) 压力改变、食管酸廓清功能障碍和食管黏膜抗反流屏障功能障碍。而一过性下食管括约肌松弛 (TLESR) 是大多数 GERD 患者的主要发病机制。

1. 食管抗反流屏障

食管抗反流屏障是指在食管和胃连接处一个复杂的解剖区域，包括 LES、膈肌角、膈食管韧带、食管与胃底间的锐角 (His 角) 等，上述各部分的结构和功能上的缺陷均可造成胃食管反流，其中最主要的是 LES 的功能状态。

(1) LES 和 LES 压：LES 是指食管末端为 3 ～ 4 cm 长的环形肌束。正常人休息时 LES 压为 10 ～ 30 mmHg，为一高压带，防止胃内容物反流入食管。LES 部位的结构受到破坏时可使 LES 压下降，如贲门失弛缓症手术后易并发 EE。一些因素可影响 LES 压力降低，如某些激素 (如缩胆囊素、胰升糖素及血管活性肠肽等)、食物 (如高脂肪及巧克力等)、药物 (如钙离子通道阻滞剂及地西泮) 等。腹内压增高 (如妊娠、腹腔积液、呕吐及负重劳动等) 及胃内压增高 (如胃扩张及胃排空延迟等) 均可影响 LES 压相应降低而导致胃食管反流。

(2) TLESR：正常情况下吞咽时 LES 松弛，食物得以进入胃内。TLESR 与吞咽时引起的 LES 松弛不同，它无先行的吞咽动作和食管蠕动的刺激，松弛时间更长，LES 压的下降速率更快、LES 的最低压力更低。正常人虽也有 TLESR，但较少，而 GERD 患者 TLESR 较频繁。目前认为 TLESR 是引起胃食管反流的主要原因。

(3) 食管裂孔疝：可加重反流并降低食管对酸的清除，导致 EE。

2. 食管酸清除

正常情况下食管内容物通过重力作用，一部分进入胃内，大部分通过食管体部的自发性和继发性推进蠕动将食管内容物排入胃内，此即容量清除，是食管廓清的主要方式。吞咽动作诱发自发性蠕动，反流物反流入食管引起食管扩张，刺激食管引起继发性蠕动，容量清除减少了食管内酸性物质的容量，剩余的酸可被咽下的唾液中和。

3. 食管黏膜防御

在 GERD 中仅有少数患者发生食管黏膜炎症，大部分患者虽有反流症状，却没有明显的食管黏膜破损，提示食管黏膜对反流物具有防御作用，这种防御作用称之为食管黏膜组织抵抗力。食管腺分泌的含有碳酸氢盐的黏液，可稀释并中和酸性反流物。食管复层鳞状上皮层相对较厚，有紧密连接和富含脂质的间隙，能防止 H^+ 的反弥散，并阻挡腔内有毒物质弥散到细胞和细胞间隙。间质液中的碳酸氢盐能中和弥散入内的 H^+。丰富的血液供应可提供必需的营养和氧气，还能维持组织的酸碱平衡。上述任一因素的削弱都可导致防御能力的低下。

4. 胃排空延迟

胃食管反流在餐后发生较多，其反流频率与胃内容物的含量、成分及胃排空情况有关，胃排空延迟者可促进胃食管反流。

三、病理生理学

EE 的主要损伤因素为过多的胃内容物，主要是胃酸反流入食管引起食管黏膜损伤，少部分胆汁和消化酶也可对食管黏膜造成损伤。

胃酸一直以来被公认为是引起 EE 的主要物质。目前有争论的领域是关于胆汁反流在 EE 发病机制中的作用。在中性或碱性环境中，结合胆酸、未结合胆酸及胰酶等均有活性，但不造成食管损伤。在酸性环境中只有结合胆酸可损伤食管黏膜，并与胃液起协同损伤作用。上海长海医院对 50 例 EE 患者行 24 小时食管 pH 及胆汁联合测定，发现正常者占 6%，酸反流占 30%，十二指肠液反流占 6%，混合反流占 58%，提示酸与胆汁反流共同参与对食管黏膜的损伤，食管损伤程度越重，混合反流发生的比例越高。TackJ 等对 65 例经正规质子泵抑制剂 (PPI) 治疗后仍存在反酸、胃灼热症状的 GERD 患者行胃镜检查、24 小时食管 pH 值测定及 Bilitec 2000 胆汁酸测定，结果显示 33 例患者 (51%) 存在食管炎症表现、7 例患者 (11%) 仅存在病理性酸反流、25 例患者 (38%) 仅存在病理性胆汁反流、17 例患者 (26%) 同时存在病理性酸反流及胆汁反流。因此，食管 pH 检测结合 Bilitec 胆汁酸测定更易发现异常的胃食管反流，为 GERD 的诊断提供了新的途径。

完整的食管黏膜上皮屏障包括细胞膜及其之间的紧密连接，食管黏膜组织抵抗异常是指食管黏膜上皮屏障功能障碍。酸和胆汁等通过破坏黏膜上皮屏障，导致膜电位和跨膜电阻抗下降，从而使黏膜对水、电解质及小分子物质的通透性增加。细胞间隙增宽 (DIS) 等超微结构的改变已在动物模型和 GERD 患者中观察到。食管对酸的敏感性增加可能是由于食管黏膜屏障功能障碍，酸等反流物通过增宽了的细胞间隙而作用于食管黏膜的神经末梢，引起胃灼热、胸痛等症状。

四、临床表现

与反流相关的症状称反流症状群，典型和常见的症状是胃灼热和反流，其他少见或不典型的相关症状包括以下一种或多种：上腹痛、胸痛、嗳气、腹胀、上腹不适、咽部异物感、吞咽痛及吞咽困难等，还有食管外症状如咳嗽、喉炎、哮喘等。

（一）胃灼热和反流

胃灼热和反流是 EE 最常见症状。胃灼热是指胸骨后烧灼感，常由胸骨下段向上伸延。常在餐后 1 小时出现，卧位、弯腰或腹压增高时加重。反流是指胃内容物向咽部或口腔方向流动的感觉。本病反流物多呈酸性，称之为反酸。

反流相关的症状对患者生活质量产生明显负面影响时称为不适症状。反流症状如果没有对患者生活质量产生负面影响，就不作为 GERD 的诊断依据。轻度症状在 1 周内 ≥ 2 天，或者中度、重度症状在 1 周内 ≥ 1 天时就被认为是不适症状。在临床实践中，是否为不适症状可由患者自己来决定。

（二）吞咽困难和吞咽痛

患者的吞咽困难可能是由于食管痉挛或食管功能紊乱引起的，症状呈间歇性，进食固体或液体食物时均可发生。少部分患者吞咽困难是由于食管狭窄引起的，呈持续性、进行性加重。伴有严重食管炎或并发食管溃疡时，可伴有吞咽疼痛。

（三）胸骨后痛

疼痛发生在胸骨后或剑突下，严重时为剧烈刺痛，可放射至后背、胸部、肩部、颈部及耳后，酷似心绞痛。多数患者由胃灼热症状发展而来，但亦有部分患者不伴有 GERD 的反酸及上腹部灼热感的典型症状，给诊断带来困难。

（四）咽喉部症状

与 EE 相关的咽喉部症状主要有间歇性声音嘶哑、持久咽痛、咽喉部异物感及吞咽困难等咽喉部和声带等处的炎症表现。

（五）呼吸道症状

近年对 EE 与某些呼吸道症状和病变的关系做了大量的观察研究，长期咳嗽、哮喘、反复发生的肺炎、肺纤维化及婴幼儿窒息等，被认为可能与 GERD 有关。还应该注意到有相当一部分的 GERD 患者具有呼吸道症状，而并无食管症状。

GERD 引起的支气管痉挛可能是引起哮喘、夜间咳嗽的重要致病因素之一，这种支气管痉挛可能系吸入反流物所致。不过也有认为哮喘患者胸腔 - 腹腔压力梯度增大，或伴有胃排空延迟而易于胃食管反流的发生。长期服用某些药物亦可对 LES 张力具有负性作用，易有导致GERD 的发生。长期咳嗽系由胃酸刺激远端，发生食管 - 气管、支气管反射所致。而反复发生的肺炎则多由呼吸道吸入反流物或其中的细菌所致。

（六）并发症

1. 上消化道出血

因食管黏膜炎症、糜烂及溃疡所致，引起出血，可有呕血和（或）黑便。

2. 食管狭窄

EE 反复发作可导致纤维组织增生，最终发生瘢痕狭窄，为严重的食管炎表现。

3. BE

BE 可与 EE 并存。BE 在一般人群中的发生率为 0.25% ～ 3.90%，而在 EE 患者中其发生率可达 10% ～ 15%。2006 年的一项研究发现，在第一次行胃镜检查时发现证实为 EE 而未发现有BE 的患者，在经过一段时间的抑酸治疗后再行胃镜检查，发现有 12% 的 EE 患者存在 BE。

五、实验室和辅助检查

（一）内镜检查

内镜检查是诊断 EE 的金标准，并能判断 EE 的严重程度和有无并发症。结合活检可与其他原因引起的食管炎和食管病变（如食管癌等）做鉴别。对于拟诊 EE 的患者一般先行内镜检查，特别是在患者症状发作频繁、程度较重，有报警征象或有肿瘤家族史时。内镜下 EE 的分级标准很多，包括 Savary-Miller 分级法和洛杉矶标准等。目前，应用较为广泛的是 1994 年第十届世界胃肠病大会制订的洛杉矶标准：Ⅰ级为黏膜有破损，但直径 ≤ 5 mm；Ⅱ级为破损直径 ＞5 mm，但病灶间无融合；Ⅲ级为破损病灶间相互融合，但不超过食管周径的 3/4；Ⅳ级为破损灶融合且超过食管周径的 3/4。

(二)24 小时食管 pH 值监测

应用便携式 pH 记录仪在生理状态下对患者进行 24 小时食管 pH 值连续监测,可提供食管是否存在过度酸反流的客观证据,是公认的 GERD 诊断方法。24 小时食管 pH 值监测能详细显示酸反流、昼夜酸反流规律、反流模式、酸反流和症状的关系及患者对治疗的反应,有助于患者的治疗个体化。在 EE 患者中,24 小时食管 pH 值监测阳性率 > 80%,其意义在于可以证实酸反流的存在与否,在抑酸治疗失败时提示抑酸是否充分。应用 24 小时食管 pH 值监测帮助 GERD 的诊断,在美国关于 GERD 的诊治指南中的证据分级为Ⅲ级。

近年来无线食管 pH 胶囊开始应用于临床,经胃镜将 pH 值监测胶囊 (Bravo 胶囊) 夹在食管黏膜上,应用无线接收装置储存监测结果,使食管 pH 值监测更为方便,更易于被接受,Bravo 胶囊可进行食管多部位 (远端、近端及下咽部等) 的 pH 值监测,可进行更长时间 (48 ~ 72 小时) 的监测。在接近生理状态下进行检查,在一定程度上有可能提高对酸反流检测的敏感性。无线食管 pH 胶囊与腔内阻抗技术联合应用,对明确 PPI 治疗效果不佳的 GERD 患者,是否存在非酸反流有一定帮助。

(三)24 小时食管胆汁测定

部分 GERD 患者有非酸性反流物质因素的参与,特别是与胆汁反流相关。通过检测胆红素可反映胆汁反流的存在与否和反流程度。由于多数十二指肠内容物的反流与胃内容物的反流同时存在,在抑酸后治疗症状有所缓解,因此,目前对胆汁反流的检测还存在一定的局限性。

(四) 食管吞钡 X 线与核素检查

传统的食管钡餐检查是将胃食管影像学与其动力学结合起来,显示有无黏膜病变、狭窄及食管裂孔疝等,并可显示有无钡剂的胃食管反流,但灵敏度较低。核素胃食管反流检查能定量显示胃内核素标记液体的反流,在胃食管交界处 (EGJ) 屏障低下时易出现阳性表现,但阳性率不高,应用不普遍。

(五) 食管测压

通过食管测压可以了解食管的蠕动功能、LES 静息压和 TLESR 的发生频率,帮助了解食管胃连接部的屏障功能、食管体部清除功能及上食管括约肌的屏障功能,但不能直接反映胃食管反流。食管测压在 EE 患者的诊断中可帮助进行食管 pH 电极定位,术前食管功能评估及预测手术,亦可预测抗反流治疗的效果及判断是否需要长期地维持治疗。食管测压评估食管功能在美国关于 GERD 的诊治指南中的证据分级为Ⅲ级。

(六) 质子泵抑制剂诊断性治疗 (PPI 试验)

PPI 试验对 GERD 的诊断已被证实是行之有效的方法,建议应用足量的 PPI,一日 2 次,疗程 1 ~ 2 周。若服药后症状明显改善,则支持为酸相关 GERD,若服药后症状改善不明显,可能存在酸以外的致病因素或不支持诊断。PPI 试验的本质在于充分强调了症状与胃酸之间的关系,是酸反流相关的检查。PPI 试验的优点是方便、可行、无创、灵敏度高,缺点是特异性较低。

六、诊断与鉴别诊断

(一) 诊断

EE 的诊断依据:①具有典型的胃灼热和反流症状,无幽门梗阻或消化道梗阻证据;②伴有 GERD 食管外症状,如与反流相关的咳嗽、哮喘等;③内镜检查发现有食管黏膜损伤 (包括

糜烂及溃疡等)；④排除其他原因引起的食管病变。

（二）鉴别诊断

临床上 EE 尚应与其他病因引起的食管炎、消化性溃疡、胆道疾病及其他食管动力疾病等相鉴别。若患者以胸痛为主时，应与心源性及其他非心源性胸痛病因进行鉴别。若怀疑心绞痛应作心电图和运动试验检查，必要时需做冠状动脉造影检查。在除外心源性胸痛后再行有关食管源性胸痛的检查。对有吞咽困难者应与食管癌和食管贲门失弛缓症相鉴别。对有吞咽疼痛，内镜显示有食管炎表现的患者，应与感染性食管炎 (如真菌性食管炎)、药物性食管炎等疾病鉴别。

七、治疗

EE 的治疗目标是治愈食管炎症、缓解症状、维持缓解、提高生活质量及预防并发症。治疗方法包括以下几方面。

（一）改变生活方式

美国关于 GERD 的诊治指南中认为，生活习惯的改变对 GERD 患者是有益的 (证据分级为Ⅲ级)，但单纯依靠改变生活方式未必能够控制多数患者的症状。许多研究表明，抬高床头、减少脂肪摄入、戒烟及餐后 3 小时避免卧床可以减少远端食管酸暴露，尽管目前仍缺少有力的证据。某些特定食物 (如巧克力、酒精、薄荷、咖啡及大蒜等) 被认为可以降低 LES 压力，但缺乏对照研究。许多作者认为，20% ～ 30% 对安慰剂有反应的患者，与生活习惯的改变有关，但也没有经过严格的试验研究。

（二）药物治疗

1. 抑制胃酸

美国 GERD 的诊治指南指出，抑酸是 GERD 治疗的主要手段。PPI 可以最快速的缓解症状，并获得食管炎患者的最高愈合率。H_2 受体拮抗剂 (H_2RA) 分次给药，对轻度 GERD 患者可能有效 (证据分级为Ⅰ级)。

(1) 初始治疗：H_2RA 对缓解中度 GERD 患者症状的疗效优于安慰剂，疗效为 60% ～ 70%。但 4 ～ 6 周后部分患者可能出现药物抵抗，长期疗效不佳。因此，H_2RA 仅适用于轻至中度 GERD 患者的初始治疗。PPI 治疗 GERD 的疗效已得到认可。EE 患者中、短期应用 PPI 的治疗临床试验表明，PPI 愈合食管炎，缓解胃灼热症状的速度较 H_2RA 更快，是控制症状、愈合炎症最为理想的药物。在对 EE 患者的 33 项随机试验中 (n=3 000)，安慰剂组、H_2RA 组及 PPI 组的症状缓解率分别为 27%、60% 及 83%；食管炎症愈合率分别为 24%、50% 及 78%。PPI 治疗 EE 内镜下愈合的 4 周和 8 周疗效分别为 80% 和 90%。PPI 对于 H_2RA 抵抗的 EE 患者同样有效。治疗 EE 时应当首选标准剂量的 PPI，症状控制不满意时可加大剂量。目前常用的 PPIs 药物有奥美拉唑、兰索拉唑、泮托拉唑、雷贝拉唑和埃索美拉唑。

(2) 维持治疗：由于 GERD 是一种慢性疾病，部分 EE 患者需要维持治疗 (证据分级为Ⅰ级)。PPI 标准剂量维持治疗半年后随访调查显示，80% 以上的 EE 患者仍可维持正常。PPI 治疗对大部分伴有食管外症状的患者有一定疗效。长期应用 PPI 治疗伴有并发症的 GERD 患者是安全、有效的。

2. 促动力治疗

美国 GERD 的诊治指南指出，促动力药可以在部分 GERD 患者中应用，尤其可作为抑酸剂的辅助用药。目前可用的促动力药物尚不能作为 GERD 患者理想的单一用药（证据分级为 II）。甲氧氯普胺和氯贝胆碱的常见中枢神经系统副作用（如困倦、兴奋、锥体外系征等）在一定程度上限制了这些药物的应用。多潘立酮是一种多巴胺受体拮抗剂，但与甲氧氯普胺不同的是不易通过血脑屏障，故对中枢神经系统影响很小。多潘立酮与甲氧氯普胺的疗效相当，副作用是有 10% ～ 15% 的患者可能出现高催乳素血症。GABA B 型受体激动剂（巴氯芬），可以同时减少酸反流的次数和食管酸暴露的时间百分比，但该药有很高的副作用发生率，不能作为常规用药。

（三）手术治疗

抗反流手术（证据分级为 II 级）是指不同术式的胃底折叠术，目的是阻止胃内容物反流入食管。抗反流手术指征为：①内科抗酸治疗有效，但患者不能忍受长期服药；②经扩张治疗后仍反复发作的食管狭窄，特别是年轻人；③证实有由反流引起的严重呼吸道疾病。手术可分为开腹胃底折叠术与腹腔镜下胃底折叠术，可根据医生的熟练程度选择手术方式。

抗反流手术在缓解症状及愈合食管炎症方面与药物治疗的疗效相当，手术并发症和死亡率与外科医生的经验及技术水平密切相关。术后常见的并发症有腹胀（12%）、吞咽困难（626），且有相当一部分患者（11% ～ 60%）术后仍需规则用药，有研究表明，抗反流手术并不能降低食管腺癌的风险。因此，对于是否进行抗反流手术治疗，应当结合患者个人意愿及外科专家的意见后再作决定。对已证实有癌变的 BE 患者，原则上应手术治疗。

（四）内镜介入治疗

美国 GERD 的诊治指南指出，内镜介入治疗对于确诊 GERD 的部分患者可以控制症状（证据分级为 III 级）。内镜介入治疗方法包括在 LES 区域进行射频治疗、内镜下缝合及 LES 区域注射治疗。然而，目前尚无内镜介入治疗与药物治疗疗效比较的数据，也观察到一些少见但严重的并发症（穿孔、死亡等）。由于内镜介入治疗方法还有远期疗效、患者的可接受性和安全性等许多问题没有解决，因此，建议训练有素的内镜医生谨慎开展内镜介入治疗。

（五）并发症的治疗

1. 食管狭窄

除极少数食管严重狭窄者需行手术切除外，绝大部分可行内镜下食管扩张术治疗。扩张术后长程 PPI 维持治疗，可防止食管狭窄复发。对年轻患者亦可考虑抗反流手术。

2.BE

EE 合并 BE 者应积极治疗 EE，内镜下介入治疗方法有氩等离子凝固术、高频电治疗、激光治疗、射频消融、光动力治疗、内镜下黏膜切除术和冷冻消融等。

第八节 胃排空异常

一、胃排空异常分类

胃排空是指胃内容物通过幽门进入到十二指肠的动力过程。胃、十二指肠运动功能紊乱或胃 - 幽门 - 十二指肠的运动不协调，均会影响固体或液体食物的排空过程，导致胃排空延缓或胃排空过速，并产生消化不良症状，如恶心、呕吐、早饱、暖气及上腹疼痛等。当排空过速时可出现类似"倾倒综合征"样的症状。

胃排空是在胃窦的收缩，即窦泵作用、幽门运动及胃窦 - 幽门 - 十二指肠的协调作用下完成的。近端胃的收缩是胃内压的重要来源，因此，它是影响液体排空的主要因素。在进餐后数分钟 (即胃排空的早期相或开始相) 特别重要，胃排空早期相一般＜ 10 分钟。固体物质排空则由远端胃 (即胃窦和幽门) 的运动控制。远端胃蠕动性收缩可促进液体的排空并决定固体物质的去留。小的颗粒通过幽门被排出，而较大的颗粒仍留在胃内，继续被研磨，胃与十二指肠的协调运动对胃排空也有重要作用。胃运动及其排空是在中枢神经系统的调控下，肠神经系统与神经递质等多因素的协调下完成的。

消化间期胃运动和排空的神经和内分泌调节迷走神经含有胃运动的兴奋和抑制两种纤维，兴奋性神经的节后纤维释放乙酰胆碱，引起平滑肌收缩，维持胃内压力。迷走神经反射决定胃窦的运动。体液调节机制主要是肠肽类消化内分泌激素，如胃动素、胰多肽、生长抑素、胃泌素及胆囊收缩素等，在消化间期运动移行综合波 (MMC) 各期均有改变。给予胃泌素可激发第 III 相活动，应用胃动素受体激动剂 (如红霉素) 可使胃窦 - 幽门 - 十二指肠出现高振幅的收缩。

消化期胃动力及胃排空的调节进餐后，饮食的物理、化学性质诱发的神经反射和体液调节，控制餐后胃运动和胃排空的速度与模式。食物的量 (容积)、颗粒大小、酸碱性、渗透压及化学组成，直接刺激胃受体，通过反馈机制影响胃动力及排空。

(一) 胃轻瘫

儿童及成人的肥厚性幽门梗阻、胃窦癌及消化性溃疡，导致的幽门狭窄或胃黏膜脱垂均可引起胃排空的机械性梗阻。有些患者并无胃出口机械性梗阻，但由于胃动力障碍可使胃排空延迟。而在近端胃功能障碍时，由于胃腔内压力降低，固体及液体排空均可延迟。临床上可表现为食欲缺乏、餐后持续性上腹饱满、恶心、呕吐和腹痛等称胃轻瘫 (gastroparesis) 或胃轻瘫综合征。胃轻瘫在一些慢性疾病中很常见，如糖尿病、硬皮病、迷走神经切除术后及慢性特发性肠梗阻等。在功能性消化不良患者中特发性胃轻瘫更为常见。

(二) 糖尿病性胃轻瘫

1. 概念

糖尿病是严重影响人类健康的最常见的一种终身性内分泌代谢性疾病，自主神经病变常见于 50% 的糖尿病患者中，自主神经功能异常累及消化道，导致胃排空延迟被称为糖尿病性胃轻瘫。1945 年，Rundles 首先报道了胃排空延迟与糖尿病的关系。1958 年，Kassander 明确提出了糖尿病性胃轻瘫这一概念。据 Mchugh 及 Erbas 等统计，1 型或 2 型糖尿病患者中胃轻瘫者占 50% ～ 76%，但出现临床表现者仅为 10% 左右。

糖尿病性胃轻瘫症状是非特异性的，常表现为餐后恶心，上腹部烧灼感或疼痛、上腹部膨胀感或厌食、早饱等，严重时有恶心、呕吐，甚至滴水不能入。胃轻瘫可导致血糖难以控制。

糖尿病的病程及血糖的控制与胃轻瘫的患病率关系不明显，糖尿病胃轻瘫可见于疾病控制良好的糖尿病患者或刚起病的糖尿病患者，但也有少数糖尿病症状与胃排空有关的报道。

2. 病因及发病机制

糖尿病胃轻瘫的病因及发病机制尚未完全阐明，可能与下述因素有关。

表 3-2 胃轻瘫的病因

名称	病因
急性胃轻瘫	腹腔或胃肠手术后状态 (胃肠麻痹)
	感染、胃肠炎、急性胰腺炎等
	代谢性疾病 (酸中毒、低钾血症、高钙或低钙血症、肝昏迷、尿毒症)
	长期卧床
	胃溃疡
	糖尿病
	萎缩性胃炎
	迷走神经切断术
	胃部分切除并 (Renx-en-Y) 重建术
	中枢神经系统疾病
	系统硬化症
	皮肌炎
慢性胃轻瘫	功能性消化不良 (特发性胃轻瘫)
	肌肉疾病 (如强直性肌营养不良)
	浸润性疾病 (癌肿，淀粉样变性)
	甲状腺功能减退
	胃酸缺乏
	假性肠梗阻 (特发性或继发性)
	特发性胃节律紊乱
	神经性厌食
	心理性呕吐
	药物：吗啡制剂、抗乙酰胆碱药、左旋多巴、抗精神病药、氢氧化铝等
其他	妊娠
	脊髓结核

(1) 自主神经病变：内脏神经 (迷走神经和交感神经) 受损。病理研究发现，糖尿病患者

内脏神经轴突产生树突肿胀，肾上腺素能和胆碱能神经存在结构细微变化、与神经切断术、交感神经切断术患者相似，并且与周身自主神经病变关系密切，提示内脏神经受损是上消化道运动障碍的机制之一。多数认为，自主神经病变与高血糖有关，因为高血糖通过多元醇途径使细胞山梨醇增加，肌醇减少，神经细胞变性。进一步的研究还发现，糖尿病胃肠并发症与肠 5-羟色胺受体及 β- 肾上腺素能受体的活性降低有关。

(2) 平滑肌变性：糖尿病患者平滑肌细胞变性可影响平滑肌的正常舒缩功能，其原因可能是糖尿病性微血管病变造成局部缺血所致，而神经营养的减弱或丧失也会加快平滑肌的病理改变。

(3) 高血糖：血糖升高不但可以导致神经病变，还可抑制消化道运动。已证实血糖水平 ≥ 15 mmol/L，可抑制消化间期移行性复合运动 (MMC) 第Ⅲ期，发生胃电活动的紊乱。严重高血糖患者固体和液体食物胃排空延迟，当控制血糖后消化道运动异常的变化与症状均可获得一定的改善。

(4) 其他：低血钾、酸中毒及胃肠激素失调等被认为与糖尿病消化道功能障碍有关。已发现胰高糖素、生长抑素及抑胃肽等升高可能抑制胃的排空功能。胃动素可促进胃排空，诱发 MMC Ⅲ相的活动。胃轻瘫患者 MMC 第Ⅲ相活动消失，血浆胃动素水平却升高，其机制可能是胆碱能神经传递功能缺陷，使胃动素对肌细胞的作用受损，导致 MMC 第Ⅲ相消失。胃动素升高是代偿性的。此外，脑肠肽及细胞因子 IL-1 β、肿瘤坏死因子 (TNF)-α 亦参与消化道活动，一氧化氮 (NO) 还可能是调控 MMC Ⅲ期的最终介质。2000 年，Ordog T 等报道应用 NOD/LtJ 小鼠建立的糖尿病性胃轻瘫模型的研究发现，胃远端的 Cajal 间质细胞数量明显减少，胃窦肌电慢波活动异常。Cajal 间质细胞 (ICC) 是肠神经系统的一种特殊类型的神经细胞，在控制胃肠道运动中起着重要的作用。ICC 在胃有胃电活动的起搏功能，产生并传导慢波，还可介导神经递质。已有研究证明，某些胃肠运动障碍性疾病与 ICC 的功能、分布及数目减少有关，如慢传输型便秘、婴儿增生性幽门狭窄、Hirschsprung 病及假性肠梗阻等。另有研究报道，糖尿病性胃轻瘫患者胃排空延迟并伴有异常的胃肌电活动。笔者的研究亦提示，糖尿病患者胃肠功能紊乱与 Cajal 间质细胞的数目减少及结构异常有关。

(三) 术后胃轻瘫

在过去的 10 年里对胃进行手术的次数已明显下降，但术后胃轻瘫仍然是临床非常难解决的问题，常发生在腹部或胃肠手术后的早些天，许多接受胃手术的患者在术后的晚些时候，表现出的症状与体征都与残胃的排空及动力紊乱有关。

胃电节律紊乱是急性手术后胃轻瘫的发生机制之一。胃正常肌电节律起源于口侧胃体的起搏区域，在人类的频率为 3 次 / 分。胃收缩过速通常因位于胃窦的异位起搏点所致，其特征是存在一高出正常频率的异常节律。胃收缩过速的异常电节律可通过腔内 (黏膜) 电极或体表 (皮肤) 电极来测量。这种快速的电活动常常伴随运动静止状态。

临床上手术后胃轻瘫的特征性症状为上腹胀满、恶心呕吐。此外，当插入鼻胃管时常会产生大量液体。一般情况下手术后胃无力可在 3 ～ 4 天内自行缓解，但是，也可能出现长时间的胃轻瘫。

麻痹性 (无动力性) 肠梗阻是任何腹部手术后的并发症。肠梗阻可能累及全胃肠，也可能仅限于某一部位，手术后麻痹性肠梗阻的病理生理仍不十分清楚。肠 - 肠抑制性反射似乎起一定的作用。

（四）胃排空加速

某些研究显示，十二指肠溃疡患者胃固体排空加快，而液体排空正常。另有研究表明，其胃排空可正常，也可加快。卓 - 艾综合征患者胃固体及液体排空均加快，口服西咪替丁并不能使排空正常化，提示高酸分泌本身并非是排空快的原因。胃大部分切除术后患者在餐后 10 ～ 30 分钟或 1 ～ 3 小时出现的上腹饱胀、恶心、呕吐、腹泻、心悸及出汗等症状，称之为倾倒综合征，胃排空过快是引起倾倒综合征的主要因素。吸收不良也可引起胃排空加速。

二、胃排空异常的诊断及检查方法

胃排空异常（过快或延缓）在临床症状上有较大的重叠，均会出现上腹痛、上腹饱胀、早饱及恶心等症状。但当排空过快时，除上述症状外，常伴有腹泻、肠痉挛及"倾倒综合征"样症状。由于胃排空过快或延缓两者在治疗上有差异，因此鉴别很重要。当通过一系列检查排除器质性病变的同时，还应进行必要的动力学检测，主要要注意下列情况：①不明原因的胃潴留；②功能性消化不良患者伴有明显的胃排空延迟症状者；③伴有影响胃动力的全身性疾病，如糖尿病、系统硬皮病等。

目前尚无一种技术能全面评估胃动力，常用的方法如超声检查、闪烁扫描胃动力和胃排空被认为是实用的检查方法，其他如放射线、呼氢试验、电阻抗、磁共振成像技术及体表胃电图等均可被选择性应用。

（一）插管法

1.盐水负荷试验

盐水负荷试验是注入 750 mL 生理盐水至胃内，30 分钟后若有 200 mL 以上的盐水留在胃内，则表明胃内有异常潴留。此法可作为快速筛选试验，但未考虑到胃的分泌状态，对于胃的高分泌疾病，如消化性溃疡或 Zollinger-Ellison 综合征，盐水负荷试验的结果缺乏准确性。

2.染料稀释试验

通过胃管抽出不同时间的胃内容物，由公式推算出胃排空率。操作方法：①检查前 12 小时禁食，插入胃管后将胃液抽出，弃之；②用 200 mL 蒸馏水冲洗胃，20 分钟后嘱受试者饮 750 mL 含 3×10^{-5} 浓度的酚红液体；③ 10 分钟后抽 10 mL 胃内容物标本；④将备用酚红液（5×10^{-4}）20 mL 注入胃内，用注射器反复抽吸、推入，混合胃内容物 45 秒，然后抽取胃内容物标本 10 mL；⑤每 10 分钟重复步骤③和④，直至胃排空完毕（胃管内再无液体抽出）终止；⑥测定酚红含量，4 mL 标本离心（3 000 r/s）加入 20 mL 缓冲液（三磷酸钠 27.5 g/L），然后加水至 100 mL，过滤后在 560 nm 下比色，由标准曲线中取得准确的酚红浓度；⑦胃内液体容量计算：$V_1=[V_2(C_2-C_3)]/(C_3-C_1)$，$V_1$ 为计算容量，C_1 为前一次胃内染料浓度（方法③所获标本），V_2 为加入浓染量，C_2 为浓染料浓度，C_3 为本次胃内染料浓度（方法④所获标本）；⑧据各时间胃内容量变化获得胃排空率。

插管法为胃动力障碍疾病或排空异常提供了有价值的胃排空资料，但因胃插管属侵入性检查，难为受试者重复接受。插管后间歇或持续抽吸胃液，可改变胃十二指肠之间的压力阶差，干扰胃排空，并增加十二指肠胃反流，而影响测定结果。

（二）吸收试验

吸收试验是摄入胃内不吸收而在小肠上段快速被吸收的物质，通过测定血中该物质的浓度变化，间接反映胃排空情况。许多口服药物（对乙酰氨基酚、乙醇和葡萄糖）在人体胃中几乎不吸收，它们的最大吸收部位在小肠，从胃到小肠的转运是由胃排空率调节的，结果由药物在血中的浓度计算出来。其中以对乙酰氨基酚法最为常用，对乙酰氨基酚为解热镇痛剂，大量应用会引起肝坏死，但小剂量对人体无害，对胃黏膜也无损害。该药在胃内基本不吸收，排入十二指肠后迅速被吸收，测定其血浓度，以吸收高峰浓度时间表示胃排空过快或延缓。具体方法为：①检查前日晚禁食。②检查日空腹将对乙酰氨基酚 1.5 g 与试餐同时服用。试餐：有选用 500 ml(37℃) 温开水做试餐，也有选用含总热量为 837.3 kJ(200 kcal) 的半流质饮食（内含蛋白质 4.8%、脂肪 2.3%、糖 15% 以及其他维生素、无机盐等）为试餐。③于服药前及服药后第 15、30、45、60 及 90 分钟分别采静脉血。④采血后用 3 000 r/s 分离血清，若放置待测,可置 -20℃ 冷冻保存。⑤采用高效液相层析法或染色法测定，计算出血清药物浓度。⑥检查中取坐位，避免增加腹压的任何动作。国内侯晓华等报道对乙酰氨基酚 1.5 g 置 500 ml 温水中服用，观察胃液体排空时间，正常人药物高峰时间为 (34.02±19.09) 分钟，不同试餐正常值不同，可自行对照。本法有良好重复性，缺点为需反复抽血。

（三）放射学法

服用不透 X 线标志物和试餐后，在 X 线下监测不同时间胃内存留的标志物数目，从而获得胃对不消化固体的排空情况。目前多数学者采用钡囊或钡条。步骤：禁食 8～10 小时后，患者进食一份标准餐和一个含有不透 X 线的标志物的胶囊。每个胶囊中含有 10～20 个长为 10 mm 的不被消化的标志物。标志物胶囊在胃中与胃液接触时，该胶囊溶解并释放其中的标志物。5 小时后受试者口服半包发泡剂以显示胃的轮廓，拍摄一张上腹部仰卧位的 X 线照片。根据胃内残留的标志物数计算 5 小时胃排空率。5 小时胃排空率：(20- 胃内残留的标志物数)÷20×100%。这种方法简便，无创可重复进行，用于门诊患者。临床用于评估药物的潜在促动力作用，可评估功能性消化不良或疑有糖尿病性胃轻瘫患者胃的运动功能。

（四）实时超声

实时超声可对胃运动功能进行观察，包括胃、幽门的运动频率及强度，有无逆蠕动及胃内容物的排空。到目前为止已有 3 种不同的方法检查胃液体、液 - 固体食物的排空。

1. 容积法

沿长轴做一系列平行的横切面，借助微电脑将这些横切面相加，计算出整个胃的容积，用于测定胃液体排空。此方法过程烦琐，计算复杂，胃体受气体干扰明显。

2. 胃窦的体积法

采用胃窦的体积变化测量胃的排空。

3. 胃窦面积

采用膝肘位胃窦面积变化，测量胃的排空面积法更为简单，而且可较准确地反映不同形式胃的排空情况。胃窦面积法的具体方法为：患者取坐位，于剑下偏右纵行扫查，在胆囊左侧相当于下腔静脉水平可见椭圆形胃窦，测量其长径 A 及前后径 B，计算面积 = π A×B/4。当胃窦面积恢复到一半时判为半排空，恢复到空腹状态时即为排空。该方法与核素显像法有良好相关性。符合胃生理状态、安全、无放射、可重复，并适用于儿童及孕妇，是一种切实可行的方法，尤其应用在观察药物作用及疗效方面具有独特优势。但肥胖者及胃内含气量过多者会给检查带来困难。此外，超声不能确切显示纯固体食物的排空是其不足之处。

（五）上腹阻抗测定

包括上腹阻抗图和应用电位 X 线断层摄像术。

1. 上腹阻抗图

上腹阻抗测量在前后平面通过两个输入电极之间（一个电极在胃前，一个电极在胃后）的持续电流，记录两个电极之间的电位差。输出信号显示在记录表上。大偏斜为 100%，测偏斜降到原来的 50% 的时间，衡量胃的排空。影响上腹部阻抗的一个问题是胃内容物，阻抗明显地与胃内容物的导电性有关，酸分泌的结果是增加用阻抗法测定的排空率，有人建议在做上腹部阻抗之前应用 H_2 受体拮抗剂。

2. 应用电位 X 线断层照相术

是应用 16 个电极测定横切面上电阻抗的变化。计算机分析感兴趣区的一系列图像，并提供胃排空的曲线。

两种技术均较侵入性检查方法有更多的优越性，第二种技术较第一种技术更容易重复，准确性和可靠性高。该方法受胃酸分泌、十二指肠反流的影响，对胃大部分切除后患者的结果不理想。

（六）胃磁图

当摄入对人体无害的磁示踪剂 (Fe_3O_4) 试餐后，间隔 30 分钟分别通过稀土铬水磁体磁化胃内示踪剂，形成胃内磁声，再用弱磁仪测定胃磁场变化，随着示踪剂与食糜从胃内排出，胃磁场逐渐减弱，从而得到胃排空情况。该方法经济，不接受放射性物质，可以测定液相和固相排空。但操作烦琐，时间长，其准确性尚待进一步证实，临床常规应用较困难。

（七）呼气试验

采用放射性核素碳标记在胃内不吸收物质，由小肠快速吸收，在肝脏中氧化逸出 CO_2，后者经血液至肺，从呼吸道中呼出，测定呼出气体中的 CO_2 就能够间接地反映胃排空情况。

辛酸为一种八碳脂肪酸，当位于标准固体试验餐中的经碳标记的辛酸进入十二指肠后被吸收，并在肝脏中代谢，随后开始快速呼出被标记的二氧化碳 $(^{14}CO_2)$，采用 B 闪烁计数器进行分析。与放射性闪烁扫描测定固体胃排空的方式相同，仍采用胃排空率（一种胃排空率的综合指数）、半排空时间及延迟时间描述胃排空。$^{14}CO_2$ 排出的精确分析除外了内源性 $^{14}CO_2$ 产生对呼气试验结果的影响。

（八）磁共振成像术 (MRI)

钆络合物 (Gd-DOTA) 为顺磁性 MRI 造影剂，摄入后 MRI 进行多层横断切片即可显示立体影像，随着 Gd-DOTA 和食物一起从胃内排出。MRI 显示的是胃立体影像发生的一系列变化，从而获得胃排空结果。操作：①摄入含 400 μmol/L Gd-DOTA 500 ml 液体；②立即行 MRI 断层摄片，连续采集图像；③计算胃内食物体积，通过胃内食物体积变化计算出胃排空率。MRI 无创伤性，准确度高，但因设备及检查费用高，因而限制了其应用。

（九）核素显像

将不被胃黏膜吸收的放射性显像剂标记的食物摄入胃内，经胃的蠕动传送而有规律地将它们从胃排入肠道中，用带计算机的 γ 照相机连续记录在此过程中胃的影像和胃区放射性下降的情况，并计算出胃排空时间，以反映胃的运动功能。此方法曾被认为是检测胃排空的"金标准"。

核素胃排空测定分固体试餐和液体试餐两种，固体试餐有鸡肝、蒸鸡蛋等，液体试餐有牛奶、饮料等。由于液体排空主要取决于胃和十二指肠之间的压力差，与近端胃的功能有关，固体排空则与远端胃的混合、研磨及幽门泵的作用有关，因此两者反映胃不同部位的功能。检测方法为进食核素的试餐后由 γ 照相机连续动态采集数据，由计算机自动处理信息，绘出时间 - 活性曲线，计算排出 50% 试餐的时间（半排空时间，$T_{1/2}$）和不同时间胃的排空率。

核素显像是一种研究固体和液体胃排空的相对简便、准确、非侵入性检查方法。但也存在一些影响因素，如放射性核素、仪器的性能和胃排空资料的分析。

（十）胃电图

胃电图 (EGG) 是经腹部体表电极记录出胃肌电活动的电信号，是一种可以长时间、重复记录胃电活动的非侵入性检查技术。将电极置于腹壁胃投影处，可记录调节蠕动的胃电节律，EGG 相对幅度和频率的变化与胃动力的变化有关。许多胃功能紊乱有 EGG 模式的异常。因为胃电活动是胃排空形成的主要因素之一，胃轻瘫的患者常可以记录到 EGG 节律紊乱。有提议把 EGG 作为胃动力异常的筛选手段。

我国开展胃电图研究已有多年，1999 年 11 月在厦门召开中华医学会全国胃电图学术会议，经过讨论，制订了胃电图检查的规范和评判标准，现已用于临床试行。

1. 临床胃电图检查的适应证

胃电图可以用于功能性消化不良、不能解释的恶心和呕吐、怀疑有胃动力紊乱、观察药物及手术对胃肌电活动的影响等。胃电图对器质性病变诊断无明确意义。

2. 胃电图异常类型

(1) 根据胃电频率可分为胃电节律过缓、胃电节律过速、混合性胃电节律紊乱（指有过速和过缓）、胃电过速节律紊乱、无胃电节律。

(2) 根据胃电节律紊乱发生的时间，又可以分为餐前、后胃电节律正常；餐前胃电紊乱、餐后正常；餐前正常、餐后胃电紊乱；餐前、后胃电均紊乱 4 种类型。

(3) 根据胃电功率可有餐后功率增加、无变化及降低。

三、胃轻瘫的治疗

（一）病因学的治疗

针对原发病进行治疗后胃潴留的症状常可得到改善，如与消化性溃疡、高血糖和甲状腺功能减低相关的排空延迟，当针对原发病治疗后胃排空异常会得到改善。除了因消化性溃疡或癌肿所致的胃肠道梗阻外，大多数胃轻瘫患者尚需促动力药物的治疗，很少需要外科手术。

（二）胃轻瘫患者的饮食

应该建议患者少食多餐。低脂饮食也被认为可以减轻症状。

（三）药物治疗

促动力药物是指能增强胃肠道收缩力，加速胃肠运转，减少通过时间的药物。促动力剂可以增强胃肠平滑肌收缩力，协调胃肠运动规律性，促进胃肠排空和转运。临床常用胃肠促动力剂有甲氧氯普胺、多潘立酮、西沙必利、红霉素和莫沙必利等。用于治疗由于胃肠运动减弱或协调障碍的原发性或继发性功能性胃肠病。促动力剂调节胃排空的作用机制是通过增加胃窦泵作用，调节胃、十二指肠的协调完成的。

1. 甲氧氯普胺

甲氧氯普胺是普鲁卡因胺的衍生物，具有促胃动力和止吐作用。促动力作用是通过拮抗胃多巴胺受体，增加肌间神经丛乙酰胆碱的释放来完成的。止吐作用是通过作用第 4 脑室基底部化学感受触发带，并通过血 - 脑屏障作用于脑内的呕吐中枢来完成的。

静脉应用甲氧氯普胺的作用：①有效地治疗糖尿病性及迷走神经切断术后的胃轻瘫；②减少术后肠梗阻的持续时间；③有利于胃、小肠的置管；④缩短小肠 X 线检查的透视时间。

口服甲氧氯普胺治疗糖尿病性胃轻瘫、手术后胃轻瘫、厌食、反流性食管炎、特发性和肌强直性营养不良性胃轻瘫等方面均有一定的疗效。长期应用甲氧氯普胺的疗效尚存在分歧，虽然症状可以得到控制，但尚未证实可持续改善胃排空异常。症状的控制可能是因甲氧氯普胺的止吐作用所致，而并非是其促动力作用。

甲氧氯普胺的副作用通常是与剂量相关的，据报道至少见于 20% 的患者。最常见的副作用是神经性的（与通过血脑屏障有关）及内分泌方面的。据报道锥体外系副作用见于 10% 以上的患者，由于副作用亦限制了甲氧氯普胺治疗胃轻瘫的临床应用。

甲氧氯普胺可经静脉、肌肉、皮下或口服使用。一般情况下剂量为 10 mg，4 次 / 日，可根据用药适应证选择剂量。

2. 多潘立酮

多潘立酮是一种苯甲酰胺衍生物，是多巴胺受体拮抗剂，不通过血 - 脑屏障，其作用仅限于外周的多巴胺受体。多潘立酮对与糖尿病、消化不良、神经性厌食相关的胃轻瘫及特发性胃轻瘫的急性期治疗是有效的。

由于多潘立酮很少通过血脑屏障，副作用较甲氧氯普胺少。有 3% ～ 7% 的患者可出现副作用，包括口干、泌乳等。

3. 西沙必利

属 5-HT$_4$ 受体激动剂，可促进胃肠肌间神经丛胆碱能神经递质的释放，提高下食管括约肌的张力及食管下段的收缩幅度，减少酸暴露时间，增加胃排空。西沙必利还可缓解胃肠道消化不良症状，促进肠蠕动，加速结肠排空，恢复胃肠运动的正常功能，增强全消化道的动力。

西沙必利与安慰剂对照研究显示总的副作用发生率分别为 13.2% 及 10.6%。副作用有头昏、头痛、肠鸣音增强、稀便及对心脏的副作用等，对心脏的副作用为剂量依赖性的，表现为心电图 QT 间期延长、发作性昏厥和室性心律失常，因此，临床应用西沙必利应慎重。

4. 红霉素

大环内酯抗生素，具有胃肠多肽胃动素相似的作用，通过与胃动素受体结合启动 MMC 的第Ⅲ期。红霉素可加速胃排空是由于增加胃窦部收缩幅度，协调胃窦 - 十二指肠运动，红霉素常用剂量为 0.25 g，一日 3 次，也可 300 mg 静脉滴注。常见的副作用有食欲减退、腹痛、恶心、呕吐及腹泻等，过敏反应约 0.5%，肝毒性少见，长期应用可致菌群失调。

5. 雷察必利 (Renzapride)

化学结构与甲氧氯普胺相似，但无抗多巴胺作用，通过作用于 5-HT$_4$ 受体而刺激消化道的活动度。最近有一项对胃轻瘫患者治疗的研究显示，雷察必利可明显缩短糖尿病患者胃排空的平均时间，增加剂量可加速液体胃排空，可改善固体胃排空。

6. 莫沙必利

是具有选择性和强有力的 5-HT$_4$ 受体激动剂，通过刺激 5-HT$_4$ 受体增强胃肠运动。作用强于甲氧氯普胺。常用剂量 5 mg，一日 3 次，口服。

还有一些目前尚处在亚临床或临床评估阶段的胃促动力药，包括：①昂丹司琼：系 5-HT$_3$ 受体拮抗剂，具有较好的止吐作用，可加快胃排空；②格尼西隆：外周 CCK 受体拮抗剂，可增加高脂肪及高蛋白饮食的胃排空；③纳洛酮：鸦片拮抗剂，具有促进胃排空的作用；④氯波必利：一种选择性多巴胺 Ⅱ 受体拮抗剂；⑤扎考必利：一种联合多巴胺和 5- 羟色胺的拮抗剂。

（四）胃电起搏

对于原发性胃起搏功能障碍导致的胃轻瘫，从理论上讲，进行胃电起搏治疗是可行的。目前动物实验在体内将电极缝合于胃起搏区的浆膜下，进行起搏实验是成功的，也有人体成功的报道。体表胃电起搏治疗具有非侵入性特点，但确切的疗效及临床验证尚需深入研究。

（五）手术治疗

迄今尚无对严重胃轻瘫进行手术治疗方法的对照性评估。手术治疗应当限于在特定的严格医疗条件下进行，并应在术前测定胃动力，评估小肠运动、分泌及吸收功能。最常见的手术方式是胃大部分切除伴胃肠吻合，但术后常伴发胃动力紊乱，60% 的患者术后评估是不理想的。

（六）与胃手术相关的快速胃排空治疗

倾倒综合征发生于 5%～30% 的胃手术后患者，其机制与高渗性胃内容物快速进入空肠有关，餐后平躺或进全流食可缓解症状。有证据表明，摄入可溶性纤维也是有益的。长效生长激素抑制因子类似物，如奥曲肽可能通过缓解胃排空和小肠传递而改善症状。对症状严重、药物治疗无效者，可考虑 R-Y 吻合术治疗。

第四章 功能性胃肠病

第一节 功能性消化不良

功能性消化不良 (FD) 是指具有上腹部疼痛、不适或兼有早饱感、饭后胀满感、恶心和腹胀症状，使用目前的检查手段未能发现消化性溃疡、肿瘤，并排除反流性食管炎、肝胆胰疾病、肠易激综合征及其他系统疾病的一组临床综合征。

Heading 根据消化不良是否为基础疾病所致，将其分为器质性消化不良和功能性消化不良又称非溃疡性消化不良。器质性消化不良的症状与其基础疾病共消长，此类基础疾病可有消化性溃疡，反流性食管炎，胃、十二指肠较重的炎症，肝、胆、胰疾病，吸收不良综合征，药物所致的消化不良，代谢性疾病，缺血性疾病及恶性病变等。而功能性消化不良则未能证实有上述基础疾病，仅有消化不良症状。溃疡以外的基础疾病导致的消化不良虽非溃疡所致亦应为器质性消化不良，故有些学者认为非溃疡性消化不良一词易于混淆，提倡使用功能性消化不良的名称。

近年来许多学者对功能性消化不良做了研究，由于对其理解不同在发病率的统计上差异较大。国外的一项研究报道，普通人群中约 40% 的人有不同程度的消化不良症状，国内的一项统计显示有消化不良症状者约占普通人群的 1%，约 1/3 为功能性消化不良。

一、病因与发病机制

病因及发病机制不清，胃肠道运动功能障碍是目前研究较为深入的领域，而导致运动功能障碍的原因及运动功能障碍与功能性消化不良间的关系的解释仍有待研究。与病因可能相关的因素有：

（一）胃及十二指肠运动功能异常

国外应用同位素测定胃排空，胃窦十二指肠测压显示 50% 的功能性消化不良患者有胃排空延迟，固体排空延迟尤其显著；胃窦运动减弱，但两者间关系不清。国内一项应用 B 超对胃排空功能的测定也发现 48% 的患者胃排空延迟，胃窦收缩频率及收缩幅度下降。应用 EGG 检查发现胃肌电异常，出现胃动过速。小肠运动异常表现为消化间期移行运动复合波 (MMC) 缺乏，或虽 MMC 正常，但出现高频高幅收缩的突爆运动。有的学者还发现患者有食管消除能力降低、幽门痉挛、胆道运动失调等。胃、小肠运动异常，胃肠移行时间延迟与功能性消化不良症状间的关系尚需进一步研究。

（二）慢性胃炎和十二指肠炎

较轻的此两种病变并非器质性改变而为一种黏膜老化的表现。当慢性炎症伴有活动性病变尤其有中性粒细胞浸润时出现消化不良症状。有学者认为，糜烂性胃炎和十二指肠炎可能是十二指肠溃疡和药物（如 NSAID）损害的表现。

（三）幽门螺杆菌 (HP) 感染

一项研究显示功能性消化不良患者 HP 阳性检出率为 43% ～ 79%，而对照组为 13% ～ 22%。幽门螺杆菌感染可引起胃炎，并可出现胃灼热、嗳气、餐后饱胀及溃疡样症状，这些症状可能是炎性介质活化痛觉神经末梢并引起平滑肌功能失调，抑或为胃酸、胃蛋白酶的作用使 H^+ 逆扩散，继发微血管功能失调所致，故认为 HP 相关性胃炎是功能性消化不良的病理生理因素。然而 HP 胃炎的出现和严重程度与功能性消化不良的症状、严重程度和自然病程无明显相关性，HP 的根除也不能改善消化不良症状，胃排空延迟者 HP 常阴性又不能证明 HP 与功能性消化不良之间存在必然的联系。

（四）精神因素

功能性消化不良与性格类型关系不大，中枢神经系统影响胃肠功能，正常健康人急性应激时胃窦和十二指肠运动减弱，间断和持续心理应激使消化间期移行运动复合波减少。精神障碍和应激状态可能与功能性消化不良的发生有关。在部分患者的胃镜检查中发现精神紧张时胃黏膜苍白，幽门前有持续存在的黏膜皱襞，表面可有红斑和糜烂。虽然精神因素与功能性消化不良相关，但尚不能肯定其发病作用。

（五）神经体液因素

功能性消化不良患者摄食时胰多肽水平下降，系迷走神经输出支冲动发放异常所致；其他研究显示，血清胃肠激素和其他激素与胃肠运动和消化不良症状相关。

（六）胃酸分泌

实验证明，功能性消化不良患者并无胃酸分泌的增加，BAO 与 MAO 与常人相近，但不排除胃酸在引起消化不良症状中的作用，约 50% 的研究显示抑酸可缓解消化不良症状，可能系患者胃肠道对酸的敏感性增高。

（七）生活习惯

饮用咖啡，服用对乙酰氨基酚等药物可能与功能性消化不良的发病有关，吸烟、饮酒与功能性消化不良发病的关系未能得到证实。

（八）与肠易激综合征 (IBS) 的关系

功能性消化不良和肠易激综合征的症状互有交叉，两者间是因果或共存尚未得到证实。

二、临床表现

（一）症状与体征

功能性消化不良为一组综合征，表现多样、缺乏特异性，个体间因病因不同差异很大，可以下列一项表现为主亦可诸项兼而有之，一般均无阳性体征。

1. 上腹部疼痛

多于进餐后发作，常为弥散性疼痛，也可有胸骨后痛，疼痛呈周期性发作，多在白昼，少数有夜间痛，腹部检查多无明确的压痛点。

2. 上腹胀满

表现为进食后早饱、腹胀、食量减少、厌食、嗳气、重者可有恶心呕吐。

3. 胃烧灼感

可兼有反酸，少数患者可有食后倦怠、头痛等。

4. 其他

可有肠易激综合征的表现，精神紧张的患者还可有各种躯体不适主诉。

(二) 临床分型

根据临床症状和可能的病理生理机制，功能性消化不良可分为 5 种类型。

1. 反流样消化不良

以胃灼热、反流，胸骨后疼痛为主要表现，可有食后呕吐。LES 张力低下，24 小时食管 pH 值监测发现酸反流。

2. 溃疡样消化不良

上腹疼痛常于夜间发生，可伴反酸，食物和抗酸剂可缓解症状。症状可消失或复发。

3. 运动障碍样消化不良

以早饱、腹胀、嗳气、恶心为主要表现，常与 IBS 的症状重叠，胃电及胃排空节律减慢，排空延迟。

4. 吞气症

以过频的吞气造成嗳气，餐后腹胀。

5. 特发型

无特异性症状，不能归为以上各型者。

以上分类各型间无截然界限，与病因及功能异常间的关系也未能澄清，但在行对症治疗时有一定指导意义。

三、辅助检查

检查以排除器质性疾病为目的，必要的功能检查和微生物学检查可为合理治疗提供参考。

(一) 胃镜及影像学检查

胃镜应除外食管炎、胃十二指肠溃疡、糜烂、肿瘤及其他器质性病变，应取黏膜活检并做 HP 检查。X 线检查以除外小肠、结肠疾患，B 超除外肝、胆、胰疾病。

(二) 实验室检查

便潜血阳性应进一步明确病因，肝、肾功能检查以除外肝脏疾病及肾功能不全等。

(三) 胃运动功能试验

有条件可采用放射性核素、多导测压、超声波等手段测定胃排空功能，了解近端胃的适应性舒张和远端胃的排空功能。

(四) 精神病学检查

对疑有性格异常，既往有心理失调或以频繁呕吐为主要症状者必要时可做正规的精神病学检查。

四、诊断

诊断标准各家意见不统一，下列标准供参考。

诊断宜谨慎以防漏诊器质性疾病：①消化不良症状持续存在 4 周以上：②经检查排除了胃肠道器质性疾病，肝、胆、胰及其他脏器疾病所致的胃肠道异常；③随访复查未能发现新的病变。

五、治疗

功能性消化不良是一组功能障碍性疾病，主要是针对不同症状采取治疗措施。

（一）药物治疗

1. 胃动力性药物的使用

胃动力性药物可通过不同环节改善胃运动功能，促进胃排空常用的有：

（1）胃氧氯普胺（甲氧氯普胺）：为多巴胺受体拮抗剂，具有中枢性镇吐作用，可增加食道下括约肌张力，加强胃运动，松弛幽门窦及十二指肠，提高食物的通过率，促进胃排空，适用于上腹胀满、嗳气为主的患者。剂量 10 mg，每日 3 次，因该药能透过血脑屏障，可出现肌肉震颤等锥体外系症状。

（2）多潘立酮：吗丁林为选择性外周多巴胺受体（DA_2）阻滞剂，可对抗多巴胺对胃肠运动的抑制作用，增加食道下括约肌张力，增强胃蠕动，并使幽门舒张期增大促进胃排空，还能协调胃、十二指肠运动，防止胆汁反流，抑制恶心呕吐。适用于厌食、早饱、腹胀、嗳气、恶心、反酸、胃烧灼感的患者。因不透过血 - 脑屏障，不易产生锥体外系副作用。对小肠和结肠的作用不显著，德国多中心研究报道认为，多潘立酮对消化不良主要症状的治疗作用明显优于甲氧氯普胺。常用量为 10 ~ 20 mg 每日 3 次，于餐前 15 ~ 30 分钟口服。

（3）西沙必利（CIS）：为苯甲酰胺的衍生物，无抗多巴胺作用，为 5- 羟色胺第 4 受体（$5\text{-}HT_4$）的激动剂。它刺激胆碱能中间神经元及肌间神经丛运动神经元的受体增加，释放乙酰胆碱，并使肠肌神经对胆碱能刺激的活性增高，增强胃肠道平滑肌的收缩，改善胃窦和十二指肠的协调动作。西沙必利能使胃排空迟缓者的液体和固体食物排空加速，对胃排空正常者则不加速胃排空，而是通过协调胃十二指肠收缩来改善症状，还能改善动力低下的胆囊功能，以减轻消化不良症状。治疗中其有效率较高，且维持缓解时间长。剂量为 10 mg，3 次 / 天，副作用偶见腹泻，多于治疗开始时发生。

促胃动力性药物的使用原则应以患者的胃肠运动功能状态为依据，对胃排空正常者，宜仔细选择适当药物以免干扰正常的胃肠功能状态。

2. 抗幽门螺杆菌治疗

幽门螺杆菌在功能性消化不良患者中检出率较高，且可产生相应的腹胀、嗳气、溃疡样症状。幽门螺杆菌清除有利于缓解某些症状，清除幽门螺杆菌的药物常用的有：

（1）呋喃唑酮 100 mg 3 ~ 4 次 / 天，用药 1 周；

（2）三钾二枸橼酸络合铋 240 mg，2 次 / 天；羟氨苄西林 250 ~ 500 mg；3 次 / 天；甲硝唑 200 mg；3 次 / 天联用 1 周。

（3）庆大霉素 8 万 U 或瑞贝克，80 mg 2 次 / 天，土霉素、小檗碱，亦可选用。幽门螺杆菌经药物治疗后效果不一，阴转率为 33% ~ 80%。抗幽门螺杆菌药物体内易产生耐药及复发，且有些药物存在副作用，最佳方案待进一步探讨。

3. 针对胃酸分泌及胃黏膜保护的药物

（1）制酸剂及胃黏膜保护剂：此类药物较多，可供选用的有氢氧化铝凝胶 10 mL 3 次 / 天，盖胃平 4 片 3 次 / 天，三硅酸镁 0.9 ~ 1.5 g 3 次 / 天，复方铝酸铋 1 ~ 2 片 3 次 / 天，乐得胃 2 ~ 3 片 3 次 / 天，硫糖铝 1 g 3 次 / 天，十六角蒙脱石 3 g 餐前 30 min 口服，这些药物能中和胃酸，并在胃黏膜上形成保护层减少胃酸和胃黏膜的接触，三钾二枸橼酸络合铋（得乐）除消除幽门螺杆菌外亦有黏膜保护作用。

(2)H₂- 受体拮抗剂：常用药物有西咪替丁 200 mg 3 次 / 天，雷尼替丁 150 mg 2 次 / 天，适用于溃疡样症状者，研究表明，H$_2$ 受体拮抗剂应用效果并不优于安慰组，不必常规使用。

(3) 选择性胆碱能受体拮抗剂：哌仑西平（哌吡氮平），为抗毒草碱 M$_1$ 受体药物，能抑制胆碱能神经的促胃酸分泌作用，不影响胃的收缩，不产生胃排空延缓，治疗剂量无其他器官的副作用。剂量：50 mg，2 ～ 3 次 / 天餐前服，适用于腹痛、胃烧灼感的患者。

因功能性消化不良并无胃酸升高，应用抗酸剂治疗是否必要尚有争议，有学者认为抗酸治疗仅起到安慰剂作用，疗效显著的病例可能系器质性溃疡。作为缓解症状的一种手段抗酸剂宜短期使用。

4. 精神安慰及精神活性药物治疗

明确诊断后要向患者说明疾病的性质，解除患者对疾病的恐惧心理，使之能正确对待疾病，树立起治愈疾病的信心，有些患者可不必使用药物。对有精神创伤者应帮助患者摆脱思想紧张状态，对神经功能失调者可辅以谷维素，对精神神经症状可能有改善作用，用量 10 ～ 20 mg 3 次 / 天，疗程约 3 个月。对有焦虑症状者可考虑使用地西泮 2.5 ～ 5 mg，每晚 1 次或阿普唑仑 0.2 ～ 0.4 mg，以保证睡眠，舒必利（止呕灵）除抗抑郁外尚有中枢性止呕作用，用量为 50 mg 每日 2 ～ 3 次。劳拉西泮（罗拉）对焦虑和抑郁症状均有作用，使用较安全，用量 0.5 ～ 1 mg 3 次 / 天。精神活性药物长期使用易形成依赖性，应在精神检查及安慰治疗无效时选用。

5. 中医中药

中医认为，功能性消化不良属肝胃不和、脾胃不和，可试用针灸及中药治疗。

（二）改变不良生活习惯

鼓励患者戒除烟酒，少饮浓茶、浓咖啡，少吃辛辣刺激性食物，慎用对胃肠道有刺激的药物及吗啡类药物，减少脂肪类食物的摄入量以缩短胃排空时间，提倡少量多餐，食物宜清淡，勿粗糙，重症者可进食流质饮食。饮食的调配宜尽量贴近患者的喜好，不必过分限制。

（三）物理治疗和体育治疗

根据不同病情可采用物理治疗，适当的体育锻炼有益于胃肠功能的恢复。

（四）治疗的时机选择

功能性消化不良是一组临床综合征，发病率较高，要靠一系列检查来与器质性消化不良鉴别，由于经济和时间的关系很难对每个患者都做全面检查后方进行治疗，临床上可根据下列原则进行处理。

1. 对老年人消化不良应提高警惕，其多为基础疾病所致，均需做 X 线或内镜检查等后再给予相应治疗，以免贻误病情。对 45 岁以下的中年人，恶性疾病相对较少，虽诊断稍有推迟影响相对较小，在除外恶性病后可根据经验给予试验性治疗，治疗中某些药物同时可以减轻或治疗某些器质性疾病如消化性溃疡、反流性食管炎等，会减少因诊断推迟治疗造成的不良后果。但经 6 ～ 8 周治疗症状未能缓解的患者则应做系统检查。

2. 对症状严重者如有严重溃疡样症状或有消化道出血、贫血、黄疸、腹部包块者宜首先考虑器质性疾病；对精神负担重疑心自己患有"不治之症"者，亦应先做系统检查，待确诊后方做相应治疗。

3. 对体重在近期内无明显原因减轻 3 kg 以上者，应先做系统检查，除外恶性疾病后再给予治疗。 功能性消化不良发病机制不清，治疗方法多样，尚无一种疗效满意的治疗方法。治疗中应提倡有针对性的个体化用药，避免盲目的多种药物共同使用的治疗方法。

第二节 肠易激综合征

肠易激综合征 (IBS) 是与肠道动力学及内脏感觉异常有关的功能性胃肠病，是指一组包括排便习惯改变 (腹泻 / 便秘)、粪便性状异常 (稀便、黏液便 / 硬结便) 和腹痛及腹胀等临床表现的综合征，持续存在或间歇发作，无形态学、细菌学及生化代谢等异常器质性疾病的证据。尽管 IBS 不危及生命，但可不同程度的影响工作，降低生活质量，并占用大量有限的医疗资源。

IBS 是世界性人群常见病，据西方国家报道，欧洲和北美人群 IBS 患病率为 7% ～ 22%，以女性居多，非欧洲人口的患病率与其相似。我国目前尚无全国性的统计资料，潘国宗等对北京城郊人口进行的一项分层、随机、整群、抽样的流行病学调查结果显示，在 2 846 例被调查对象中，症状符合 Manning 标准的 IBS 检出率为 7.01%，符合罗马 I 标准的检出率为 0.82%，男女之比为 1 ： 1.15，以 18 ～ 30 岁年轻人较为多见，其中学生、干部、知识分子、商人等脑力劳动者患病率较高。有限的资料表明，IBS 的发病存在社会经济级差，富裕程度的提高伴随 IBS 发病风险的增加。

一、病因和发病机制

病因和发病机制尚不清楚，目前认为是多种因素和多种发病机制共同作用的结果，包括：

(1) 胃肠动力学异常：结肠电生理研究显示，IBS 以便秘、腹痛为主者 3 次 / 分的慢波频率明显增加。腹泻型 IBS 高幅收缩波明显增加。对各种生理性和非生理性刺激 (如进食、肠腔扩张、肠内容物以及某些胃肠激素) 的动力学反应过强，并呈反复发作过程。

(2) 内脏感觉异常：直肠气囊充气试验表明，IBS 患者充气疼痛阈值明显低于对照组。大量研究发现，IBS 患者对胃肠道充盈扩张、肠平滑肌收缩等生理现象敏感性增强，易产生腹胀腹痛。

(3) 肠道感染治愈后：其发病与感染的严重性及应用抗生素时间均有一定相关性。

(4) 胃肠道激素：研究还发现某些胃肠道肽类激素如缩胆囊素等可能与 IBS 症状有关。

(5) 精神心理障碍：大量调查表明，IBS 患者焦虑、抑郁积分显著高于正常人，应激事件发生频率亦高于正常人，对应激反应更敏感和强烈。

二、临床表现

起病隐匿，症状反复发作或慢性迁延，病程可长达数年至数十年，但全身健康状况却不受影响。精神、饮食等因素常诱使症状复发或加重。最主要的临床表现是腹痛或腹部不适、排便习惯和粪便性状的改变。

几乎所有 IBS 患者都有不同程度的腹痛或腹部不适，部位不定，以下腹和左下腹多见，排便或排气后缓解。极少有睡眠中痛醒者。

腹泻型 IBS 常排便较急，粪便呈糊状或稀水样，一般每日 3 ～ 5 次，少数严重发作期可达十余次，可带有黏液，但无脓血。部分患者腹泻与便秘交替发生。便秘型 IBS 常有排便困难，粪便干结、量少，呈羊粪状或细杆状，表面可附黏液。常伴腹胀、排便不净感，部分患者同时有消化不良症状和失眠、焦虑、抑郁、头昏、头痛等精神症状。

一般无明显体征，可在相应部位有轻压痛，部分患者可触及腊肠样肠管，直肠指检可感到肛门痉挛、张力较高，可有触痛。

三、诊断和鉴别诊断

通常采用罗马Ⅲ诊断标准。

1. 病程 6 个月以上且近 3 个月来持续存在腹部不适或腹痛，并伴有下列特点中至少 2 项。①症状在排便后改善；②症状发生伴随排便次数改变；③症状发生伴随粪便性状改变。

2. 以下症状不是诊断所必备，但属常见症状，这些症状越多越支持 IBS 的诊断：①排便频率异常（每天排便＞3 次或每周＜3 次）；②粪便性状异常（块状／硬便或稀水样便）；③粪便排出过程异常（费力、急迫感、排便不尽感）；④黏液便；⑤胃肠胀气或腹部膨胀感。

3. 缺乏可解释症状的形态学改变和生化异常。

鉴别诊断：腹痛为主者应与引起腹痛的疾病鉴别。腹泻为主者应与引起腹泻的疾病鉴别，其中要注意与常见的乳糖不耐受症鉴别。以便秘为主者应与引起便秘的疾病鉴别，其中功能性便秘及药物副作用引起的便秘常见，应注意详细询问病史。

总之，对于存在警报症状的患者不应轻易诊断 IBS，这些警报症状包括体重下降、持续性腹泻、夜间腹泻、粪便中带血、顽固性腹胀、贫血、低热等，特别是 50 岁以上出现新发症状者要高度警惕器质性疾病。

四、治疗

由于 IBS 病因尚未完全明确，也无法用单一的病理生理机制解释 IBS 症状。因此，迄今尚未找到一种完全有效的治疗方案，亦无一种治疗方法或药物对所有类型的 IBS 患者均有效。由于 IBS 在临床上很常见，如何治疗这些患者是每个消化科医生必须考虑和重视的问题。

IBS 的治疗原则应是建立在对患者个体症状性质和严重程度的分析和评估基础上，对治疗方法和药物的选择应因人而异、对症治疗，制订综合治疗方案，包括建立良好的医患关系、饮食治疗、药物治疗和心理治疗等。

（一）建立良好的医患关系

IBS 的治疗往往是长期的过程。互相信任的医患关系是治疗 IBS 最有效、最经济的方法，也是其他治疗方法得以有效实施的基础。良好的医患关系可以减少患者的就医次数。医生向患者充分说明其所患疾病的诊断和预后等信息，有助于减轻患者的恐惧。对初诊患者进行必要的检查很重要，但对于已多次就诊者，医生除了需缓解患者对所患疾病的恐惧外，更重要的是应该积极地去发现患者隐藏的担忧及促使 IBS 症状加重的因素，然后对其进行适当的解释，使患者相信 IBS 是一种良性疾病，这种心理干预较某些药物治疗更为有效。

（二）饮食治疗

医生应告知患者，不当饮食会诱发 IBS 症状的发生或加重，要提醒病患者避免食用那些会诱发或加重 IBS 症状的食物。避免因过度或过量饮食可能诱发的腹泻或腹痛等。大量饮酒和咖啡因可刺激肠道运动。富含动、植物脂肪的食物可导致强烈的结肠收缩，引起腹痛。蔬菜和豆类等会产生腹胀，果糖、山梨醇及甘露醇等人工甜味剂，对肠道有直接刺激作用，会引起腹泻、腹胀、肠绞痛及胃肠胀气等，应该注意到无糖口香糖、软饮料及一些防腐剂中可能含有上述成分。

（三）纤维素

自 1970 年纤维素制剂上市后已广泛用于 IBS 的辅助治疗。纤维素可加速肠道转运，使粪便松软，易排出，缓解便秘及排便急迫感。果胶、车前草、燕麦麸等可溶性纤维素有助于保持粪便中的水分，植物纤维素、木质素等不可溶纤维素可增加大便量。纤维素对肠道内容物的发酵至关重要，因此，对于腹胀、腹泻和排气增多的 IBS 患者，可选择低纤维素饮食疗法。控制每日膳食纤维摄入量在 10 g 以下可使 50% ～ 70% 的患者症状得到改善。

摄入纤维素制剂较多时可能会发生胃肠胀气，但对由于饮食中纤维素含量较少而引起便秘的患者，纤维素治疗仍是行之有效的治疗方法。足量的纤维素 (20 ～ 30 g/d) 能显著改善便秘。纤维素制剂的长期疗效仍有待进一步的观察，纤维素制剂对便秘型 IBS 患者有一定的疗效，但在缓解纤维素制剂腹痛方面仍有争议。纤维素制剂的优点在于其经济、安全。

（四）药物治疗

多数症状较轻的 IBS 患者经健康教育、改变生活方式后能使患者的症状改善或消失。症状持续存在或症状较重者，应给予药物治疗。IBS 的药物治疗主要包括调节肠道转运功能、纠正内脏感觉敏感性及改善中枢情感、痛觉异常等方面。

1. 腹泻的治疗

(1) 调节肠道转运药物：临床上以洛哌丁胺为代表的止泻剂对腹泻型 IBS 患者疗效确切。洛哌丁胺是人工合成的鸦片制剂，口服每次 2 ～ 4 mg，3 ～ 4 次 / 日，能减慢肠道转运，加强肠腔对水及离子的吸收，增加肛门括约肌静息压力。洛哌丁胺可降低进食引起的胃 - 结肠反射亢进导致的排便急迫感，用于治疗 IBS 患者的腹泻及排便急迫感等症状。由于洛哌丁胺不通过血 - 脑屏障，因而较复方地芬诺酯、可待因及其他镇静剂更多的用于严重腹泻或大便失禁患者。阿片制剂缺点是有易引起便秘倾向，亦有报道服用洛哌丁胺后夜间患者腹痛增加。

复方地芬诺酯含有阿托品，对老年人易产生副作用，如膀胱功能紊乱、青光眼及心动过速等，对老年人较少应用。推荐剂量为 1 ～ 2 g，一日 3 次。

胃肠道平滑肌高选择性 L 型钙离子通道阻滞剂匹维溴铵，可通过抑制肠平滑肌的高反应性，缓解 IBS 患者的腹痛、腹泻及便秘，特别是交替出现的腹泻和便秘症状。奥替溴铵是另一种同类药物，能改善患者的腹痛、腹胀，提高痛阈。奥替溴铵 40 mg，一日 3 次，治疗 4 周后较安慰剂组可显著地改善 IBS 患者腹痛及腹胀等症状，明显提高直肠扩张引起的痛阈。

(2) 止泻剂：胆酸结合剂考来烯胺和胆盐结合，不吸收，可缓解腹泻。由于其口感较差，患者依从性较低，仅作为治疗腹泻型 IBS 的后备药物，对腹痛或腹胀症状仍需其他药物控制。临床推荐考来烯胺 4 g，每日 4 次，口服。

(3)5-HT$_3$ 受体拮抗剂：5-HT$_3$ 受体可介导感觉传入纤维的快速活化，增强神经介导的胃肠道的运动与分泌，引起内脏痛觉刺激，导致腹痛。5-HT$_3$ 受体拮抗剂能够减慢结肠转运时间，增加结直肠顺应性，提高结直肠扩张时的痛阈，增加小肠对水、电解质的吸收。

5-HT$_3$ 受体拮抗剂的代表药物主要是阿洛司琼，对非便秘型 IBS 患者能有效地缓解腹痛、腹胀及排便急迫感的症状，减少排便次数，改善粪便性状。阿洛司琼可以通过调节肠道感受信息的激发、传递及处理过程，减轻腹痛，同时，通过内源性感觉神经元，调节肠管的蠕动及肠道的分泌功能。阿洛司琼能减慢正常人结肠转运时间，提高结肠顺应性，提高结肠痛阈。阿洛司琼使空肠对液体的吸收量增加 34%，尤其对是 Na^+ 的吸收，从而改善腹泻型 IBS 患者的排便急迫感并使粪便成形。

多项研究显示，阿洛司琼对缓解腹痛、腹部不适的疗效，仅在女性腹泻型 IBS 患者中得到证实，男性患者服用任何剂量均未获得疗效。有认为在直肠扩张时，血 - 脑灌注模式的不同，对肠腔扩张的动力改变及敏感性的不同，可能是阿洛司琼在男性与女性中疗效差异的生理学基础。

阿洛司琼在老年人与青年人中的安全性相似，但不能除外某些老年患者由于敏感性增强而产生的副作用。阿洛司琼最常见的副作用是与剂量相关的便秘与头痛，以女性多见。有 25% ～ 30% 的患者在用药后出现便秘，多数为轻 - 中等程度便秘，但有自限性。9% 的患者需停止治疗，而大部分患者能够恢复排便，并继续接受治疗。较罕见的不良事件为急性缺血性结肠炎，组织学检查证实为大肠杆菌 O157:H7 感染引起的，目前两者的因果关系尚未确定。患者可能出现直肠出血或腹痛突然加重。有 0.1% ～ 1.0% 的患者可能发生急性缺血性结肠炎。已报道的发生急性缺血性结肠炎的病例可在数天或数周后痊愈，未发现有后遗症。急性缺血性结肠炎发病的危险因素尚未确定。由于缺血性结肠炎与严重的便秘等副作用，曾经导致阿洛司琼退出市场，但后又重新在美国上市。一项 48 周的临床试验显示，阿洛司琼在严格限制适应证的情况下是安全、有效的药物。

2. 便秘的治疗

(1) 缓泻剂：对于饮食治疗无效的便秘型 IBS 患者可应用缓泻剂，如乳果糖。缓泻剂的应用原则为小剂量、规则使用，不应大剂量间歇性使用，大剂量缓泻剂易导致患者难以预料的反应，难以改善患者的排便习惯。

(2) 导泻剂：应用刺激性导泻剂如酚酞、番泻叶存在潜在水电解质失衡的可能，长期服用对结肠肌神经丛有损害作用，故对便秘患者不应长期应用。推荐应用渗透性泻剂和容积性泻剂。

(3) 促动力药：西沙必利及莫沙必利等可能对便秘有效，但效果不肯定。甲氧氯普胺及多潘立酮对便秘无效。

马来酸替加色罗是一种新型的高度选择性的 5-HT$_4$ 受体部分激动剂，对 5-HT$_4$ 受体有高度亲和力。马来酸替加色罗 2 mg，一日 2 次，1 周后即能明显加速小肠转运及近端结肠排空。2 mg 或 6 mg，2 次 / 天，能显著缓解便秘型 IBS 患者腹痛、腹胀及便秘。一项马来酸替加色罗 III 期临床试验结果显示，799 例便秘型 IBS 患者服用马来酸替加色罗 12 mg/d，3 个月后治疗组患者腹痛、腹胀及腹部不适等症状均较安慰剂组显著改善，排便次数增加，粪便性状改善。马来酸替加色罗还能显著提高患者的 SGA-GI、SGA-AD 评分，从而改善患者的生活质量。

2007 年，由于有应用马来酸替加色罗后出现有心脑血管等严重的不良事件，美国 FDA 及中国 FSDA 先后宣布停止该药的临床使用。

3. 腹痛的治疗

(1) 解痉剂：可缓解腹痛，是治疗 IBS 的最常用药物，但此类药物仅对部分 IBS 患者有效。

如具有松弛平滑肌作用的美贝维林、具有抗胆碱能作用的双环维林及东莨菪碱等，可对症状间歇性发作或不稳定的 IBS 患者间歇用药，对难治性 IBS 患者需两种以上的解痉药联合使用。

胃 - 结肠反射亢进可导致部分 IBS 患者进食后引起腹痛或有排便感，由于胃 - 结肠反射部分是由胆碱能神经递质所介导，因此，抗胆碱能药物可部分缓解患者的餐后腹痛。对伴有腹痛症状的 IBS 患者，于进食前 30 ～ 60 分钟服用抗胆碱能药物，能够有效地降低胃 - 结肠反射，缓解腹痛。解痉剂包括东莨菪碱 10 ～ 20 mg，2 次 / 日；颠茄 0.2 ～ 0.75 ml，一日 4 次；盐酸双环维林 20 ～ 40 mg，一日 4 次；丙胺太林 7.5 ～ 15 mg，一日 4 次。新近国外上市硫酸莨菪碱 (NulevTM) 的新剂型，每片 0.125 mg，只需含服，数秒钟即可分解吸收，起效快可随时服用。目前对抗胆碱能药物的临床应用受限，主要是由于此类药物在缓解腹痛的同时，引起阿托品样副作用，如口干、复视及尿潴留等。

(2) 抗抑郁药：抗抑郁药不仅能改善 IBS 患者的情绪，还能缓解患者的肠道症状，特别是三环类抗抑郁药具有缓解 IBS 患者慢性疼痛的治疗作用。由于低剂量的抗抑郁药起效较快，而被接受用于对 IBS 的治疗。一般认为，以三环类抗抑郁药阿米替林 10 ～ 25 mg 每晚顿服作为起始剂量，之后每周逐渐加大剂量，最大可达 150 mg 每晚顿服。对于慢性疼痛的 IBS 患者，尽管没有明显的抑郁状态，也可小剂量应用抗抑郁药。两项大规模研究显示，曲米帕明能减轻 IBS 患者的腹痛、恶心及抑郁症状，但不影响排便次数。去郁敏不仅可改善 IBS 患者的腹痛症状，还可以缓解患者的腹泻症状。去甲替林与氟奋乃静联合应用亦可以减轻患者的腹痛及腹泻症状。阿米替林的抗胆碱能副作用较多，去郁敏抗胆碱能副作用较少。

此外，亦可选用抗抑郁药如氟西汀或帕罗西汀等选择性 5-HT 再摄取抑制剂，若抗抑郁治疗有效，则应持续 3 ～ 12 个月，但临床应用经验尚少，副作用较三环类少。

IBS 患者常常反感医生对其使用抗抑郁药，因为患者认为服用此类药物，说明医生认为自己患有抑郁症而导致患者的依从性差。由于患者难以耐受抗抑郁药最初的副作用，没有耐心等待抗抑郁药疗效的出现。因此，使用抗抑郁药前应对患者进行充分的解释，使患者理解用药意图而配合治疗。

(3) 抗焦虑药：有对照研究显示，单独应用地西泮 2 mg，一日 3 次；单独应用奥替溴铵 40 mg，一日 3 次及地西泮与奥替溴铵联合应用，比较其对 IBS 的疗效，3 个月疗程结束后的结果表明，联合用药组肠道症状及焦虑症状的疗效最佳。因此，对伴有严重焦虑状态的 IBS 患者，应选择应用抗焦虑药配合治疗。

(4) 调节内脏感觉的药物：人体痛觉神经通路复杂，包括一系列神经递质和神经肽如 P 物质、钙调节基因肽和 5-HT 等。调节内脏感觉的药物具有减慢直肠传入神经的传导率、提高结直肠扩张时疼痛阈值的作用。某些 5-HT$_4$ 受体部分激动剂 (如马来酸替加色罗) 除具有促动力作用外，同时能还可改善 IBS 患者的内脏敏感性。

4. 其他药物

IBS 患者的某些症状与小肠细菌过度生长引起的临床表现相似，提示两者之间可能存在一定的关系。目前，小肠细菌过度生长作为 IBS 的病因仍然是有争议的，抗生素的治疗 IBS 仅能提供短时期的疗效，并存在发生难辨梭菌感染、过敏及细菌耐药等风险。应用微生态制剂的治疗 IBS 试验结果令人鼓舞，如婴儿双歧杆菌可改善临床症状。但作为 IBS 常规治疗方案，仍需要有更多的临床试验验证。

（五）非药物治疗

1. 心理治疗

心理治疗是对患者潜在心理矛盾及情绪障碍所导致症状的治疗手段，主要是使患者缓解精神紧张和改善情绪。有研究发现，心理治疗较单独药物治疗能显著地改善患者的腹痛及肠道功能紊乱。患者的腹泻、疼痛，及与IBS相关的精神症状对心理治疗的反应较好，心理治疗对持续性腹痛患者的疗效通常不佳。

2. 催眠疗法

催眠疗法是一种使患者对医生的暗示高度注意，自愿听从其指令的状态。催眠疗法能使"迷睡"期患者将其精力集中于特定的心理机制中，这并不是人们所认为的在意识控制之下。而是一种特异性的"肠道"催眠。与心理治疗比较，对改善IBS患者的腹痛、排便习惯及腹胀症状，催眠疗法优于心理治疗。催眠疗法对症状不典型、老年及严重精神紊乱的患者疗效不佳。催眠治疗亦有助于改善患者胃肠外症状，提高生活质量。目前催眠疗法IBS的疗效仍存在争议，但亦有人认为催眠疗法较有前途，尤其是对那些经传统治疗无效的IBS患者有较为持久、巩固的疗效。

3. 生物反馈治疗

生物反馈治疗是应用视觉或听觉方法，教育患者改变其生理反应。生物反馈治疗能显著改善IBS患者的肠道症状，提高患者的整体生活质量。

4. 行为认知疗法

行为认知疗法是对患者当前的心理状况及行为模式处理，而并非过多的关注其过去的经历。有研究认为，传统药物治疗与行为认知疗法的疗效并无显著差异。

过去二十年的临床实践证明，非药物治疗对部分IBS患者是有效的，由于临床试验病例数较少，缺乏对照研究，因而，对其治疗价值尚有待进一步观察。一般认为，大多数的IBS患者对常规药物治疗是有效的，而心理治疗是一种耗时、费力的治疗方法，对大多数IBS患者而言较不方便。但是，对于那些用常规药物治疗无效或反复发作的IBS患者仍有试用价值。

第三节　功能性腹泻

功能性腹泻指无任何细菌、病毒感染的腹泻，一般由胃肠功能过强（胃肠揉动过快）引起，本病是一种表现为不伴腹痛，持续性或复发性解软便、水样便的病症。按之有硬块，空腹症状加重。

一、流行病学

腹泻尚无权威性的流行病学资料，多数流行病学研究未将功能性腹泻与腹泻型肠易激综合征加以区分，因此，功能性腹泻的确切发病率仍不可知。在明尼苏达居民中非特异性腹泻的发生率为9.6%，而美国为4.8%。对功能性腹泻的病程与发作率没有确切的研究数据。

英格兰 Bristol 地区曾对当地居民针对粪便性状进行了流行病学调查，将连续 3 次排不成形便定义为功能性腹泻。根据这样的诊断标准调查发现，功能性腹泻更多见于 50 岁及 50 岁以上的妇女，其发病率达到 3.1%，而 50 岁以下妇女的发病率为 1.7%。由于 50 岁恰好是该地区的女性绝经年龄，因此，推测激素水平的变化可能是引起女性功能性腹泻的危险因素之一。

二、发病机制与病理生理学

目前，对功能性腹泻发病机制的研究较少，饮食中一些不易吸收的碳水化合物，可能诱发患者腹泻。乳糖不耐受患者食用乳糖、"无糖"饮食中的果糖、山梨醇及甘露醇等都会导致腹泻。酒精可使小肠水、钠吸收障碍而引起腹泻。

肠道转运时间决定了粪便性状，真性腹泻患者最重要的病理生理学异常改变为肠道转运时间加快，功能性腹泻患者重要的病理生理学异常，究竟是发生在小肠还是在结肠，是肠道动力异常还是敏感性改变尚不明确。IBS 患者结肠转运时间的加快与小肠转运加快有关。小肠转运加快可使更多的未得到完全消化的食物残渣进入结肠，而未完全消化的食物中含有短链碳水化合物和肽链，在被肠道菌群分解为短链脂肪酸前渗透活性很强，使肠腔内水分增多。小肠转运加快也使更多具有分泌效应的产物，如长链脂肪酸、双羟基胆酸等进入结肠，产生缓泻效应。

排便频率与结肠转运间不存在必然相关性，假性腹泻的发生更多是由于直肠敏感性增高。直肠敏感性增高的 IBS 患者无论是否有腹泻均表现为频繁的排便意图，排便频率通常与高敏感性膀胱引起的排尿频率增加有关。直肠敏感性可以通过催眠疗法得以改善，表明精神因素在发病中也有一定作用。

众所周知，急性焦虑往往可以导致腹泻，多数健康人群，尤其是年轻女性在应激状态下会影响排便习惯，但其发病机制目前仍未明确。情绪变化有促结肠动力的作用，但这种现象在正常人与腹泻患者中并无差异。相对于 IBS 而言，对功能性腹泻与慢性焦虑及应激状态的相关性研究仍然较少。

三、临床表现

功能性腹泻较其他功能性肠病相对较难识别，病史与体格检查对诊断很重要。在做出功能性腹泻诊断之前，首先要排除肠道器质性疾病。功能性腹泻患者常表现为不伴有腹痛或腹部不适的少量多次的排便，但需要与"假性腹泻"相鉴别，"假性腹泻"表现为排便次数多、伴排便急迫感，但每次都排成形便。

体格检查将能发现贫血与营养不良。年轻患者触有腹部包块者提示克罗恩病的可能性，老年患者触有腹块则不能排除肿瘤的诊断。直肠指检、结肠镜及活检检查可以帮助排除结肠腺瘤、炎症性肠病 (IBD) 及各种非特异性结肠炎等。如果血液学检查或粪便检查有异常发现，则需要进一步做相关检查。

对功能性腹泻的预后目前尚缺乏很好的研究，通常认为功能性腹泻是自限性过程。一项在 17 例患者中进行的研究显示，慢性功能性腹泻可在 7 ～ 31 个月内得到缓解。

四、实验室及辅助检查

对疑为腹泻患者应该进行血常规、血沉 (ESR) 及 C- 反应蛋白 (CRP) 检查。血清铁蛋白与叶酸的测定可帮助与小肠吸收不良相鉴别。若高度怀疑 IBD 或小肠吸收不良者，则应进行胃肠道的影像学检查。对严重水样泻患者需排除内分泌疾病引起的腹泻，如 VIP 和 5-HIAA 等。

五、诊断

(一) 诊断标准

大多数功能性腹泻患者将排松散便或水样便认为是腹泻，但也部分患者将排便次数增加或排便急迫感主诉为腹泻，因此，应根据患者的病史与体格检查的结果进行诊断。肠道转运的加快将导致粪便中水分含量的增加，因此，粪便性状能够很好地反映肠道的转运时间。一般情况下粪便成形程度对排便习惯有很重要大的影响，由于肠道很难保留水样的粪便，当水样便接触到直肠时易引起强烈的排便急迫感，但仅是排便急迫感并不能提示为腹泻，并且，排便频率与肠道转运时间不相关。因此，腹泻应依据粪便的性状，而不是排便频率。具有腹泻与便秘交替的病史，通常提示功能性疾病，应建议患者记录排便频率及大便性状，有助于与假性腹泻的鉴别。

功能性腹泻的罗马III诊断标准 ≥ 75% 的排便为不伴腹痛或腹部不适的松散便或水样便，每个月症状至少发作 3 天。

(二) 鉴别诊断

腹泻仅是一种非特异性的肠道症状，引起腹泻的病因很多。功能性腹泻须与肠道器质性疾病，如肠道感染性疾病 (慢性细菌性痢疾、肠结核、寄生虫感染性腹泻等)、IBD、放射性肠炎、结肠肿瘤、小肠吸收不良及肠血管活性肠肽瘤等引起的腹泻相鉴别。结肠镜、血液生化等相关检查可明确诊断。

六、治疗

对功能性腹泻患者应实施个体化的治疗方案，对由于应激事件引起的腹泻患者，对其进行详细的病情解释，可缓解患者的焦虑情绪。

详细询问患者的饮食习惯，面食、乳制品、柑橘类水果、蛋类、洋葱、咖啡因及酒精等均可能引发功能性腹泻患者症状。因此，限制这些食物将有助于缓解患者的腹泻症状。

若改变生活方式无效，国外多尝试应用考来烯胺治疗，但由于副作用而使其治疗依从性较差。经验性抗腹泻治疗通常有效，但患者往往由于出现硬便导致腹痛及腹胀，而中断治疗。常用的抗腹泻药物有洛哌丁胺和地芬诺酯，此类药物通过与阿片受体结合，阻止胆碱能神经末梢释放乙酰胆碱，而发挥抗腹泻作用。洛哌丁胺还有非阿片样作用，可抑制钙调蛋白和阻滞钙离子通道，达到止泻目的。洛哌丁胺在进食或参加社会活动前预防性给药疗效较好，阿洛司琼在正常人中能够减慢肠道的转运，减弱胃 - 结肠反射改善腹泻症状，目前仅用于腹泻型 IBS。

第四节 功能性便秘

便秘是一个常见的临床症状，表现为粪便干结，排便困难、粪便重量和次数减少。随着社会的老龄化、现代生活节奏和饮食习惯的改变、疾病谱的变化等对疾病的影响，便秘已成为影响现代人生活质量的重要因素之一，而且与大肠癌发病关系密切。便秘，可由许多原因引起如神经源性，全身疾病等，称继发性便秘。如便秘不存在引起便秘的器质性病变称功能性便秘，以往曾认为是单纯性便秘、习惯性便秘或特发性便秘等。便秘患者滥用泻剂导致的泻剂性肠病和结肠黑变病已引起大家的关注，因为结肠黑变病与结肠癌有关，因此功能性便秘的治疗越来越受到重视。

一、流行病学

根据人口统计学、样本量及便秘定义进行调查，便秘的发病率最高可达27%。便秘在女性中更为常见，发病率随年龄增长而增高，但排便次数的减少与年龄的增长无关。

二、病因和发病机制

便秘的分类按有无器质性病变可分为器质性和功能性便秘，按病程或起病方式可分为急性和慢性便秘，一般认为，便秘时间大于12周为慢性便秘。便秘的病因列于表4-1。

表 4-1 便秘的常见病因分类

功能性疾病	炎症性肠病
功能性便秘	各种原因引起肠腔狭窄、梗阻
功能性排便障碍	系统性疾病
便秘型肠易激综合征	内分泌疾病：甲状腺功能减退、糖尿病等
动力障碍性疾病	风湿免疫性疾病、淀粉样变性
肠道神经/肌肉病变	脊髓损伤、帕金森病
先天性巨结肠	药物因素
器质性疾病	阿片制剂、精神类药、抗惊厥药、钙通道阻滞剂、
肿瘤	抗胆碱能药

由于病因的不同，便秘的发病机制也有所不同。

(一) 结肠肛门疾病

1. 先天性疾病，如先天性巨结肠。

2. 肠腔狭窄，如炎症性肠病、外伤后期及肠吻合术后的狭窄，肿瘤及其转移所致肠狭窄。

3. 出口性梗阻，如盆底失弛缓症、直肠内折叠、会阴下降、直肠前突等。

4. 肛管及肛周疾病，如肛裂、痔等。

5. 其他，如肠易激综合征。

(二) 肠外疾病

1. 神经与精神疾病，如脑梗死、脑萎缩、截瘫、抑郁症、厌食症等。

2. 内分泌与代谢病，如甲状腺功能低下、糖尿病、铅中毒、维生素 B_1 缺乏。

3. 盆腔病，如子宫内膜异位症等。

4. 药源性疾病，如刺激性泻药 (酚酞、大黄、番泻叶) 长期大量服用可引起继发性便秘，麻醉药 (吗啡类)、抗胆碱药、钙通道阻滞剂、抗抑郁药等可引起肠应激下降。

5. 肌病，如皮肌炎、硬皮病等。

(三) 不良生活习惯

1. 食量过少、食物精细、食物热量过高、蔬菜水果少、饮水少，对肠道刺激不足。

2. 运动少、久坐、卧床，使肠动力减弱。

3. 不良的排便习惯。

（四）社会与心理因素

1. 人际关系紧张、家庭不和睦、心情长期处于压抑状态，都可使自主神经紊乱，引起肠蠕动抑制或亢进。

2. 生活规律改变，如外出旅游、住院、突发事件影响，都可导致排便规律改变。

三、临床表现

（一）症状

功能性便秘患者主要表现为排便次数减少，伴有排便费力及排便不尽感。医生要真正理解患者对便秘的描述。不同的便秘表现往往提示不同的疾病诊断，如需要手法协助排便，排便费力但排软便者，通常提示有肛门直肠功能障碍。医生应该对患者进行直肠检查，以发现是否有直肠狭窄、直肠脱垂及肿块等。

功能性便秘依据其病理生理学机制可进行临床分型：

(1) 慢传输型：主要表现为结肠转运时间延长，约占功能性便秘的 45.5%。

(2) 出口梗阻型：动力学表现为肛门直肠功能障碍，多见于老年及妇女。临床表现为有便意但排便费力，通常排成形软便。

(3) 混合型：多数慢传输型便秘患者伴有出口梗阻。

（二）体征

功能性便秘患者缺乏特异性体征，可伴有腹部压痛、肠鸣等非特异性的临床表现。

四、实验室及辅助检查

功能性便秘患者可以应用纤维素治疗试验，对补充纤维素不能缓解或便秘加重者，则需进行全肠道转运时间测定，以了解是否存在肛门直肠功能障碍或结肠转运时间延长。采用不透 X 线标志物测定结肠转运时间，是一项价廉、操作简单、安全的检查方法，标志物停留在近端横结肠提示存在结肠动力障碍，若停留在乙状结肠则提示存在肛门直肠功能障碍。

若患者的症状及结肠转运时间检测均提示有肛门直肠功能障碍，则可行排粪造影检查，以明确是否是由于解剖结构的异常而导致便秘，如肠套叠及直肠膨出。直肠压力测定，气囊扩张和肌电图检查可帮助确定是否由于盆底肌功能失调引起的便秘。

实验室检查通常对诊断功能性便秘意义不大，内镜检查并不是诊断功能性便秘所必需的，但对 50 岁以上、有报警征象及有结肠肿瘤家族史的患者，则有必要进行内镜检查。

五、诊断

（一）诊断标准

功能性便秘的诊断首先需了解导致便秘的病因，以下这些因素可引发或加重便秘：①患者总体状况较差；②某些药物的应用（阿片制剂、精神疾病用药、抗惊厥药、钙离子通道阻滞剂、抗胆碱能药物、多巴胺能药物及胆酸结合药物等）；③精神状态（抑郁、精神压抑）；④低纤维饮食；⑤全身性疾病（糖尿病、甲状腺功能减退、假性肠梗阻等）。对功能性便秘进行诊断时需要排除以上因素引起的便秘，确定导致患者便秘主要的病理生理学异常，使患者能够得到合理的治疗，并获得理想的疗效。

罗马Ⅲ诊断标准：

1. 每个月至少有 3 天发生症状，并伴有下列中的两项或两项以上

(1) ≥ 25% 的时间存在排便费力。

(2) ≥ 25% 的时间存在块状便或者是硬便。

(3) ≥ 25% 的时间有排便不尽感症状。

(4) ≥ 25% 的排便时有肛直肠梗阻感 / 阻塞感。

(5) ≥ 25% 的时间需要手法协助排便。

(6) 每周排便少于 3 次。

2. 不用缓泻剂的情况下基本不排松散便。

3. 没有充分的依据诊断 IBS。

在功能性便秘的罗马Ⅲ诊断标准中，为使功能性便秘的诊断标准与其他功能性肠病的诊断标准一致，将罗马Ⅱ标准中的时间界定 "＞ 25%" 的标准，改变为 "≥ 25%"；将 "不用通便药就几乎没有松散大便" 的这部分患者，重新纳入了功能性便秘诊断中。

（二）鉴别诊断

功能性便秘需与便秘型 IBS 相鉴别，便秘型 IBS 患者须伴有腹痛或腹部不适的便秘，而功能性便秘患者则无腹痛表现。某些肠道器质性疾病及内分泌代谢疾病患者也可能表现有便秘症状，如结肠肿瘤、肠梗阻、肛周脓肿和溃疡、甲状腺功能亢进、糖尿病并发神经病变、硬皮病等。应进行相应的检查给予鉴别。

六、治疗

由于功能性便秘发病具有不同的病理生理学机制，因此，应根据导致便秘的病理生理学机制和患者便秘症状的严重程度制订患者的治疗方案。

对伴有心理障碍的功能性便秘患者（如担心 2 ～ 3 天排一次便会对身体有害的患者），医生需反复的给予耐心解释，进行心理行为的干预治疗，纠正患者的抑郁和（或）焦虑状态，从而改善便秘症状。

建议患者合理饮食，适当增加水的摄入。进行适当、规律的体育锻炼。尽管增加水的摄入及加强体育锻炼的疗效尚未被研究证实，但对部分功能性便秘患者是有效的。应停用或减少易引起便秘的药物。

便秘患者需要较正常人更多的膳食纤维量，增加膳食纤维的摄入可加快轻、中度功能性便秘患者的肠道转运，增加排便次数，软化大便。但是，纤维素易引起腹胀的副作用降低了患者的对纤维素治疗的依从性。

经过饮食治疗无效者可采用药物治疗。刺激性泻剂短期疗效明显，但停药后往往引起继发性便秘，长期疗效及其安全性目前亦缺乏有安慰剂对照的临床试验验证。长期服用含蒽醌类成分的刺激性泻剂，可导致结肠色素沉着症（结肠黑变病）。膨胀性缓泻剂（如车前子、甲基纤维素、聚卡波非钙）在临床上也已广泛应用。目前临床较为常用的渗透性缓泻剂（乳果糖、山梨醇等）可通过改变肠腔渗透压，增加肠腔容积而刺激排便，对轻、中度便秘患者有效，而对重度便秘患者的疗效尚不理想，其主要的副作用为是肠痉挛与腹部胀气。磷酸钠等含盐缓泻剂也是通过改变肠腔渗透压而刺激排便的，但这类药物应用不当可导致电解质紊乱。聚乙二醇是一种新型

的缓泻剂，是一种长链高分子聚合物，进入肠腔后通过分子中氢键结合肠腔内水分子，使粪便含水量增加，使粪便软化而缓解便秘。聚乙二醇在肠腔内不被分解与吸收，含钠量低，不易导致电解质紊乱，不影响脂溶性维生素的吸收。

微生态制剂在肠道繁殖后产生乳酸和醋酸而促进肠蠕动，但其疗效尚需要进一步的临床试验验证。

严重的慢传输型功能性便秘患者可采用左半结肠或全结肠切除术。出口梗阻型患者手术目的是矫正排便，减弱排便时肛管阻力，但应严格掌握手术适应证。

第五节 功能性腹痛

功能性腹痛 (FAPS) 是一种以定位于腹部的疼痛为特征的功能障碍性疾病，临床上缺乏解释这种症状的形态学和生理学改变的基础，可能与内脏痛觉敏感性的改变有关。由于诊断困难和相关资料较少，关于 FAPS 的患病率罕见报道。通常认为，FAPS 比功能性消化不良或肠易激综合征都要少见。有报道认为，FAPS 在北美的患病率在 0.5% ～ 2% 之间。该病多见于 40 ～ 50 岁人群，女性与男性的患病比例约为 3 ∶ 2。

一、流行病学

功能性腹痛尚缺乏特异性的诊断方法，由于在临床上对功能性腹痛的认识不够，因此，对功能性腹痛的发病率并不完全明了。但一般认为功能性腹痛的发病率是仅次于 IBS 及 FD 的功能性胃肠病。北美地区报道的发病率为 0.5% ～ 2.0%，女性中更为常见，男、女为 3 ∶ 2，40 岁为发病高峰。我国目前尚无功能性腹痛发病率的报道。

二、发病机制

功能性腹痛病因复杂，与胃肠功能紊乱关系较小，可能由多种因素影响了中枢神经系统对肠道正常生理功能的调控，使正常肠道产生感觉异常而导致腹痛。

功能性腹痛与急性腹痛、胃肠道功能紊乱所导致的腹痛有明显的不同。后者是由于组织损伤、胃肠道动力或敏感性改变而产生内脏刺激，引起腹痛。而功能性腹痛患者的疼痛症状呈持续性、与生理行为无关，低剂量三环类抗抑郁药物能够缓解功能性腹痛患者的疼痛症状，提示中枢性神经病痛可能是功能性腹痛疼痛发生的病理生理学机制。功能性腹痛常见的共病精神疾患 (焦虑，抑郁或躯体化障碍) 及慢性疼痛多发生在抑郁症患者，提示中枢神经系统在疼痛调节中的重要作用。周围神经系统对激发或维持慢性疼痛也有一定作用，下传性疼痛调节系统 (阿片能、5- 羟色胺能和去甲肾上腺能通路) 起源于特殊的脑干区域，调节脊髓兴奋性。目前推测各种不同的慢性疼痛症状，包括纤维肌痛综合征及功能性腹痛，可能与内源性疼痛抑制系统异常、下行抑化系统及抑制系统的失衡有关。功能性脑影像学研究发现，产生神经生物物质的额皮质区、边缘叶区和脑干区与功能性腹痛患者症状感觉认知有关。有研究数据显示，结肠重复气囊扩张可使正常人一过性疼痛敏感性增高，而功能性腹痛患者对气囊扩张的反应更为明显。

功能性腹痛与多种精神或心理疾病存在密切关系，临床研究数据显示，童年的不良生活事件和一些心理社会应激因素，可使功能性胃肠病患者疼痛症状的发生率增加。遗传因素、脆弱性格及成年后的应激事件将在一定程度上影响内源性疼痛调节系统，并由此导致功能性腹痛的发生与发展。功能性腹痛患者与正常人群对照研究已证实，慢性腹部疼痛与焦虑抑郁有关，特异性焦虑较普通焦虑对疼痛有更直接的影响。功能性腹痛患者常伴有躯体性疾患（躯体化障碍、转化症、疑病症）的表现。30% 的躯体化障碍患者伴有腹痛症状，仅次于头痛与背部疼痛。

三、临床表现

（一）症状

功能性腹痛患者对疼痛的描述往往带有强烈的感情色彩，疼痛呈持续性，与生理活动（进食与排便）无关，疼痛累及的范围较大，没有确切压痛点，患者常常在腹部划出一片疼痛区域而并非一点。符合诊断标准的功能性腹痛患者，其疼痛行为病史较长，症状与心理、社会因素相关，临床检查通常不能发现能够解释这种疼痛的疾病。

很多疾病都会产生慢性腹痛症状，因此，对慢性腹痛患者应该意识到引起腹痛症状疾病的鉴别诊断。功能性腹痛的诊断缺乏客观诊断标准，诊断与治疗通常是经验性的。

1. 心理、因素的评估

对功能性腹痛患者应进行心理、社会因素的评估，了解患者的主诉症状及症状相关性行为：①通过语言或非语言的方法表达不同程度的疼痛，当患者专注于其他事情时疼痛将有所减弱，而当与患者讨论其心理痛苦或者医生进行体检时其症状加重；②患者主诉症状的剧烈程度与临床及实验室检查不相符；③患者缩小或否认心理 - 社会因素及抑郁或焦虑引起疼痛的证据；④患者要求进行诊断性检查，甚至要求剖腹探查手术以证实病变是"器质性的"；⑤追求症状的完全缓解；⑥经常去医院就诊；⑦对自我调节治疗的反应有限，而对通过医生的治疗缓解症状，抱以很高的期望；⑧当经多种治疗后，希望应用麻醉药物镇痛。

2. 问诊及体格检查

通过询问一些简单的问题和进行详细的检查，医生可以有效评价功能性腹痛患者的临床特征，发现与疾病有关的心理、社会因素，对患者进行症状相关性行为的评估。

（二）体征

功能性腹痛患者多无明显的体征，无固定压痛点。行腹部体格检查时患者表现出"闭眼征"，一般急性腹痛患者在腹部触诊时，往往因疼痛或恐惧而睁大双眼，而功能性腹痛患者则以闭眼表示疼痛。

四、诊断

（一）诊断标准

功能性肠病患者的腹痛或不适等症状与进食、排便相关，而功能性腹痛患者的腹痛症状与进食、排便等胃肠生理活动无关。因此，罗马Ⅲ标准将功能性腹痛从功能性肠病中单独列开，成为新的分类 D，功能性腹痛现在成为功能性胃肠疾病分类中的独立疾病。

罗马Ⅲ诊断标准 必须包括以下所有项目：①持续或者基本持续腹痛；②与生理行为（进餐、排便或者月经）无关或者基本无关；③日常活动能力部分丧失；④疼痛不是伪装的（如诈病）；⑤不满足其他能解释疼痛的胃肠道功能性疾病。在诊断前至少发病 6 个月，症状至少满足诊断标准 3 个月。

（二）鉴别诊断

功能性腹痛患者的疼痛需与 IBS、FD 等功能性胃肠病相鉴别，IBS 患者的腹痛部位多位于下腹部，而 FD 多为中上腹疼痛，其疼痛多为间歇性反复发作，而功能性腹痛患者的疼痛往往呈持续性；其他功能性胃肠病的发作及其缓解多与进食、排便等生理行为有关，而功能性腹痛患者的疼痛与胃肠道的生理活动无关。

功能性腹痛除需与其他伴有疼痛的功能性胃肠病相鉴别以外，更应注意与以疼痛为主要表现的胃肠道器质性疾病相鉴别。功能性腹痛的病程通常较长，患者对疼痛的描述多带有感情色彩，疼痛部位弥散，可伴有躯体化症状。而器质性疾病的病程通常较短，疼痛性质明确，部位精确。"闭眼征"对两者的鉴别有一定意义。如果功能性腹痛患者出现发热、贫血、腹块及体重下降等"报警征象"时，应及时进行结肠镜，腹部超声等相关的检查，以排除器质性疾病。

五、治疗

相对于 IBS 的治疗而言，由于功能性腹痛缺乏严格设计的临床试验的循证医学依据，在临床上常采用经验性治疗。治疗原则包括建立良好医患关系、常规治疗及制订个体化治疗方案等。构建良好的医患关系的相关因素包括医生对患者的关注、患者的受教育程度、患者的病情、医生使患者确信病情的良性本质及与患者交流治疗方案等。在开始抗抑郁等特殊治疗之前，首先应考虑制订治疗目标、帮助患者提高应答能力，根据症状的严重程度与功能障碍程度制订治疗计划等，对特定的、症状顽固的患者应考虑是否送至专业的精神疾病中心或是多学科疼痛治疗中心。

（一）药物治疗

抗抑郁药物，特别是低剂量的三环类药物 (TCAs) 可有效治疗慢性疼痛和伴有疼痛的功能性胃肠病，如 IBS。抗抑郁药物通过直接的止痛作用及其抗抑郁作用，对功能性腹痛也可能有效，但其疗效目前尚缺少对照临床试验研究数据的支持。在对慢性疼痛的治疗中三环类药物较之选择性 5- 羟色胺再摄取抑制剂更为有效。新型的联合 5- 羟色胺及去甲肾上腺素能再摄取激动剂的药物 (SNRIs)，如文拉法辛和度洛西汀不仅对躯体疼痛有效，也能改善功能性腹痛患者的疼痛症状。选择性 5- 羟色胺再摄取抑制剂与去甲肾上腺素能再摄取激动剂对伴有抑郁与焦虑的患者均有效。大多数阿司匹林与 NSAIDs 等镇痛药物的疗效有限，可能与这类药物作用于外周有关。由于易成瘾性应避免应用麻醉性镇痛药。抗惊厥药物用于慢性疼痛综合征患者的治疗，如慢性神经病性疼痛，由于副作用小，可替代三环类药物。这类药物包括加巴喷丁、卡马西平和拉莫三嗪等，目前尚无对慢性腹痛或功能性腹痛患者的疗效评估资料，由于副作用相对较小、没有成瘾性，可阻断疼痛与抑郁间的恶性循环，故仍可作为某些顽固性疼痛患者的联合用药。

（二）心理治疗

尽管没有特异性针对成人功能性腹痛患者的心理治疗研究，但心理治疗对伴有疼痛的功能性胃肠病患者的治疗是有效的。干预措施包括认知 - 行为治疗、互动式心理治疗、催眠疗法及应激治疗。疼痛治疗中心的多学科治疗方案是针对难治性慢性疼痛引起日常生活能力丧失的最有效的措施。尽管心理治疗能改善患者的情绪、应对能力、生活质量及降低医疗支出，但对内脏或躯体疼痛无明显效果，因此心理治疗常常需联合对症治疗。

（三）补充治疗

补充治疗和替代治疗，如脊椎推拿术、按摩及针灸等通常用于包括功能性腹痛的慢性疼痛的患者，尽管有研究认为这些疗法的疗效有限。经皮电神经刺激对功能性腹痛疗效可疑。腹腔镜下松解术对外科手术后粘连引起的腹痛的疗效可能是安慰剂效应。

第五章 消化内镜的临床应用

第一节 消化内镜的发展史及启用领域

消化内镜的发明和临床应用是近代胃肠病学发展史上的重大突破。经过一个多世纪的发展，消化内镜从单纯诊断的初期阶段，发展为集诊断、治疗于一体的微创介入技术的高级阶段。各种新型、功能各异的应用于上消化道、下消化道、胆道的具有放大、超声等功能的电子内镜及胶囊内镜的不断推出，显著提高了消化系统疾病的诊治水平。内镜下各种诊疗技术如内镜逆行胰胆管造影术 (ERCP)、内镜乳头括约肌切开术 (EST) 等相继应用于临床，预示着内镜治疗将会有更加广阔的前景。超声内镜、内镜下黏膜切除术 (EMR)、内镜下黏膜剥离术 (ESD) 等的开展，使早期癌的内镜根治成为可能。

一、消化内镜的发展历史

自 1805 年德国的 Bozzini 首创烛光 + 铁管式的简陋内镜装置，到现在光导纤维、超大规模集成电路组成的内镜系统，消化内镜经历了硬式内镜、半软式内镜、纤维内镜 (软式内镜)、电子内镜、胶囊内镜、超声内镜的几代变革。

(一) 硬式内镜 (1805—1932 年)

1805 年，德国的 Bozzini 制造了一种以蜡烛为光源和一系列镜片组成的器具，并将此器具用于观察动物的膀胱和直肠内部结构，虽然未用于人体，但仍被誉为内镜的发明人。

1879 年，柏林泌尿外科医师 Nitze 制成了第一个含光学系统的内镜 (即膀胱镜)，其前端含一个棱镜，该内镜仅被用于泌尿系统。

1881 年，Mikulicz 和 Leiter 采用 Nitze 的硬管光学系统成功地制成了第一个适用于临床的胃镜，Mikulicz 在维也纳 Billroth 外科门诊部用该胃镜对许多患者进行了检查并获得诊断结果。1895 年，Rosenhein 研制的硬式胃镜由 3 根管子呈同心圆状设置，中心管为光学结构，第二层管腔内装上铂丝圈制的灯泡和水冷结构，外层壁上刻有刻度反映进镜深度。总而言之，早期硬式胃镜应用在弯曲多变的消化腔道中，操作困难，患者痛苦大，视野不清晰，盲区较多，使其使用价值大受限制。

(二) 半软式内镜 (1932—1957 年)

由于硬式内镜难以充分检查，半软式内镜应运而生。真正意义上的第一个半软式内镜被称为 Wolf-Schmdler 式胃镜，是由 Schindler 从 1928 年起与优秀的器械制作师 Wolf 合作开始研制并最终在 1932 年获得成功。该胃镜直径为 12 mm，长为 77 cm，光学系统由 48 个透镜组成，其特点是前端可屈性，即在胃内有一定范围的弯曲，使术者能清晰地观察胃黏膜图像，该胃镜前端有一光滑金属球，插入较方便，灯泡光亮度较强，有空气通道用以注气，近端为硬管部，有接目镜调焦。Wolf-Schindler 式胃镜的创制，开辟了胃镜检查术的新纪元。之后，武井胜、Benedict 及 Schmdler 本人等对该式胃镜进行了改造，使其功能更为齐全，更为实用。

（三）纤维内镜（1957 年至今）

1954 年，英国的 Hopkings 及 Kapany 研究了纤维的精密排列，有效地解决了纤维束的图像传递，为纤维光学的实用性奠定了基础。

1957 年，由美国人 Hirschowitz 和他的研究小组制成了世界上第一个用于检查胃、十二指肠的光导纤维内镜，从而开启了纤维光学内镜的大门，这是内镜发展过程中的一次质的飞跃。日本在 1963 年开始生产纤维胃镜。开始在原胃内照相机上安装了纤维光束，制成了带有纤维内镜的胃内照相机，后来又在纤维胃镜上加上了活检孔道，增加了纤维胃镜端部的弯曲结构，采用了导光束外接强光源的冷光技术，终于使纤维内镜进入了更为实用的阶段。20 世纪 60 年代后期，日本和美国的科学家对初期的纤维胃镜进行了多方面的改进，增强了活检和治疗管道等，同时出现前视式和斜视式内镜，可一次性检查食管、胃、十二指肠等结构。1962 年，Overhoet 首先研制出纤维结肠镜并将其应用于临床。1968 年，Muctme 首先通过纤维十二指肠乳头插管成功进行了逆行胰胆管造影。

（四）电子内镜（1983 年至今）

1983 年，美国 WelchAllyn 公司研制并宣告了电子内镜的诞生，这是内镜发展史上另一次历史性的突破。

1984 年，在日本的一次会议上，富士公司发表声明，研制出日本国内第一套电子内镜。

电子内镜主要由内镜、电视信息系统中心和电视监视器三个主要部分组成。特点为其既非通过棱镜，也非通过光导纤维传导图像，而是通过在内镜顶端被称为微型摄像机的 CCD 将光能转变为电能，由同轴电缆导出，再经视频处理器处理后将图像重建在监视器上。电子内镜的优点如下：①操作简单、灵活、方便；②患者不适感降到了最低程度，便于患者密切配合；③比纤维内镜的图像清晰，色泽逼真，分辨率更高，它可以观察到胃黏膜的微细结构，也就是说能观察到胃黏膜的最小解剖结构胃小区及胃小沟，大大提高了诊断能力；④可供多人同时观看，可以对检查过程进行录像、照相，在临床、教学和科研中发挥出巨大的优势。电子内镜的问世，给百余年来内镜的诊断和治疗开创了新的历史篇章，是消化内镜发展史上的第三个里程碑（硬式内镜 - 纤维内镜 - 电子内镜）。

（五）胶囊内镜（2001 年至今）

20 世纪 90 年代，以色列 Given 公司研制开发出一种新型的内镜 -M2 A 胶囊内镜。2001 年应用于临床，2002 年进入中国。

胶囊内镜是通过图像无线传导技术，将腔内的图像储存在随身携带的记录器中，然后导入计算机进行图像处理和分析。由于胶囊内镜的体积小（直径 10 mm、长 30 mm 的圆柱体），进入腔内时患者无痛苦，具有检查方便、无创伤、无导线、无痛苦、无交叉感染、不影响患者的正常工作等优点，从而扩展了消化道检查的新视野，克服了传统的插入式内镜所具有的耐受性差、不适用于年老体弱和病情危重等缺陷，可作为消化道疾病，尤其是小肠疾病诊断的首选方法。但是，胶囊内镜不能用于活检和治疗，因此使用时有一定的局限性。

胶囊内镜的诞生为消化道疾病的诊断带来了革命性的突破，被人们称为消化内镜史上的第四个里程碑。随着科技的不断发展，胶囊内镜将有可能发展成为无线遥控内镜，通过医师的控制进行更多的诊断和治疗，为内镜的发展带来无限的空间。

（六）超声内镜

20世纪80年代诞生了内镜、超声探测仪联合装置超声内镜，分为线阵式和扇形扫描超声内镜。超声内镜主要应用于以下四个方面：①消化道黏膜下异常，如探测黏膜下肿瘤及其浸润的深度等；②消化道、胰腺及胆管癌的术前TNM分期诊断；③诊断胰腺内分泌肿瘤及胆管结石；④进行穿刺内引流等治疗。

二、消化内镜的应用领域

近年来，消化内镜飞速的进步和发展对提高消化系统疾病的诊断和治疗水平起到了巨大的推动作用。其临床应用范围也越来越广，为多种消化道及消化道周围脏器疾病提供了新的诊治方法。消化内镜正由单纯的诊断功能延伸到非手术治疗领域。内镜治疗学飞速发展，经内镜高频电切除息肉、取异物、静脉套扎术（EVL）及硬化疗法，经内镜十二指肠乳头切开取石术、经内镜胆管内外引流术、食管狭窄扩张及支架安放术、腹腔镜切除胆囊等治疗方法在我国各地区医疗机构逐步得到了推广和应用。

（一）诊断

诊断性胃镜检查除了通过内镜直接观察上消化道黏膜的形态学改变，还可根据具体情况做一些特殊检查，以明确病变性质及诊断，主要包括以下内容。

1. 活组织检查

若发现黏膜颜色及质地改变或有糜烂、溃疡及肿瘤等病变表现，均应做活组织检查（简称活检），一般在全部检查完毕及摄影后再做活检。胃溃疡病变应在溃疡侧边缘取4～6块组织，以免漏诊胃癌。取活检时应适当调节充气量及角度、视野，准确钳取病变。将组织取出后置于10%福尔马林溶液内，并应在病理申请上注明活检部位及肉眼所见。

2. 细胞学检查

该检查对于诊断恶性肿瘤有重要意义，共有三种方法：①将取下的活组织块在玻片上涂抹；②用少量盐水冲洗活检钳，然后沉淀收集细胞；③用细胞刷在溃疡或病变处刷拭，然后将细胞刷退到胃镜内连同胃镜一并拔出做涂片。

3. 细菌学检查

检查幽门螺杆菌（HP）可通过活检，将组织块加入快速尿素酶试剂，观察组织块颜色的变化；也可将病理切片Warthin-Starry染色或改良Giemsa染色，用显微镜观察细菌；或将活检组织做匀浆。

4. 黏膜染色

可用来诊断或鉴别某些病变，目前常采用的有靛胭脂、亚甲蓝、刚果红和碘溶液，多在检查中进行喷洒染色。

5. 摄影与录像

遇有病变或可疑病变应首先摄影，然后取活检。拍片应有远、近不同距离及不同角度的图像，以便分析病变部位表现的特点。此外，最好有病变的动态记录，录像即可满足这一要求。

（二）通过内镜对胃肠生理功能进行检测

1. 胃黏膜血流量测定

胃黏膜血流量（GMBF）直接反映胃黏膜微循环灌注的状态，胃黏膜血流量的改变与病变发生的机制有密切关系。测定方法包括中性红清除法、氢气清除法、计算机分光光度法及激光多普勒血流测定法，这些方法灵敏、准确，可通过胃镜直视下无创地测定胃内不同部位的胃黏膜血流量，也易于重复测定。

2. 胃黏膜电位差测定

胃黏膜电位差 (PD) 是指胃黏膜表面与浆膜之间的电位差值，可反映黏膜结构的完整性。目前内镜下测定胃黏膜电位差的方法主要包括琼脂盐桥电极直接测定法、Ag-AgCl 电极直接测定法和液体介导的间接测定法。前两种方法可在内镜直视下测定胃内任一部位的胃黏膜电位差，但影响因素较多。后一种方法主要是检测整个胃的胃黏膜电位差，却不能测定某一区域的胃黏膜电位差。

3. 食管压力测定

利用半导体直接转换器，可在内镜直视下测定食管腔内压力，如测量贲门失弛缓症食管下括约肌的压力。

4. 胃黏膜表面的 pH 值测定

应用玻璃电极可在内镜直视下测量黏膜表面的 pH 值，并可以此评价泌酸功能。如，正常情况下 pH 值 < 3.0 提示为胃底腺区，pH 值 > 6.0 提示为幽门腺区。

5. 胃肌电图

通过活检孔道将电极放于胃黏膜表面，可在内镜直视下测定胃内任何部位的肌电图。如，可用此方法来评价选择性迷走神经切断术患者动力及术后的状态。

(三) 内镜治疗

1. 电凝电切技术

高频电流 (500 ~ 2 500 kHz) 可以产生高温，使细胞水分汽化，蛋白分解，起到切开、凝固效用。可根据凝固或切开的需要选择不同的波形 (如切开波、凝固波和混合波等)，在消化道出血的内镜下止血治疗、消化道息肉及黏膜下层良性肿物的内镜下切除术、消化道早期癌的内镜下切除术、内镜逆行胰胆管造影术 (ERCP)、内镜乳头括约肌切开术 (EST) 等领域，均有广泛的应用。

2. 微波治疗

医用微波频率为 2 450 MHz，是通过急速变化的电场，使组织中所含极性分子急速旋转、生热，可用于组织的凝固及止血，如息肉的凝固、早期胃癌的去除、狭窄的解除、溃疡出血的止血等。

3. 激光治疗

激光能被组织吸收产生高热能，使组织凝固、汽化，可用以止血、凝固病变及切除病变。目前用于内镜治疗的有钕 - 钇铝石榴石激光 (Nd:YAG) 等。通过内镜由石英纤维将激光导入胃内，用于内镜下止血及治疗胃肠道恶性肿瘤和胃肠道血管瘤、血管畸形、毛细血管扩张症等。

4. 药物注射

通过内镜活检孔道，将内镜注射针送入胃内，可在直视下对病变部位做药物注射，如硬化剂、抗癌药等。现在食管静脉曲张的硬化治疗已广泛应用，注射抗癌药物治疗食管癌也有报道。

5. 取异物

通过胃镜，使用各种不同类型的钳子钳住异物，可将进入胃内的异物如硬币、戒指、刀片、义齿、别针等取出，从而避免了手术的创伤。

6. 经皮内镜下胃、空肠造瘘术

借助于内镜置入造瘘管以进行肠内营养，可避免剖腹手术。

7. 食管、幽门狭窄扩张治疗

通过内镜活检孔道，可放入球囊或金属扩张器进行食管或幽门狭窄的扩张，还可在胃镜帮助下在狭窄部位放入支架，以较长期维持狭窄部位的通畅，解决进食问题。

8. 食管曲张静脉破裂出血时治疗

食管曲张静脉破裂出血时进行结扎、硬化剂治疗、组织黏合剂注射。

9. 早期肿瘤切除

如，内镜下黏膜切除术 (EMR)、内镜下黏膜剥离术 (ESD) 等的开展，使早期肿瘤的内镜根治成为可能。

10. 其他治疗

乳头切开引流、碎石取石、鼻 - 胆管引流等治疗胆道结石、胆管梗阻、胆囊癌、肝管结石、胰头癌及胰腺囊肿。

此外，很多内镜新技术在临床上已得到应用，如：经口内镜括约肌切开术 (POEM)，可通过食管黏膜层切开，分离黏膜层，建立黏膜下"隧道"，将环形肌切开，关闭黏膜层切口治疗贲门失弛缓症；经人体自然腔道内镜手术 (NOTES) 经由自然腔道 (如胃肠、阴道等) 进入腹腔进行各种诊断和治疗，已成为近年来的研究热点。

目前，消化内镜不但成为消化内科日常不可或缺的诊疗工具，而且由于腹腔镜手术的开展和应用，引起了外科手术领域的革命性变化。

第二节 消化内镜的规范化操作

消化内镜对消化病的诊断和治疗起到了革命性的推动作用，在日常的诊疗工作中应用相当广泛，在我国从基层卫生院到大学教学医院或大的医疗中心，都有消化内镜在使用。消化内镜已从最初的胃镜、结肠镜，发展到目前的小肠镜、超声内镜、放大内镜、共聚焦内镜，以及复杂的内镜下治疗等。鉴于内镜技术的不断发展，诊断治疗越来越多、作用与风险越来越大，对内镜操作的要求也越来越高，因此，近年关于消化内镜规范化或标准化操作越来越被重视，并已逐渐制订出相应的共识、指南或操作程序，指导内镜培训与实践操作。规范的操作来源于规范化的学习和培训，本文就内镜操作人员的要求、培训、规范化的诊断治疗程序等进行简要的论述。

一、学习内镜操作的人员条件

内镜技术与操作是一门专业性很强、要求很高的在人体腔内进行诊疗工作的学科。学习内镜技术或操作的人员需有相应的专业知识及基本技能，不是仅有一定医学背景知识的人都可以进行内镜技术的学习、开展内镜操作的。将内镜操作认为简单、好学，会插镜看看，随意安排人员学习内镜操作的思想或认识是片面的和不规范的，也不可能培养出理想合格的内镜医师或消化专科医师。学习内镜操作的人员需具备以下条件：具备普通内科学或普通外科学的临床知识和基本技能，掌握心肺复苏抢救等。能够把内镜和患者的整体病情进行统一评估和解释。能够独立判断具体患者的适应证、禁忌证、内镜操作的轻重缓急、风险及操作利害关系。熟知无痛内镜使用的镇静剂、麻醉药品的药理，副作用及抢救方法。

掌握内镜设备的技术特点，清洗消毒要求，附件、活检或细胞学用途，计算机图文使用。能够和患者满意交流，取得知情同意、向患者解释病情、指导进一步的诊疗。能够清楚描述内镜操作过程，准确识别和解释病变。能够与内镜中心麻醉师、护士、技师等协调工作，完成多人配合的内镜操作。 尽管不是每个内镜中心都有条件开展所有的内镜操作，但在学习或培训内镜操作时，学习人员应有基本的条件和要进行规范化的学习与培训。因此，学习内镜操作的人应具备以上的基本知识和能力。这可视为内镜规范化操作与学习的第一步。

二、系统的理论培训

内镜操作不仅仅是动手和一种技能，因为包括正确的诊断、治疗以及操作的安全性。要进行规范化的操作，首先需进行一定的理论学习，然后通过规范的技能培训才能成为一个合格的内镜操作医师。 理论培训是系统培训的第一步。包括消化道的解剖、生理、常见疾病的大体病理，这是进行内镜操作和疾病识别的前提。同时需要学习不同疾病的好发部位、年龄、季节、地区、诱因等。消化疾病的分类，尤其内镜下分类是需要首先学习和掌握的。阅读内镜设备说明，掌握内镜检查或治疗设备的性能和特点，正确和充分的发挥设备的功效及设备的正确维护，才能达到良好的人机结合。现代内镜的特点不仅是诊断，治疗技术越来越多，其中附件的作用日益增大。了解不同附件的特点、正确使用的方法，往往成为能否成功进行内镜操作或减少并发症的关键，一些规范化的内镜操作程序是基于附件的设计和特点，所以对附件的学习和掌握必不可少。内镜是介入人体腔内进行操作的器械，消毒和防止交叉感染等是进行内镜安全操作的重要环节。不同的国家或机构目前都制订了相应的内镜清洗消毒指南、规定，甚至是法规，从事内镜操作的人员需学习和掌握这些法规或指南，从而保证内镜操作的安全性。安全性不仅指内镜操作的安全性，还包括对患者和医师的环境安全性，如从事 ERCP 或支架植入等操作，需在 X 线下进行，从事内镜操作的人员必须学习 X 线的正确使用、防护及监测等，才能规范化防护医患双方。另外，为提高内镜操作的规范化，世界上一些学会组织制订了许多具体疾病或操作的指南，主要是美国消化内镜学会、世界消化内镜学会、欧洲消化内镜学会的指南，如：ERCP 操作指南、胰腺假性囊肿处理指南、胶囊内镜使用指南、小肠镜操作指南、曲张静脉出血治疗指南等。学习和更新这些指南对进行规范化操作具有重要的指导意义，是系统的理论学习的重要组成部分，从事内镜操作的人员都应学习或了解这些指南。

三、系统的技能培训

规范化的内镜操作需通过系统的技能培训。以前技能培训都是直接在人体上实践出来的。近年来，计算机模拟使内镜初始培训可以在模拟机上进行，避免并发症和减少患者的痛苦，同时迅速提高医师的操作技能。模拟机上训练内镜操作，目前还不普及，但代表着一个重要的进步和发展方向。目前美国已有数十家医疗中心开始此项培训，我国北京友谊医院、解放军总医院已开展模拟机上消化内镜的标准化程序培训。人体上的规范内镜操作，需从内镜准备、患者知情同意、患者术前准备、正确的进镜等逐项开始，正确的操作需在高年资内镜医师的指导或监督下从事。培训大致可分成3个阶段(不同地区不尽相同)。第一阶段为诊断内镜培训阶段，此阶段一般在完成大内科或大外科培训后，进行专科临床培训1年左右进行，或临床工作4～5年时进行。学习上、下消化道内镜的插入、观察、病变描述、活检等，一般需完成500例操作，基本可以独立进行内镜的诊断操作。第二阶段内镜操作培训主要针对基本的内镜治疗，一般在完成内镜诊断1 000例以上、从事临床工作6～8年或专科工作2年以上时进行，在上级医师的指导下主要学习和掌握消化道狭窄的内镜规范化处理、较大息肉的内镜下切除、非静脉曲张出血的内镜治疗、异物取出、胃造瘘等。第三阶段的内镜培训，在上级医师指导下主要学习掌握操作风险大及向特长方向发展的项目，如静脉曲张出血内镜治疗、超声内镜、治疗ERCP、小肠镜等。需要指出的是，规范的技能培训或以上阶段的学习和培训，都应在有带教能力的老师指导下和在有条件的内镜中心进行，同时应规范记录受训人员不同阶段的理论学习内容、操作项目、例数、带教老师等，最后给出培训结果和达到的操作水平，从而保证内镜机能培训的规范化及其质量。

四、内镜操作的一般程序

不同的国家、不同的医疗体制和不同的内镜中心，内镜操作程序存在差异或不尽相同，但一些问题是共同关心和不可缺少的，从而保证内镜操作的质量和安全性，或保证操作的规范化。系统培训过的内镜操作医师，进行内镜操作时，一般需包括病史采集、病情分析、检查目的、拟进行的操作、书面的知情同意、术中亲属联系方式、患者术前准备、内镜的观察与治疗、图像或录像的采集、标本的处理、内镜报道的书写和发送、术后恢复与医嘱、病理结果、术后随访或术后联系等，国内还应包括医疗费用与操作的关系等。这些内容构成了内镜操作的基本过程，从而保证和完成一个完整的或规范的内镜操作。

五、规范化是发展的

最后，我们需指出内镜的规范化操作是相对的，没有绝对的规范。规范是不断发展的，不是固定不变的，一些共识、指南、研究等不可机械照搬。随着不断的实践、研究，规范化操作也会不断完善和改进，并且内镜操作的规范不仅仅是技术问题，和具体环境、社会、文化等也有关。因此，研究制订我国的内镜操作规范或具体指南对提高我国的内镜操作质量和安全，促进我国内镜事业的健康发展具有现实意义，愿我们对内镜的规范化操作进行不断探索。

第三节 消化内镜诊断应用进展

一、消化道早期癌内镜诊断技术的回顾和展望

消化内镜经历了硬式半曲式内镜、纤维内镜、电子内镜的发展历程，1869年德国医生Kussmaul制成了第一台硬式胃镜，1932年Wolf Schindler合作研制成功半曲式胃镜，1958年美国医生 Hirscha-witz 首先研制使用光学纤维胃镜，使消化内镜提高到一个新的水平，1983 年美国雅伦公司研制成功电子内镜，以微型电荷耦合器件代替光导纤维，其更高的分辨率及数字化为消化内镜开辟了一个崭新的纪元。近 30 年来，超声内镜、胶囊内镜、双气囊小肠镜、细径内镜等相继问世，可对全消化道及其邻近器官进行检查治疗，成为一门独立的学科——消化内镜学。

消化道早期癌和癌前病变的诊断一直是内镜诊断的最大挑战和推动内镜诊断技术进步的主要动力，图像强化技术、染色内镜、放大内镜等技术的出现，使内镜诊断功能达到前所未有的水平。1966 年 Yamakawa 首先临床应用内镜染色技术，应用染料对胃肠道黏膜进行染色，使黏膜结构更加清晰，使病变与周围正常黏膜对比增强，提高了病变检出率。新的染料不断出现，内镜染色技术的应用范围也不断拓展。常规内镜检查易漏诊的黏膜微小病变，染色内镜可使病变更明显，内镜下染色后进行放大观察，可清晰显示腺管开口形态，可以判断病变性质，染色内镜和放大内镜在我国已逐渐普及推广，已有较多的相关研究报道。

近年来，随着内镜诊断技术的发展，国外学者提出了生物内镜和光学活检的概念。生物内镜是指除常规内镜做出形态诊断外新的内镜诊断技术，还可在细胞分子水平做出诊断，除组织学诊断外还可进行功能诊断，揭示疾病的病理生理机制。光学活检指无须进行组织活检，通过内镜检查即可得到组织学诊断类似的结果的诊断技术。一些具有发展前途的新一代的内镜诊断技术陆续涌现，如窄带成像、红外内镜、激光诱导荧光光谱技术、光动力诊断技术、散射分光镜技术、免疫荧光内镜、内镜光相干成像技术、共聚焦激光内镜等。

（一）窄带成像技术

窄带成像技术 (NBI) 是将传统的宽光谱光通过滤镜转换成窄光谱光，对黏膜微细血管显示更清楚。传统的电子内镜使用氙灯作为照明光，这种被称为"白光"的宽带光谱实际上是由红、绿、蓝 3 种光组成的。在 NBI 系统中通过滤光器将红、绿、蓝 3 色光谱中的宽带光波进行过滤，仅留下 415 nm、540 nm 和 600 nm 波长的窄带光波。由于黏膜内血液对窄带光波吸收较强，因此能够增加黏膜上皮和黏膜下血管模式的对比度和清晰度，更好地勾勒出病灶边缘，血管结构显示清晰，便于对黏膜凹窝与绒毛的观察，与色素内镜效果近似，便于操作，无须染料，称为"电子染色"，更为安全可靠；与放大内镜结合增加了微小病变的检出率。目前 NBI 已用于中下咽部早期癌、食管上皮内癌、Barrett 食管、胃结肠早期癌等的诊断。

（二）散射分光镜技术

散射分光镜技术 (LSS) 是一种检测组织对紫外线、可见光及接近红外线波长的光线的散射强度的检测技术。通过分析光线通过组织时的散射效应，了解细胞核形态的变化，可以从细胞的水平明确病变的性质，提高诊断的敏感性和特异性。光导纤维由内镜活检孔道插入，通过收集的散射光线信息，可定量分析出上皮细胞中细胞核的大小、异型程度变化、着色变化及染色质浓度变化等指标。该方法主要用于 Barrett 食管的诊断和指导活检。

（三）内镜光相干成像技术

内镜光相干成像技术 (OCT) 成像原理与超声类似，不同的是发射所采用的为光波而非声波。通过发射并收集反射回的光线，测量其延迟时间成像。OCT 分辨率极高，接近光学显微镜的分辨率。Sivak 等设计成功可通过标准内镜活检孔道的 OCT 探针，但成像范围很小。当组织表面存在变化时，光波照射到组织表面并反射回来所经距离即会产生变化，此时通过发射并收集反射回的光波，测量其延迟时间，即可成像。研究证实，OCT 显示黏膜层病变的清晰度是超声内镜的 10 倍。由于组织对光具有散射和吸收作用，限制了 OCT 成像的可视深度，因此，OCT 只能观察到消化道的黏膜层或黏膜下层；且每次成像的范围很小，不利于大范围的检查。OCT 主要用于黏膜层或黏膜下层病变的检测，如癌前病变或早期癌症等。目前有关 OCT 成像技术的临床应用主要集中在 Barrett 食管和早期食管癌方面。

（四）荧光内镜及免疫荧光内镜

1924 年，Poiicard 首先观察到肿瘤组织的自体荧光，认为这是由于肿瘤组织能积聚内源性卟啉化合物所致，作为诊断早期肿瘤的方法最早应用于气管黏膜和泌尿系统。1994 年，Glasgold 等报道了应用自体荧光检测食管癌前病变动物实验结果，国内也陆续开展了这方面的工作。根据正常组织与病变，特别是癌和癌前病变的荧光特性的差异，对胃肠道黏膜、胃液等进行的荧光光谱检查，对于检测胃肠道肿瘤或癌前病变有一定的意义。随着多种荧光内镜系统的开发，荧光实时成像技术已经接近或已经在临床应用，目前免疫荧光内镜研究报道较多，抗 CEA 抗体和抗 MUCI 抗体荧光标记后，与肿瘤细胞结合，在荧光内镜下可显示微小肿瘤，新的高特异和高亮度的自发荧光对比剂有望将内镜诊断带入新的时代。

（五）共聚焦激光内镜

共聚焦激光内镜被认为是最有发展前途的生物内镜技术，其原理将共聚焦激光显微镜整合于电子内镜上，利用激光扫描技术，照明光由光源经光源孔再聚集，在被聚集的物体表面中的某一深度形成一个光点，其反射光经聚焦后通过反射针孔到达成像面成像，其分辨率超过常规光学显微镜的极限。

进行共聚焦显微内镜检查时，需使用荧光对比剂，以使成像对比鲜明。目前在人体组织内可用的荧光对比剂有荧光素钠、盐酸吖啶黄、四环素和甲酚紫。对比剂可全身应用（荧光素钠或四环素），也可黏膜局部应用（盐酸吖啶黄或甲酚紫）。其中最常用的有 10% 荧光素钠和 0.05% 盐酸吖啶黄。共聚焦内镜可在内镜检查的同时进行实时模拟组织学检查，可对黏膜粗糙部位进行检查并靶向活检，更易于检出黏膜内早期癌变。

共聚焦内镜在食管疾病应用最早的是诊断 Barrett 食管及其相关腺癌。由于杯状细胞和肿瘤细胞在共聚焦内镜下有突出的特点，共聚焦内镜对 Barrett 食管的诊断有显著的优势，非糜烂性胃食管反流病 (NERD) 在普通电子内镜下无阳性表现，但在病理组织学上有炎细胞浸润，乳头内毛细血管扩张，上皮间隙增宽，基底层增生等改变，目前研究发现在共聚焦内镜下可以发现 NERD 的微观改变。另外，对共聚焦内镜诊断胃黏膜相关淋巴组织淋巴瘤的研究正在进行中。共聚焦内镜可辨认细胞和微血管结构，分析结肠隐窝的结构和杯状细胞的分布，对结肠早期肿瘤的检出有重要价值。

随着技术的进一步完善，实时的从分子、细胞以及功能水平诊断疾病的内镜将会诞生。理想的内镜诊断技术应该是能做出实时诊断，对微小和早期病变有较高的诊断特异度和敏感度，有更高的诊断效能（包括较大的扫查范围、较短的检查时间及较高的成本效益比等）。目前上述的生物内镜技术尽管已显示出其独特的诊断价值，但也存在各自的缺点和局限性，临床应用尚有一定距离，尚不能取代常规内镜检查和活检。内镜在中国已走过了半个多世纪，消化内镜逐渐普及推广，在新技术应用上基本与世界保持同步，但尚需继续改进技术，加强大规模多中心临床实验及卫生经济学分析等研究，对新的内镜诊断技术的诊断价值和局限性进行评价。

二、小肠内镜检查技术

小肠是人体中最长的消化管道，它蜿蜒曲折、互相重叠，其特殊解剖结构给检查和疾病的诊断带来一定的难度。过去小肠疾病的诊断主要依赖影像学检查，全消化道钡剂、小肠气钡双重造影、核素扫描、选择性动脉造影、B 超、CT、MRI、PET 等，这些方法解决了临床部分问题，但都有其局限性，敏感性和准确性较低，无法满足临床诊断的要求。

1977 年 Tada 等首次报道探条式小肠镜，开始对小肠进行内镜检查，并不断对小肠内镜检查方法进行改进和完善，包括推进式小肠镜检查法、探条式小肠镜检查法、循管插镜式小肠镜检查法、母子式小肠镜检查法等，缺点是观察范围非常有限，绝大部分的小肠仍无法观察。

近年来胶囊内镜和小肠镜的开发和临床应用，使全消化道内镜检查成为可能，目前已成为小肠疾病诊断与治疗的重要手段，并越来越呈现出其卓越的功能。

(一) 胶囊内镜

小肠疾病传统的检查方法敏感性和特异性较低，无法满足临床诊断的要求，临床上迫切需要较为直观的新型诊断方法。以色列 Given 影像公司于 1999 年 1 月成功推出了符合临床应用要求的 M_2A。2001 年，胶囊内镜的初步临床试验完成，8 月获得美国 FDA 批准用于小肠疾病诊断。从此，一种全新、可靠、操作简易的内镜设备在全世界推广使用，而其对小肠全程、实景的观察，使小肠不再是内镜检查的盲区。各国学者的研究结果一致认为，胶囊内镜是诊断小肠疾病的首选检查方法。

1. 基本构造和工作原理

整个胶囊内镜检查系统由 3 个主要部分组成：内镜胶囊、信号记录器和图像处理工作站。胶囊内镜进入人体后依靠消化道蠕动波向前移行，并在移动中以每秒拍摄和传输 2 幅图像的速度向外连续发射，由连接在受检者腰腹间的接收器将信号接收并储存记录。胶囊电池能量耗尽后拍摄和传输过程自然终止。记录仪中的图像信号下载到工作站后可供专职医师分析、解读。胶囊内镜在近 8 小时中可传输图像约 5 万幅，每例完整检查者平均下载时间为 2 小时以上，平均解读时间为 60 ～ 90 分钟，胶囊内镜通常在吞服后 24 ～ 48 小时排出体外。

2. 适应证和禁忌证

目前文献报道中以不明原因小肠病变 (出血、疼痛、不完全性梗阻、消化吸收不良等) 为胶囊内镜检查的主要适应证；其他无法完成、耐受、配合常规内镜和其他检查患者也可作为检查对象。鉴于胶囊内镜检查的特殊性，多数研究者认为，在通常情况下不应将上消化道和结肠疾病患者、消化道体检者列为胶囊内镜检查对象。

胶囊内镜检查的禁忌证包括有明显消化道动力异常者 (主要是排空迟缓和无蠕动者) 和不完全性及完全性梗阻者、起搏器或除颤器安装者、检查不合作者。使用某些特殊药物者，如解痉药、尼古丁类、降血糖药物等，在检查期间应暂停或调整药物使用时间。

3. 临床使用评价

胶囊内镜是一种有争议、有潜在价值、有改进和再发展空间的检查手段，大多数研究者对胶囊内镜的表现和前景持肯定态度，但同时也认为应在下列方面做更多的研究和改进。

在临床应用方面，研究者必须更好地把握检查的适应证，这样不但有助于了解检查手段真实的敏感性和特异性，而且可为确定检查手段选择的顺序提供理论依据。检查前肠道的规范化准备方案尚待摸索和确定。

在内镜构造和仪器改进方面，临床医师希望未来的胶囊内镜应该具有更广阔的视野角度、图像分辨率，进一步提高清晰度；电池供能时间的延长可能会使小肠和结肠疾病的检出率同步提高；可以控制内镜移动速度和方向和具有活检装置。

在图像分析解读和诊断方面，临床医师希望能将诊断时间缩短、效率提高，除了通过不同检查方法的比较验证提高诊断成功率和图像辨别能力以外，电脑软件技术的改进和高度智能化是一个不应忽略的领域。

胶囊内镜的问世，充分地拓展了医生的视野，解决了多年来对小肠疾病和胃肠道隐血诊断方面的难题。它对消化领域已经产生了不可估量的影响。随着临床研究的深入以及科学技术的进步，未来的胶囊内镜必将向微型化、多功能化、智能化发展。

(二) 双气囊小肠镜

2001年山本博德在世界上率先报道了使用双气囊推进式小肠镜进行全小肠检查，由于该内镜检查为全消化道性，最近更名为双气囊内镜检查。双气囊内镜是在原先的推进式小肠镜外加上一个顶端带气囊的外套管，同时也在小肠镜顶端加装一个气囊。而推进式小肠镜使用外套管后，可避免小肠镜在胃内盘曲，提高小肠镜经屈氏韧带进入空肠的插入性，但是出现并发症的可能性亦增大，并发症包括小肠黏膜撕裂、胰腺炎等。

与普通推进式电子小肠镜相比，双气囊内镜由于进镜原理的创新，在通常情况下可抵达回肠中下段，部分可达末端回肠，检查范围大大扩展，且具有视野广、图像清晰和充气、吸引、活检等基本功能，并可行内镜下治疗。其上行和下行镜相结合的进镜方式能使整个小肠得到全面、彻底的检查。

1. 结构与操作方法

双气囊小肠镜构造上与普通电子小肠镜基本相似，头端较普通内镜多一气孔，镜视角120°，长度为2.0 m，外径8.5 mm，外套管外径12.2 mm，通过2.2 mm的工作钳道，可向肠腔内充气、注水、吸引和钳取活组织行病理学检查，整个内镜操作系统由主机部分、内镜、外套管和气泵四部分组成。内镜和外套管前端各安装一个可充气、放气的气囊，两个气囊分别连接于可根据气囊压力自动调整充气量的专用气泵。

操作前需先将外套管套在小肠镜身上，当内镜头部进入至十二指肠水平段后，先将小肠镜头部气囊充气，使内镜头部不易滑动，然后将未充气的外套管沿镜身滑插至内镜前部，随后将外套管气囊充气。此时，两个气囊均已充气，内镜、外套管与肠壁已相对固定，然后缓慢拉直内镜和外套管；接着将内镜头端气囊放气，操作者将内镜缓慢向深部插入直至无法继续进镜，再依次将镜头部气囊充气，使其与肠壁相对固定，并同时释放外套管气囊，外套管沿镜身前滑。重复上述充气、放气、滑行外套管和钩拉等动作，即可使镜身缓慢、匀速地推进到深部小肠。进镜困难时可试用拉直镜身、变换患者体位、手掌按压腹部、向肠腔内注入温水放松肠道等方法解决。必要时通过活检道注入30%泛影葡胺，X线透视下了解内镜的位置、肠腔狭窄和扩张的情况等。当经口进镜不能完成全小肠检查时，可在镜端所达到的肠道部位注射亚甲蓝或印度墨汁等标记，次日采用小肠镜从肛门进镜经回盲瓣进入回肠到达标注处，通过口、肛两侧进镜的方法达可到全小肠检查的目的。

2.诊断应用

对疑有小肠病变的患者行双气囊内镜检查取得了良好的临床效果。在内镜所能到达的区域，大部分病变均能发现。选择适当的筛选性检查，对提高双气囊内镜的操作成功率和阳性率至关重要。而双气囊内镜在小肠疾病诊断中有重要价值，它是除外科手术外的一项"金标准"。

对于双气囊内镜检查阴性的患者，其结果可能与病变系非小肠源性疾病、检查时机掌握欠佳、内镜未能到达病灶部位等因素相关。经口腔进镜的双气囊内镜虽然在常规情况下能抵达回肠中下段，部分可深达末端回肠，但对于内镜未能抵达回盲瓣的患者，毕竟仍留有小部分肠段未得到检查。这部分患者可采用双气囊内镜从肛门进镜的方式经回盲瓣进入回肠，并继续上行抵达空回肠交界部，从而完成残留小肠段的检查。因此，以不同方式、在不同时间内对患者的小肠行自上而下和自下而上的双气囊内镜检查，能使整个小肠得到完整、全面的检查。在理论上这样的检查方式将使整个小肠不再有任何盲区。

三、诊断性超声内镜临床应用进展

超声内镜 (EUS) 指将内镜和超声结合在一起的检查手段，通过内镜将超声探头引入体内进行超声扫描，由于超声探头离病变部位近、无腹壁衰减和消化道气体的影响，可采用较高频率的超声波，从而获得较清晰的图像。内镜超声检查始于 20 世纪 70 年代末，1980 年汉堡欧洲第四次消化内镜学会上，原西德的 Strohm 和美国的 Dimagno 等首次报道了将超声内镜应用于消化疾病的诊断。几十年来超声内镜有了很大的改进和发展，临床应用日趋扩大。

(一) 概述

超声内镜频率范围为 7.5～30 MHz。由于其频率较高，故其分辨率较普通体外超声为高，而穿透力则较体外超声弱。目前常用的超声内镜为放射状扇形扫描和线性扫描，并已有了很多种类，除有一般的超声胃镜、超声十二指肠镜、超声大肠镜外，尚有可从一般内镜活检孔道插入的微型超声探头，可用于消化管壁微小病变的诊断，也可通过十二指肠乳头进行胆管内超声检查。还有专用于在超声引导下行穿刺细胞学及组织学检查的超声内镜以及电子超声内镜。

超声内镜的探查方式有 3 种。

(1) 直接接触法：将内镜顶端超声探头外水囊的空气抽尽后，直接接触消化管黏膜进行扫描。

(2) 水囊法：水囊注水 3～5 ml，使其接触消化道壁，以显示壁的层次及其外侧相应器官。

(3) 水囊法 + 水充盈法：超声内镜插至检查部位后，先抽尽腔内空气，再注入无汽水 300～500 ml，使已充水的水囊浸泡在水中。适用于胃底、胃体中上部及周围邻近脏器的检查，持续注水时也可用于食管、十二指肠、大肠病变的检查。

(二) 主要适应证

1.消化系统恶性肿瘤术前分期。超声内镜可明确病变侵犯深度、范围、有无周围淋巴结转移及有无周围组织器官的侵犯。对决定是否能手术及选择何种手术方案具有重要的指导意义。

2.黏膜下肿瘤诊断。超声内镜能显示病变发生层次，对病变定性诊断有帮助，超声内镜还能鉴别黏膜下肿瘤和管壁外压迫。

3.对常规影像学检查诊断不明确的胆管及胰腺病变进行进一步的诊断，如早期胰腺癌等。

4. 判断食管静脉曲张内镜治疗效果。

5. 贲门失弛缓症诊断和鉴别诊断。

6. 判断消化性溃疡的愈合质量。

7. 炎症性肠病诊断和鉴别诊断。

8. 纵隔病变诊断。

9. 超声内镜引导下诊断性穿刺。

(三) 临床应用进展

1. 更多超声新技术应用于临床　超声内镜过去主要采用机械换能器，而新开发超声内镜均采用数字化的电子换能器，大大提高了超声影像质量。近年来超声造影技术也逐渐应用于临床，对判断病变性质有较大的帮助。三维内镜超声的应用对于判断消化道肿瘤的来源和浸润深度具有重要意义，能显示进入瘤体内的滋养血管、周围被压迫移位或变窄的血管，准确了解肿瘤的整体形态，有助于制订手术方案。二次谐波成像可清晰显示器官血运状态，对肿瘤性质的鉴别有一定意义；超声弹性成像也将很快应用于 EUS，有助于病变良、恶性的鉴别。

2. 胶囊超声内镜和小肠镜超声检查　胶囊内镜成功地应用于临床为消化道内镜超声技术的发展提供了新的途径。新型胶囊超声内镜主要被用于诊断一些位置较深 (如空回肠交界处) 的小肠疾病，而且临床应用指征的范围亦在实践中不断扩大 (如探查腔外脏器的病变)。小肠镜超声检查也见相关报道。

3. 不断开发内镜超声检查的新领域　EUS 的适应证经过二十几年来的研究论证，应用范围也有了很多变化。EUS 对许多疾病的诊断价值已得到了普遍承认。但也存在不同观点。

内镜超声技术在消化道肿瘤的分期、判断黏膜下肿瘤的起源、确诊浸润型病变、诊断纵隔和胆胰疾病方面有着独特的优势，目前已成为这些疾病公认的首选或一线检查方法。EUS 对肿瘤治疗后的疗效观察、贲门失弛缓症的诊断、良恶性溃疡鉴别等仍存在一定争议。

随着超声内镜技术的完善，新技术、新方法的应用，将会有许多内镜超声检查的新领域出现。

第四节　消化内镜治疗应用进展

一、消化道早期癌内镜治疗

(一) 从 EMR 到 ESD

随着消化道早期癌内镜诊断技术的不断进步，消化道早期癌的检出率明显提高，外科手术曾被认为是治疗消化道早期癌的标准方法，外科手术虽然可以完全切除病灶，但存在创伤大、恢复慢、并发症发病率高等缺点，而内镜治疗创伤较小，既能保证肿瘤完整切除，又能最大限度地保留正常组织及其功能，并发症发病率低，患者术后生活质量明显提高。由于治疗理念及技术设备条件的差异，目前我国相当多的消化道早期癌仍然是采用外科手术的方法，但总的来看，消化道早期癌选择内镜治疗已为越来越多的医生所接受。

（二）消化道早期癌内镜治疗方法

消化道早期癌内镜治疗方法包括两大类：病变毁损方法和病变切除方法。

1. 病变毁损方法

采用各种方法破坏癌细胞，但不能得到病理标本，不能对浸润深度等做出评估。这些方法包括激光、热探头或微波、高频电凝、氩气刀凝固、局部注射抗癌药物等，国内曾有零星报道，临床未广泛应用，目前认为用于不适宜手术或拒绝手术治疗的消化道早期癌，而内镜下黏膜切除术 (EMR) 或内镜下黏膜剥离术 (ESD) 不能切除，或切除不完全时的补充治疗。

2. 病变切除方法

切除病灶，获得病理标本，对浸润深度、切除完整性等做出进一步评估，进而决定是否需要补充治疗，包括内镜下黏膜切除术和内镜黏膜下剥离术。

（三）内镜下黏膜切除术

1. 原理

根据主要是来自日本的一些报道，黏膜内和黏膜下癌淋巴结转移的概率分别为 3% 和 20%，如果早期癌尚无淋巴结转移，则局部黏膜切除就可将病变完全切除，而无须开腹手术，由此日本学者借鉴息肉切除的方法开始使用 EMR 方法治疗消化道早期癌。

2. 适应证

一般来说，无淋巴结转移、浸润深度较浅的早期肿瘤均可为 EMR 的适应证。目前多数学者认为 EMR 治疗早期消化道肿瘤的适应证如下。

(1) 食管癌：m_1 或 m_2 病变，病变累及 < 50% 食管壁，通过内镜治疗可以治愈；sm_2、sm_3 淋巴结转移概率在 40% 以上，需手术治疗；m_3 及 sm_1 的处理尚有不同意见。

(2) 胃癌：隆起型病变直径 < 20 mm；平坦或凹陷型病变直径 < 10 mm，无溃疡或瘢痕；局限于黏膜内直径 < 30 mm 的肠型腺癌；无淋巴结转移。对疑有淋巴结转移、拒绝外科手术的黏膜下癌患者或有手术禁忌证者可视为相对指征。

(3) 大肠癌：黏膜下注射抬举征阳性；m_1 或 m_2 病变。另外，结肠侧向发育型肿瘤病变主要在黏膜层故也适宜于行 EMR，sm_1 癌可采用内镜治疗，不过要选择那些癌组织分化好、淋巴管或静脉内无癌栓、无淋巴转移和远处转移者。切除标本必须做细微的病理检查，并作密切追踪观察。若为不完全切除或残留切除，原则上追加外科根治术。对于 sm_2 癌，原则上不应采用内镜治疗，而行外科根治术。但对一些老年人、有手术禁忌证、病变为有蒂型、内镜切除后证实为完全切除者，也可密切追踪观察。

但临床实际应用过程中的具体适应证标准还有争议。而且食管、胃、肠道的解剖结构各有特点，因此各自的适应证也有所不同。随着 EMR 技术的成熟，特别是分次切除方法、内镜黏膜下剥离技术的出现，EMR 适应证开始逐渐扩大。

3. 步骤

(1) 切除前评价：包括病变性质、范围、浸润深度等，评价手段包括常规内镜、色素放大内镜、NBI、超声内镜 (EUS) 等，有无淋巴结转移目前尚无可靠的直接诊断手段。

(2) 标记：确定病变范围后，多采用氩离子凝固 (APC) 或高频电凝方法标记。

(3) 黏膜下注射：采用甘油果糖加入少量 1：10 000 肾上腺素和亚甲蓝，1：10 000 肾上腺素使局部血管收缩，预防出血；亚甲蓝可提示有无切除过深，注射甘油果糖造成的局部隆起维持时间较长。亦可注射其他液体，包括高渗糖溶液、透明质酸钠、羟丙基甲基纤维素等，其中透明质酸钠、甘油及羟丙基甲基纤维素持续时间长，效果好。

(4) 采用各种 EMR 方法切除病灶。

(5) 切除边缘评价：采用染色、放大内镜或 EUS 对切除边缘进行检查。

(6) 切除标本处理：切除标本轻轻展开，使用大头针平铺固定，分次切除标本应仔细拼排后大头针固定，病理医生全黏膜块组织学检查，对分化程度、浸润深度、切除完整性做出判断。切除标准如下。完全切除：切除标本的癌灶边缘与切除断端最短距离 ≥ 2 mm；不完全切除：切除标本的癌灶边缘与切除断端最短距离 < 2 mm；残留切除：切除断端有癌细胞残留。EMR 切除标本，黏膜下层只是部分被切除，评价黏膜下层浸润深度应作定量测量。

(7) EMR 后补充治疗：补充治疗包括手术治疗、再次内镜切除治疗及其他方法等，目前补充治疗的争论主要集中在 sm_1 的处理。

(8) 随访：EMR 后 1 个月复查内镜，如正常则 3 个月后复查，6 个月后再次复查，以后 5 年中每年复查 1 次。

4. 方法

(1) 剥离活检法：先在病变黏膜下层注射使病变隆起，随后使用高频圈套器切除的方法。

(2) 双管道内镜法：通过黏膜下层注射使病变隆起，应用双管道内镜将抓取钳和圈套器分别插入两个活检孔，并将抓取钳伸入圈套器内，用抓取钳抓起病灶黏膜后再用高频圈套器切除。

(3) 透明帽法：将透明帽安装在内镜前端，黏膜下层注射使病变隆起后，圈套器安装在透明帽凹槽内，通过负压吸引将病变吸入透明帽套内，用圈套器切除。

(4) 套扎器法：将套扎器套在内镜前端，高频圈套器安装在套扎器内，黏膜下层注射使病变隆起后通过负压吸引将病变吸入套扎器内，将橡胶圈套扎在病灶处，再用圈套器在橡胶圈下方切除。

(5) 分次切除：较大病灶不能一次切除者、凹陷性病变注射隆起不明显者，可以通过分次切除病灶。

(三) 内镜黏膜下剥离术 (ESD)

EMR 难以切除较大面积的浅表病变，分次切除病变容易残留，且切除标本受电凝破坏大，组织学评价困难，20 世纪 90 年代末在日本首先开发了 ESD 技术，通过内镜，选择适宜的电刀，通过高频电的作用将消化管病变部位的黏膜整片地从黏膜下层剥离下来的方法，可一次性完整切除较大面积的表浅病变，是内镜技术发展的又一里程碑。

1. 原理

原理与 EMR 相同，在临床实践中很多学者尝试通过 EMR 切除直径 > 2 cm 或有溃疡形成的病变，但由于技术条件的限制往往不能一次完全切除，分次切除往往切除不完整，或标本拼排影响组织学检查，无法确定是否根治。与 EMR 不同，ESD 用各种切割器械如针状电切刀、IT 刀、Hook 刀等沿标记部位环形切割黏膜，使黏膜层与黏膜下层分离，能够一次性完全切除直径 > 2 cm，甚至达到近 10 cm 的病变。

2. 方法

(1) 色素内镜确定切除病变范围，在病变边缘外 5 mm 处标记。

(2) 黏膜下注射使被剥离部位的病变黏膜充分隆起，注射液包括肾上腺溶液、高渗性葡萄糖溶液或透明质酸盐溶液，可加入少量亚甲蓝，防止分离过深，根据需要随时补充。

(3) 在标记的外缘开始剥离病变。剥离时不要过深，保证不要发生穿孔，要时刻保持被剥离处黏膜处于隆起状态。

(4) 检查创面并进行止血等处置。

(5) 切除标本的回收和处理，与 EMR 法相同。

3. 消化道早期癌内镜治疗存在的问题及展望

(1) 我国消化道早期癌的内镜治疗率仍较低，相当多的患者接受了不必要的外科手术。

(2) 既往东西方学者对消化道早期癌病理诊断标准存在较大的差异，2000 年维也纳分类东西方学者取得了共识，我国学者也普遍接受并在临床工作中使用维也纳分类；2002 年 11 月 30 日至 12 月 1 日来自日本、欧洲、美国的内镜、外科和病理学家在巴黎对日本提出的"胃肠道表浅瘤变"进行了详尽的讨论，东西方的认识逐渐靠近，尤其对内镜切除标本的包埋、切片及病理诊断方法取得了一致意见，但国内内镜切除标本的处理方法尚需近一步推广。

(3)ESD 技术尚在不断地完善成熟中，在国内也刚刚起步，须进一步总结经验，进行多中心前瞻性随访研究，以对其做出全面评价。

二、治疗性超声内镜

和体表超声的发展过程类似，超声内镜也走过了从诊断到治疗的道路，内镜超声临床应用已有 20 多年的历史，但内镜超声引导下的介入技术只是在近几年才逐渐发展起来，尤其是近年来涌现的各种介入用线阵探头超声内镜，与传统的超声内镜不同，其超声扫描平面与内镜的长轴一致，在进行内镜下穿刺时，穿刺针始终在超声的监视之下，不仅在超声影像上可以精确引导穿刺针进行穿刺，同时也配备了超大工作管道，大大提高了进行内镜超声引导下介入诊疗的范围，使内镜超声由单纯检查方法成为集诊断和治疗于一身的临床手段。内镜超声引导下的细针吸取细胞学检查和内镜超声引导下的各种穿刺治疗赋予了内镜超声学新的生命力，并且介入内镜超声学已逐渐成为一个新的分支学科。

内镜超声引导下的三大介入技术：内镜超声引导下的细针穿刺吸取细胞学检查、内镜超声引导下的引流技术、内镜超声引导下的细针注射技术已逐渐成为临床上的常规诊疗方法。

（一）内镜超声引导下细针吸取细胞学检查、内镜超声引导下切割针活检

内镜超声引导下的细针吸取细胞学检查 (EUS-FNA) 或内镜超声引导下切割针活检 (EUS-TNB)，是在内镜超声的引导下将穿刺细针或切割针通过内镜管道穿刺入目标组织，以获取目标的细胞和组织用于病理学诊断。不同于体表超声引导下和 CT 引导下的穿刺，EUS 大大缩短了超声探头与病灶的距离。EUS-FNA 不仅可以穿刺体表超声不能显示的病灶，而且穿刺针穿过的正常组织和器官少，大大减少了副损伤，所以 EUS-FNA 造成的并发症很少。此外，由于 EUS 较高的超声频率，其纵向分辨率和横向分辨率明显优于体表超声，拥有熟练的操作技术就可以对直径＜5 mm 的病变进行 EUS-FNA，这是目前其他影像技术指导下经皮穿刺难以做到的。目前，EUS-FNA 的应用范围包括胰腺病变、左肾上腺病变、纵隔及肺部病变、直肠和前列腺病变、

上消化道邻近的肿块等。

EUS-FNA 能否引起肿瘤播散问题一直是人们所关注的，目前普遍认为这种风险很小，长期前瞻性研究表明，接受 FNA 和未接受 FNA 的患者的生存时间并无显著差异，证明 FNA 及其并发症并未影响患者的生存期，是安全且有价值的方法。

EUS-FNA 是否需要现场细胞学医生是近来一直争论的问题。如果条件允许，有现场病理医生的支持，无疑对内镜超声医生是有帮助的，但也并非必需的。

近年来，出现了超声内镜下使用的切割针，切割针可以获取质量更好的组织，但往往取材量较少，而细针穿刺吸取物的量较多，但取材大多混有较多血，质量相对较差，两者如何选择是值得进一步探讨的问题。另外，由于切割针外径粗，穿刺损伤大，而且针体较硬，使得操控性较细针差，所以切割针目前还不能取代细针。

（二）超声内镜引导下注射治疗

1. 超声内镜引导下腹腔神经丛阻滞

在 EUS 引导下将神经毁损药物注射于腹腔神经丛区域，用于治疗由肿瘤、慢性胰腺炎等引起的剧烈腹痛。对胰腺癌等恶性肿瘤镇痛效果显著，而且持续时间长。对慢性胰腺炎的止痛作用仍需要研究探讨。

2. 超声内镜引导下肉毒素注射

应用 EUS 引导准确地对食管括约肌注射肉毒杆菌毒素，最大限度地阻断神经肌肉接头，达到治疗贲门失弛缓症的目的，是贲门失弛缓症安全、微创的治疗方法之一，可作为扩张治疗的补充。此外，还可以应用 EUS 引导下注射肉毒杆菌毒素，用于 Oddi 括约肌功能失调的试验性治疗，对诊断该病有重要意义。

3. 超声内镜引导下注射治疗反流性食管炎

在 EUS 引导下于贲门部黏膜下层注射胶体，加强抗反流屏障，减少食管反流，国外研究较多，国内尚无报道，临床疗效有待进一步验证。

4. 超声内镜引导下注射肿瘤治疗

将 EUS 引导下穿刺注射应用于晚期肿瘤的姑息治疗，无疑为肿瘤的治疗又提供了一种崭新的手段。EUS 引导下注射化疗药物、免疫细胞，进行基因治疗，病灶内植入放射性质子进行内照射放疗。近年来国内外也有 EUS 引导下胰腺肿瘤的光动力治疗和射频消融治疗的研究报道，但效果尚须进一步评价。

（三）内镜超声引导下胰腺假性囊肿引流技术

胰腺假性囊肿是常见的胰腺囊性损害，可由急性胰腺炎、慢性胰腺炎、胰腺创伤、胰管阻塞等引起。可位于胰腺内或胰腺邻近，为限局化的富含胰酶的液体积聚，由非上皮性的囊壁包裹。超声内镜在假性囊肿引流治疗前评估及引流中的应用，扩大了治疗的适应证范围，并通过合理选择患者，降低了内镜下治疗的危险性。

胰腺假性囊肿往往会影响门静脉系统的血液回流，在囊肿和胃壁间形成曲张静脉，而且假性囊肿壁为肉芽组织，血液循环极为丰富，盲目穿刺一旦损伤血管会引发致命的大出血。应用彩色多普勒 EUS 对胰腺假性囊肿进行穿刺操作时，误伤血管的可能性大为减少。另外，对消化道未形成外压性隆起的假性囊肿也可在 EUS 下进行穿刺引流。假性囊肿穿刺引流的另一个并发症是感染，防治方法是保证引流的通畅，操作时要对瘘管进行充分的扩张。近年来，具有大工作管道的超声内镜和管型的囊肿切开刀在临床上得到应用，使切开的瘘管更加宽敞，减少了并发症的发生。

从 Creme 等于 1989 年行第 1 例内镜下借助超声胰腺假性囊肿穿刺引流，到 Wiersema 等1996 年报道第 1 例完全借助于 EUS 的引流，EUS 引导下胰腺假性囊肿引流术正逐步取代着传统引流术及外科手术。

(四) 内镜超声引导下胰胆管引流技术

EUS 引导下的穿刺引流也不仅限于治疗胰腺假性囊肿，已有较多专家尝试了胰胆管的引流治疗。超声内镜引导的胆管造影已经逐步取代经皮肝穿刺胆管造影术作为 ERCP 失败的胆管梗阻患者的治疗方法，针对 ERCP 失败病例，在 EUS 引导下进行胰胆管的穿刺造影，在穿刺造影基础上扩张穿刺针道为瘘管，置入引流管，实现胰胆管的引流，相关技术的安全性和临床价值尚在探讨之中。

三、治疗性 ERCP

内镜下逆行胰胆管造影术 (ERCP) 诞生于 20 世纪 60 年代后期，1968 年首次报道了经口内镜逆行胰胆管造影术 (ERCP)，1974 年 Kawai、Classen 等相继报道了经内镜十二指肠乳头括约肌切开术 (EST) 治疗胆总管残余结石和复发结石，1975 年川井和永井首先经内镜下十二指肠鼻胆引流 (ENBD) 获得成功，内镜下胆管塑料支架引流术 (ERBD) 首先由德国 Soehendra 于 1979年报道，并很快为世界各地的医生所采纳。国内开展 ERCP 始于 20 世纪 70 年代初，内镜下乳头括约肌切开术开展于 20 世纪 70 年代末，20 世纪 80 年代起内镜下胆管引流技术也开始用于临床，目前国内大的内镜中心 ERCP 的插管成功率、并发症发病率等主要技术指标及所开展的技术种类和数量并不逊于国际水平，国内大多数三级医院及部分二级医院都可进行 ERCP 操作，越来越多的医生掌握了 ERCP 技术，国内定期举办大型国际和全国消化内镜学术会议，在这些舞台上，国内外 ERCP 专家进行 Live Demo ERCP 操作，展示 ERCP 最新的治疗技术，巡回操作演示、手把手学习班及 ERCP 沙龙等更是如火如荼，培养了一大批 ERCP 技术骨干，推动了ERCP 的进一步普及推广。随着影像技术的进步，MRCP 因其无创、无 X 线照射、不需造影剂等优点已逐步取代诊断性 ERCP，成为胰胆疾病首选的诊断方法。ERCP 逐渐转向胰胆疾病的治疗，在短短几十年中取得了巨大的成就，成为当今胰胆疾病重要的治疗手段。

(一) 在胆道疾病中的临床应用

1. 胆总管结石

胆总管结石是胆道梗阻最常见的原因，临床表现为胆绞痛、梗阻性黄疸、胆管炎或胰腺炎。ERCP 诊断胆总管结石的敏感度及特异度超过 95%，小结石有时会漏掉，缓慢注入造影剂及时摄片，可避免过度充盈胆管及将胆总管结石冲入肝内胆管，偶尔注入造影剂时混入的气泡会误为结石。腹腔镜胆囊切除时发现胆总管结石，无法处理，可术后行 ERCP 取石，如术前存在持续性黄疸、肝酶异常，胰腺炎或胆管炎，应术前行 ERCP。急性胆管炎也是 ERCP 胆道引流的适应证，严重胆源性胰腺炎及怀疑肝门梗阻者，应急症 ERCP 胆道引流。

目前 ERCP 乳头括约肌切开取石成功率＞ 90%，总的并发症的发生率 5%，死亡率＜ 1%，均优于手术治疗。在选择性胆管插管失败时，可行预切开或会师术，但其并发症的发生率要高于常规方法。除乳头括约肌切开外，另外可选择胆道括约肌气囊扩张。一些特殊病例，如凝血异常、ERC 术后胰腺炎高危人群等，可选择气囊扩张。取出结石通常选择气囊或网篮，大结石或嵌顿结石，取石较困难。大的结石或网篮取石时嵌顿可以选择机械碎石。取石不成功，应置入胆道支架或鼻胆引流管引流。

如存在基础疾病、手术危险性大者推荐只行内镜下乳头括约肌切开取石，而不做胆囊切除，但目前尚存在不同意见。

2. 良恶性胆道狭窄

ERCP 已用于恶性胆道梗阻的诊断和治疗，胆管造影横断型改变通常提示胆道恶性狭窄 (尽管正常的 Oddi 括约肌也可出现横断型改变)，活检、刷检和 FNA 均可提供组织学诊断，但总的敏感度不高于 62%。ERCP 也用于胆道良性梗阻、胆道先天性异常及手术后并发症的诊断治疗，包括肝移植后胆系并发症。内镜下括约肌切开可成功治疗胆总管囊肿、胆总管扩张及胆肠吻合后 Sump 综合征引起的胰腺炎。

(1) 狭窄扩张：通常在导丝引导下采用扩张气囊或扩张探条，适应证包括术后狭窄、硬化性胆管炎造成的重度狭窄、慢性胰腺炎及胆肠吻合术后吻合口狭窄。扩张后置入胆道支架可有助于维持扩张效果，内镜下多次扩张及支架置入可使慢性胰腺炎继发的胆道狭窄及术后胆道狭窄较长时间保持通畅。

尽管慢性胰腺炎继发胆道狭窄扩张治疗的近期效果令人满意，但远期效果并不理想，成功率报道不一，有的甚至为 10%。而且，慢性胰腺炎胰头钙化者，在一大样本研究中 1 年有效率仅 7.7%。

单独气囊扩张或扩张＋支架治疗原发性硬化性胆管炎造成的胆道狭窄均有满意的治疗效果。有限的资料表明单独的气囊扩张已足以治疗这种狭窄，扩张后置入胆道支架反而增加发生并发症的危险。内镜治疗原发性硬化性胆管炎胆道狭窄已显示其有效作用，一项研究证明内镜治疗能改善原发性硬化性胆管炎预后。尽管并未证明内镜治疗延缓肝移植的时间及早期发现胆管癌的作用，但 ERCP 胆管造影结合其他资料有一定的诊断价值。原发性硬化性胆管炎重度胆道狭窄 ERCP 须行刷检或活检以除外恶变。

术后胆管狭窄气囊扩张或支架治疗效果报道的有效率为 55%～88%。肝移植术后胆系并发症的内镜治疗效果也是报道不一。

(2) 胆道支架：胆道支架治疗良恶性胆道狭窄、术后胆道损伤及胆瘘有重要作用。置入胆道支架可为良恶性胆道梗阻提供有效引流，无论术前减黄或姑息治疗，有时恶性狭窄置入支架前需扩张。

胰腺癌胆道梗阻术前减黄仅限于发生急性胰腺炎、严重瘙痒及近期不能手术的患者，大口径的塑料支架使用较普遍。在专家手中，胰腺癌、壶腹癌及胆总管下端癌造成的远端胆道梗阻支架引流有效率 90%。近端恶性梗阻 (Klastin 肿瘤) 有效率较低，引流常不充分，早期胆管炎发生率高。肝门部恶性梗阻左右肝管均需置入支架引流才能获得满意的效果，少注入造影剂及术前影像学检查指导的单侧引流可减少胆管炎的发生。在随机临床试验中，金属支架畅通时间是塑料支架的 2 倍，而且成本效益比更好。金属支架适用于预期生存时间较长、无远处转移及塑料支架开通时间短的患者。胆道支架也有助于术后胆道狭窄及胆瘘的治疗。

对于继发于慢性胰腺炎及硬化性胆管炎的胆道狭窄，有选择地应用其中一些病例。扩张十支架治疗术后胆道狭窄有效率为 80% ～ 90%。

胆囊管、胆总管或副胆管发生胆瘘，胆道支架或鼻胆引流管引流括约肌切开或不切开均可获得满意效果。支架通常放置 4 ～ 6 周，大管道损伤须放置更长时间，肝移植后胆瘘也是如此。困难病例可考虑经皮穿刺引流。内镜治疗胆瘘闭合率取决于胆瘘的位置、大小，闭合率为 80% ～ 100%。

3.Oddi 括约肌功能障碍

Oddi 括约肌功能障碍表现与胆道疾病或胰腺疾病类似。Ⅰ型 (Hogan/Geenen 标准) 表现胆管扩张、肝酶异常、典型胆绞痛，应行括约肌切开，无须测压。90% 以上的患者括约肌切开后疼痛消失；括约肌切开后大部分有测压异常的Ⅱ型患者 (胆管扩张 /LFTs 异常) 疼痛减轻；Ⅲ型 (胆绞痛、影像学检查及生化检查正常) 一些研究认为括约肌切开有益，但尚未得到公认，应进一步研究；SOD 患者 ERCP 后并发症发病率高。

(二) 在胰腺疾病中的临床应用

尽管缺乏随机对照试验的证实，ERCP 已用于许多胰腺疾病的诊断及治疗。

1. 复发性急性胰腺炎

理想的情况应是 ER-CP 用于治疗，而创伤更小的影像学手段用于疾病的诊断，EUS 和 MRCP 可清楚地显示胰胆结构，而没有胰腺炎及放射线暴露的危险，可以诊断微结石、胆总管结石、慢性胰腺炎及胰腺分裂、环状胰腺等先天性异常。但在胆道测压、副胰管插管、胰管括约肌切开及胰管支架置入前，仍需行 ERCP 已获得管道结构的确实的影像资料。

ERCP 获得的胆汁可用来化验，以检出胆道微结石。在一些特定的病例，推荐胆道括约肌切开不做胆囊切除预防胆道微结石引起的复发性急性胰腺炎。但目前国内此方法临床应用较少。

胰腺分离人群发病率 7% 左右，尽管 NIH 认为内镜治疗是有根据的治疗方法，但胰腺分离是否是复发性急性胰腺炎的病因尚有不同意见。在一些适当选择的病例，副胰管括约肌切开可预防复发性急性胰腺炎。1 例回顾性研究，包括 53 例行副胰管括约肌切开的患者，60% 术后症状缓解，但一半的患者平均 6 个月后再次出现急性胰腺炎发作。最近发表的一篇综述综合了一些大样本、回顾性研究的结果，评价胰腺分离患者副胰管支架、副胰管切开及两者联合治疗的结果，显示的趋势是，和胰腺分离造成的慢性胰腺炎及胰腺型腹痛相比，胰腺分离急性胰腺炎患者内镜治疗总的效果是好的 (疼痛减轻、住院时间缩短、接受急诊治疗的次数减少)。有限的资料显示，延长支架置入时间而不作副胰管切开可获得与括约肌切开同样的效果。副胰管内镜治疗术后胰腺炎发生率增加。

Oddi 括约肌基础压增高的复发性急性胰腺炎患者应接受适当的内镜治疗 (括约肌切开或支架置入)，有效率报道 28% ～ 90%。Oddi 括约肌测压术后胰腺炎发生危险性较高，应由经验丰富的医师操作，病例应谨慎选择。

单独一次病因不清的急性胰腺炎不需 ERCP 检查；自身免疫性胰腺炎 ERCP 有特殊表现，免疫球蛋白 G_4 水平增高，激素治疗效果好。

2. 慢性胰腺炎

ERCP 时，可以直接进入胰管，对有症状的胰管结石、胰管狭窄和假性囊肿诊断治疗。胰管狭窄通过扩张和支架治疗可得到有效的治疗，胰管支架治疗疼痛缓解率报道差别很大，在一项比较内镜治疗和手术治疗的效果的随机对照实验中，慢性阻塞性胰腺炎腹痛手术治疗长期疼痛缓解率优于内镜治疗。然而，由于内镜治疗的微创性，仍首选内镜治疗，只有内镜治疗无效或复发的病例采用手术治疗。

慢性胰腺炎患者嵌顿的胰管结石可诱发腹痛和急性胰腺炎，因为胰管狭窄，胰管括约肌切开取石较困难，因此需 ESWL 碎石后取石，而一些病例，内镜下取石甚至是不可能的。胰管结石内镜治疗减轻腹痛的报道相当复杂，一些报道短期有效率为 77% ～ 100%，长期有效率为 54% ～ 88.6%；另一些大样本试验结果则令人沮丧，包括 1 000 例慢性胰腺炎患者的长期随访的研究表明，65% 由狭窄、结石或两者均有的患者，内镜治疗疼痛有所减轻，但胰腺功能并未改善；另外，在这项研究中，24% 的患者最后接受了手术治疗。胰管结石 ESWL 碎石是很困难的技术，即使熟练的内镜医师，也有相当大的风险，而且患者需接受多次治疗 (多超过 10 次)，已有的报道也存在不同的结果，在胰管重度狭窄远端的结石，必须手术治疗。

3. 胰瘘

胰管破裂或胰瘘多由急性胰腺炎、慢性胰腺炎、胰腺外伤及手术损伤造成。胰瘘可出现胰源性腹水、假性囊肿形成或两者同时存在。胰管支架已成为胰瘘的常用的治疗方法。大部分严重的胰管损伤可置入桥样支架以重建正常的胰管引流。在 42 例胰管破裂患者中，置入桥样支架，25 例破裂闭合，相关因素包括架桥成功及支架置入时间较长 (＞ 6 周)。尚无 RCT 比较内镜治疗和手术治疗胰腺损伤的效果。

4. 胰腺液体积聚

ERCP 可用于诊断治疗胰腺液体积聚，包括急性假性囊肿、慢性假性囊肿及胰腺坏死。与胰管相通的液体积聚可经乳头治疗，不通者可经胃或十二指肠引流。EUS 可用来穿刺前定位，以避开血管。

与胰管相通的液体积聚包括胰尾部的囊肿，可由经乳头途径处理。胰管支架、胰管括约肌切开或二者联合治疗可成功地使积聚的液体消失。大样本研究中，经乳头途径假性囊肿引流有效率超过 90%。经胃或十二指肠假性囊肿引流，虽然技术要求较高，但技术熟练的医师成功率仍＞ 80%。假性囊肿引流的并发症包括胰腺炎、出血、穿孔及感染。

5. 胰腺癌及其他胰腺恶性肿瘤

胰腺恶性肿瘤通常造成胰管和胆管的梗阻 (双管征)，高分辨强化 CT、MRCP 及 EUS 常用于胰腺肿瘤的诊断。组织学诊断可由 ERCP 活检或细胞刷检获得，阳性率为 30% ～ 50%。提高刷检细胞学检查阳性率的方法如数字图像分析等，尚未广泛应用，另外的一些方法，如胰液分子生物学检查，尚在试验阶段。

6. 腔内超声和胰管镜

IDUS 多用于鉴别良恶性狭窄，胰管镜可直接观察管壁结构，有助于胰腺癌和腔内产黏液乳头状肿瘤、其他囊性肿瘤的鉴别。胰管镜与 IDUS、活检或刷检联合检测诊断准确率高于单独检查。

(三) 现状与展望

近年来国内外 ERCP 的发展进入了平台期，表现在以下方面。

（1）与 10 年前比，ERCP 技术并没有突破性性进展，甚至有一些学者提出 ERCP 过时理论。

（2）分布不均衡，ERCP 集中在一些大的内镜中心，大部分单位例数较少，县级以上的医院虽然配备了十二指肠镜等 ERCP 所需设备，但设备的利用率较低，治疗性 ERCP 的开展更不普遍。许多基层医生辗转国内许多内镜中心进修学习，仍不能掌握 ERCP 操作真谛。

（3）ERCP 规范标准化尚有很长的路要走，即使在 ERCP 专家中，操作方法、治疗理念亦存在较大分歧。

（4）缺乏 ERCP 认证准入制度，ERCP 是高技术含量高风险操作，有必要实行认证准入制度，对合理配置医学资源，降低 ERCP 并发症发病率有重大意义，如何进行认证准入尚有许多工作去做。

（5）ERCP 研究中病例报道较多，而基础研究及设计规范、大样本多中心符合循证医学要求的临床研究较少。

ERCP 并没有过时，而是进入了新的成熟发展时期。

（1）寻找 ERCP 新的生长点：加强与外科医生、放射科医生的协作，在解决临床难题的过程中，发挥内镜医生创新思维的优势，挖掘新的治疗理念、方法；加强多种微创方法的联合应用，如十二指肠镜与超声内镜、腹腔镜联合应用等。

（2）改进插管技术和器械：针对 ERCP 操作难点展开多中心协作项目，使 ERCP 由少数人掌握的技术变成真正的临床适用技术；治疗器械的国产化问题，老一辈学者早就提出，降低费用也是普及工作的重要一环。

（3）深入开展 ERCP 基础和应用研究：设计合理，对临床工作有较强的指导价值，利用循证医学证据指导 ERCP 工作，实现由经验医学向循证医学的转变。

（4）建立合理高效的 ERCP 医师教育及操作规范化、认证准入制度三者是系统工程的组成部分，互相联系，是 ERCP 进一步发展的战略工程，在借鉴国外经验的基础上，结合中国实际，是 ERCP 研究的重要课题。

四、NOTES——内镜治疗的新纪元

经自然孔道壁外内镜手术（NOTES）是崭新的术语和理念，是指不经皮肤切口而经人体自然的管壁造口进行的腹部内镜外科手术。NOTES 是指无须开腹，通过自然孔道包括胃、结肠等，通过内镜进行消化道壁外的手术治疗。和腹腔镜手术相比该术式腹壁无瘢痕，避免了切口感染和切口疝，疼痛和粘连轻，生理应急反应更轻，恢复更快，且不影响肌肉活动，尤其对于肥胖者，成本效益比是否优于腹腔镜手术尚待临床研究。

腹腔镜外科的飞速发展使微创治疗理念逐渐被接受，传统外科治疗模式受到冲击，外科传统手术理念被打破，微创外科已成为 21 世纪发展的重要趋势。而内镜器械和技术的发展，使经自然孔道如胃、结肠等，通过内镜处理消化道壁外即腹膜腔内或腹膜后器官病变成为可能，金属夹、内镜缝扎装置的出现，内镜切除后穿孔原须手术治疗，现已有大量内镜下闭合消化道穿孔的报道。内镜下新的缝合、止血器械和技术不断涌现，已可对消化道管壁进行切开、闭合、止血等操作，超声内镜介导下已对消化道邻近器官进行治疗如胰腺假性囊肿引流等。微创理念的普及、内镜治疗器械和技术的进步等，使通过内镜进行腹腔手术成为可能，有学者相继提出了经胃进行腹腔内手术的理念。

经自然孔道壁外内镜手术始于 1998 年，美国 5 所大学的有关专家组成一个名为 "Apollo 小组" 联合进行研究。1999 年该小组在约翰霍普金斯大学医学院开展了活体动物上经胃腹腔镜手术。2005 年美国 ASGE 和 SAGES 的专家小组正式提出了经自然孔道壁外内镜手术的新概念。NOTES 不只是简单的新的内镜技术，而是包括治疗理念、基础理论、相关技术及教育培训等的复杂系统，微创外科即将进入新的时代 NOTES 时代。

2005 年 4 月，来自 AGE 和 ASGE 的消化内镜专家和外科内镜专家组成的工作组，对 NOTES 及相关问题进行了系统的讨论，发表了 NOTES 白皮书，正式提出了经自然孔道胃肠壁外内镜手术的新概念。白皮书总结了 NOTES 的研究成就，指出了目前 NOTES 发展须解决的主要问题和未来研究的方向。2006 年 6 月，举办了第一届 NOTES 国际会议，来自世界各地的 200 多名代表参加了会议，对 NOTES 进行了更深入的讨论，组成了 8 个专门的工作小组解决 NOTES 技术难题，尤其重要的是成立了 NOSCAR 对 NOTES 研究提供帮助，工作进展在发布。2006 年消化疾病周上，AGA、ASGE、SAGES 举办了 NOTES 的专题讨论，与会代表交流了有关的研究进展。

NOTES 尚有许多关键的问题要解决，如进入腹腔最佳途径、闭合技术、感染预防、缝合和吻合技术及器械、立体定位、并发症控制、全身反应、操作系统、多学科合作等。

内镜进入腹腔内目前已成为可能，但目前尚无理想方法，大部分研究者使用改进的 PEG 技术，通过胃前壁进入腹腔，使用气囊将穿刺点扩张至 18 MM。尽管 NOTES 实验研究积累了相当多的经验，进行不同的手术胃内穿刺部位是不同的，已有研究认为经结肠途径是 NOTES 胆囊切除的最佳途径。NOTES 最终走进临床，必须有 100% 可靠的闭合技术。目前已有的闭合技术包括缝合、金属夹和其他更简单的方法等，在动物手术中单个穿刺部位可通过上述任何方法之一关闭。但不同位置两个或两个以上的穿刺点，是非常困难的。

经胃进入腹腔会增加腹腔内感染的危险，早期的动物实验偶尔会出现腹腔内脓肿，但穿刺前胃内无菌处理及无菌套管的使用可能减少腹腔内脓肿的发生。内镜下缝合是 NOTES 基本技术，在缝合技术成熟前，NOTES 应限于不需要缝合的适应证。但如机械闭合失败，缝合技术是不可缺少的，目前内镜下缝合器械尚不成熟，仍须进一步研究。目前内镜器械处理腹腔内并发症如出血、肠穿孔、脾损伤等这些并发症是非常困难的，并发症的处理需要及时发现和处理。随着内镜缝合装置的改进，器官损伤可通过内镜在腔内处理。

和腹腔镜问世时的情况一样，Kalloo 等第 1 次报道将内镜经胃壁进入腹腔，遭到了许多批评和置疑，和腹腔镜手术相比，NOTES 仍是襁褓中的婴儿，还有许多待解决的问题，甚至是关键问题，但它代表着即将到来的微创治疗的新时代，这已为越来越多的消化病医师、外科医师、内镜医师所接受。而且在 NOTES 发展过程中或许会出现新的内镜治疗理念和治疗器械。

第五节 消化内镜介入治疗技术

一、腹腔镜检查技术

(一)术前准备

应具备基本的腹腔镜设备和器械。与开腹手术相同,对患者的全身状态和风险因素进行全面的评估。耐心向患者解释腹腔镜检查的必要性,让其明白这只是一种避免剖腹探查的诊断方法,可以同时进行治疗,可能会出现并发症或阴性探查,腹腔镜检查需在征得患者及家属的同意、签字后方可进行。术前常规放置胃肠减压管和导尿管,以减轻腹内脏器的膨胀。术前给予镇痛药、镇静药及麻醉前用药。

(二)麻醉和体位

1. 麻醉

如果腹腔镜主要用于诊断,则可采用局部麻醉加静脉强化的方法。如果考虑诊断后需要用腹腔镜进一步治疗,应在全麻下进行,或先用局麻进行检查,确定需进行腹腔镜手术时改用全麻。

2. 患者体位

手术床应有多向改变的功能。一般先取平卧位,然后根据检查的需要随时改变体位。检查上腹部时取头高脚低位,检查下腹部或盆腔脏器时取头低脚高位。原则是被检查的器官位于较高位,使其周围脏器因重力作用移开,便于显露。

(三)腹腔镜检查技术

1. 造气腹

造气腹最常用的是脐周 Veress 针穿刺技术,有既往腹部手术史者,应远离原切口 5 cm 以上穿刺,或采用小切口开放法造气腹。造气腹最常用的是 CO_2 气体,局麻下气腹压力为 8 ～ 10 mmHg(1.07 ～ 1.33 kPa),全麻下气腹压力不应超过 15 mmHg(2.00 kPa),气腹压力过高将对患者的呼吸及循环系统造成严重影响。

2. 穿刺套管的放置

第一套管通常放在脐上或下缘,腹腔镜经此套管进入腹腔,便于对整个腹腔及盆腔进行检查。其他穿刺套管的部位及数量,应根据手术的需要决定,有时增加一两个套管对显露和操作有很大的帮助。

3. 腹腔探查

进镜后对腹腔内进行有序的全方位检查,先实质性脏器,后空腔脏器及盆腔器官。

4. 手术治疗

需要手术治疗者,应根据术者的经验决定采取腹腔镜下手术或中转开腹手术方式。

5. 切口处理

腹腔镜探查后,应仔细检查每一戳孔有无出血,并缝合深筋膜层,以防切口疝发生。

二、胃内异物钳取术

质、食物及药物结块等,这些物体不能被消化,也难以通过消化道狭窄部。内镜下取出胃内异物,具有方法简单、并发症少、成功率高等优点。

上消化道异物按滞留部位可分为食管异物、贲门部异物、胃内异物和十二指肠异物。本文重点讨论内镜下胃内异物的取出。

(一)术前准备

1. 患者准备

通过询问病史、查体及进行影像学检查,确定异物的位置、性质、形状、大小及有无局部并发症,但切勿行钡餐检查,以免影响视野观察。患者应禁食 6 小时以上,食管内异物可不禁食。能配合检查者可按常规内镜检查准备,并于手术前肌内注射解痉剂和镇静剂。儿童或精神病患者等检查不合作者,异物直径大于 2.5 cm、异物发生嵌顿、锐利异物直径大于内镜外径或多件异物者,易损伤食管黏膜者,可在全麻状态下行异物取出。

2. 器械准备

(1) 内镜:一般情况下各种胃镜均可采用,十二指肠降段异物采用十二指肠镜为宜。外径较粗的内镜,在取到异物后的退镜过程中不易受阻和损伤食管黏膜。小儿患者可选用小儿胃镜,有的异物可选用双孔道胃镜。

(2) 钳取器械:主要根据异物的特点来选择,常用的器械包括圈套器、活检钳、三爪钳、鼠齿钳、鳄嘴钳、V 形钳、扁平钳、网篮式取物器、内镜手术剪刀、拆线器、吻合钉取出器、磁棒、机械碎石器等。

(3) 辅助器械:如食管套管、橡皮保护套等,协助完成多个异物或尖锐异物的取出而减少对患者的损伤。

(二)操作步骤

根据患者病史及 X 线提供的异物信息,先行内镜检查,观察上消化道黏膜有无损伤及异物的情况,选择适当的钳取器械将异物取出。

1. 异物的寻找

患者取左侧卧位,常规进行内镜检查,范围包括食管、胃、十二指肠球部和降部,在检查时应仔细寻找异物。食管异物较易发现,胃内异物往往位于胃大弯侧的黏液湖中,较难发现,如胃内还有食物残渣则更难发现。黏液湖中胃液较多者可边抽吸胃液边寻找,混有食物残渣者应注水冲洗后寻找。如在食管和胃内反复寻找无异物者,还应在十二指肠内寻找。找到异物后,可根据异物的大小和形态选用不同的钳取器械,将异物取出。

2. 异物的取出

球形异物:如果核、玻璃球等,该类异物表面光滑,钳取不易夹住,宜选用网篮式取物器将其套住取出。长条形棒状异物:如竹筷、体温表、牙刷、笔等,此类异物可用圈套器取出,圈套器距离异物的一端不要超过 1 cm,否则难以通过贲门或其他狭窄部位,应套取异物光滑而细的一端先出。对外径细而光滑的棒状物可用鼠齿钳、鳄嘴钳、扁平钳等异物钳取出。扁平形异物:如鸡骨、硬币、金属片等,此类异物一般可用活检钳、鼠齿钳等异物钳取出。如果是缝衣针、小铁丝等铁质异物尚可用磁棒吸出。不规则形异物:如义齿、张开的别针、各种小玩具等可选用圈套器或网篮式取物器将其圈套住取出。张开的别针卡在食管内常是开口向上、光滑圈向下的状态,可用异物钳使其转为开口向下的状态取出,亦可顺势将别针推入胃内,钳住光滑端，使光滑圈向上取出。尖锐物：如刀片、金属片在取出时易伤及消化道黏膜，可在内镜头部装上一个橡皮保护套管，取到异物后，将其拉入橡皮套管中缓缓退出。软物：蛔虫常扭成一团，可用活检钳将其扯开，钳住蛔虫退出。布团或棉花团亦可直接用异物钳钳住取出。胃内巨大结石：胃内结石较小者可用网篮取出，大者超过 4 cm 可用碎石器碎掉或用圈套器分割。胃内巨大柿石，无法用机械法碎石者，可用内镜下激光碎石治疗，每个微型炸药头安装爆破剂叠氮化铅 1.5 mg，光导纤维一端连接此炸药头，另一端与激光引爆器相耦合。术前 6 小时禁食水，操作前 15 分钟肌内注射镇静剂和解痉剂，内镜找到胃柿石后，从胃镜活检口插入光纤药头，使药头顶在结石中心部表面，激光器通电后踩脚踏开关，引爆后结石被炸开一小洞成一裂缝，再沿洞继续引爆至击碎结石。如结石已裂开至 1 cm 以下大小，则不宜继续引爆，吸出胃腔气体后向胃内注射 10% 碳酸氢钠溶液 150 ～ 200 ml，促进结石残渣排出，以防结石碎块再黏结起来。

胃内缝线或吻合钉拆除：①剪刀拆除：对于手术后时间不长，缝线比较牢固，周围炎症不严重者可采用此法。操作时，切勿暴力牵拉，以免引起组织撕裂伤。②活检钳、拆除器拔除：适用于间断缝合的线结、术后时间较长、丝质缝线有溃烂现象、线结周围有脓点和炎症反应者。对残留的吻合钉，可用吻合钉取出器取出。术后给予胃黏膜保护剂及止血剂等治疗，③食管支架落入胃内的回收：参照有关章节。

（三）操作时注意事项

严格掌握内镜取异物的适应证和禁忌证，术前应详细了解病史及患者的心肺功能，行必要的辅助检查获得异物信息，根据异物特点选择合适的器械。手术应取得患者的配合，必要时在全麻下操作。食管、贲门异物嵌顿无法抓取或安全取出时，不可强取，必要时将异物推入胃内后再取。钳取异物时，应选择合适的钳取部位，尽量固定不要脱落，长条形异物尖锐端应向下。退出异物时，异物应尽量靠近内镜，当通过咽喉部时，助手应将患者头后仰，使咽喉部与口咽部成一直线，以利异物顺利取出。取异物后发现有消化道黏膜损伤或出血时，应进镜检查损伤情况，必要时行内镜下止血，严重者术后应留院观察。

三、内镜下胃黏膜切除术

胃壁主要由黏膜层和固有肌层两个主要部分构成，两者之间由黏膜下层的疏松结缔组织连接，并可以在外力作用下轻易分离。这是仅切除黏膜层，而肌层不受损伤的组织解剖学基础。操作方法可依据病变的形态及胃内部部位的不同而不同。若病变呈有蒂或亚蒂息肉样隆起，单纯用息肉切除法即可；但对扁平隆起、平坦型、Ⅱc 样凹陷型者，则需要用黏膜切除法进行。常规内镜较难诊断出病变浸润的深度，更不能明确病变的起源层次及性质，故进行内镜治疗前，应行超声内镜检查，其目的是明确病变其起源层次及性质、选择治疗手段。

（一）内镜黏膜切除术

EMR 目前常用的技术有注射后切除技术、注射后抓取提起切除技术、透明帽辅助内镜黏膜切除术 (EMRC)、套扎辅助内镜黏膜切除术 (EMRI)、黏膜分次切除法 (EPMR) 等，以上各种操作方法的虽略有不同，但其基本步骤大体相同。首先，切除前要明确病变的范围和深度。可通过染色观察、黏膜下注射及超声内镜检查来评估。其次，在病变周围做上标记，留出足够的边缘并给予足量黏膜下注射。重要的一点是足量的黏膜下注射，足量黏膜下注射可使病变充分隆起以利于完全切除及防止穿孔，还可排除黏膜下浸润病变黏膜不能隆起。注射液以前多采用含有肾上腺素和靛胭脂的生理盐水，因生理盐水扩散较快，现多用高渗盐水、葡萄糖、甘油、果糖、右旋糖酐以及透明质酸钠等代替生理盐水。通常在病变远侧端边缘开始注射以免近侧端注射后隆起影响远侧端的观察，然后在两侧及近侧端注射。注射液体量根据病灶大小而定，并可在操作中重复注射。注射后应尽快行圈套切除。应尽可能一次性整体切除，大的病变可分次切除，但也应争取在一次操作中完成分次切除。此外准确的吸入、套扎也是完全切除的关键。吸引时要确定拟切除线以内组织均在圈套钢丝内才能收紧圈套。切除后应仔细检查肌层是否受累，如有受累，可用金属夹封闭切面。

(二) 内镜黏膜下剥离术

ESD 是由 EMR 发展而来，主要包括以下步骤：首先在病变周边进行标记明确切除范围，然后进行黏膜下注射液体使肿瘤抬高；其次病变周边黏膜的切开；最后病变黏膜的完整剥离。ESD 与 EMR 的黏膜下注射基本相同，由于 ESD 操作较 EMR 操作复杂、费时较长，故其注射液的选择多采用隆起保持时间长、止血效果好、组织损伤小的黏膜下注射溶液。有学者将 1 900 kDa 1% 透明质酸盐溶液与 3 ml 5% 果糖溶液、10% 葡萄糖溶液、生理盐水，200 ml 甘油配制成混合溶液用于 ESD 术早期胃癌取得较好效果。病变周边黏膜的切开，一般从肿瘤远端开始，并做好标记 (为之后的病理检查提供依据)，形成环绕病灶的切口，然后，进行黏膜下层结缔组织的剥离，小的病灶可用圈套器剥离。当病灶 > 2 cm 或情况复杂时，使用圈套器剥离常常不能取得满意结果，因此需使用内镜下专用电刀。一般情况下先从病灶远端的黏膜下层开始剥离，然后剥离病灶近端黏膜下层。剥离过程中，需借助重力作用使已剥离的黏膜下垂，协助电刀分离黏膜层与黏膜下层，因此常常根据实际情况变换体位，有时 ESD 的实施需借助于特殊的器械，如钩刀、折曲刀、三角顶刀和末端小口径圆锥透明帽等，这些器材共同的构造特点是能首先切开病变周围黏膜，然后可逐步剥离黏膜下层的纤维组织来切除病灶。与传统 EMR 相比，这项技术最大特点是能掌控病灶切除的范围和大小，可完整地切除更大病灶，即使是累及黏膜下层的部分溃疡病灶也能被切除。所以这一技术可被应用于较为复杂的肿瘤病灶切除。

四、胃食管反流病内镜下腔内折叠术

(一) 术前准备

1. 器械准备

两条电子胃镜，两台负压吸引器，巴德缝合包，手柄和食管套管，止血钳，剪刀，胶布，纱布，润滑剂，大号口垫，剪线钳，20 ml 注射器等。

2. 患者准备

完善常规胃镜前检查，如血型、凝血、血清学检查，术前禁食 6 小时。

3. 静脉麻醉

异丙酚，需麻醉医生在场。

(二) 术前器械安装

把远端可以弯曲的导丝插入胃镜活检孔道内，并使其从孔道远端伸出。在内镜先端部沿导丝倒装上缝合针，把缝合针从胃镜活检孔道入口拉出来，移去导丝，从缝合针鞘插入推送导丝，到达缝合针处该导丝的标记带穿出缝合针头。在推送装置的顶端有一个 1 cm 宽的标记带，将该装置的末端插入缝合器中，并向前推送直至在缝合器顶端出现，然后把推送装置上的线穿过缝合针并送至胃镜活检孔道内。取出缝合头，滑动缝合头套管，使其越过缝合针和推送装置线，保持缝合针斜面向上，用缝合头安装器，将缝合头固定在胃镜顶端处，缓慢牵拉缝合头以确定其是否被牢牢地固定在胃镜的末端，把顶端帽状装置安装在缝合头上。在活检部位上沿导丝和缝合鞘，缓慢插入操作手柄，将其旋转固定在活检孔道处，调整缝合针，锁定操作手柄上的黑色把手以防推送装置线发生移动，松开缝合头的末端小帽，使用钳子或者 Kelly 钳调整缝合针使标记带与缝合头远端保持在同一水平上；再调整推送导丝使标记带近端与缝合针尖端对齐，调整完成后回拉黑色操作柄。将缝线坠的尖头部插入缝合装入器扁平末端的小孔内，将缝合装入器置于缝合针尖端上，将装入器上小孔与缝合头及缝合针的小孔对齐成一直线，将坠子从缝合装入器推送进入缝合针直至其出现在缝合针的近端；缝线上不应存在任何张力，完全退回操作手柄，这时可以从缝合头腔内退回缝合针剂缝线，重新装上缝合头末端小帽。缝线装好后，盖好缝合头头帽，检查是否盖紧。带有三通的真空抽吸管接在吸引管上，处于"关"的位置（旋塞阀指向真空抽吸管）。操作过程中，避免真空抽吸管打折，在邻近内镜轴部的末端放松吸管。

（三）缝合过程

食管套管套于胃镜上。先将未装缝合器的内镜经口送入食管，完成常规食管、胃检查后，确定缝合位置，可以对缝合局部进行标记及内镜下黏膜预处理，再将内镜先端送至胃窦，沿镜身将先端涂有润滑剂的套管划入食管，退出内镜。经套管将含有缝合装置的内镜送入远端胃内。到达预定缝合位点（一般选择低于胃食管连接处 1～2 cm），置缝合头的吸引仓至选定位点。经过持续吸引，负压力达到 0.9 kPa，观察负压吸引管内无气泡冒出，确认组织已被充分组织吸引至缝合仓，调整内镜上下左右旋转钮于正常位置。快速推动缝合手柄，并迅速抽回缝合柄，缝合针穿过缝合仓内组织，推送导丝将坠子和缝线推送过组织，留于缝合帽内。关闭真空抽吸，从缝合仓连通的吸引管内注射 1：10 000 肾上腺素盐水，放开组织。回拉内镜，即可将缝线一端拉出患者体外，而缝线则穿过组织。整个缝合装置从套管移出，取出缝合帽内的坠子，在体外再进行第二次安装，安装结束后，再次通过套管将内镜推入食管。在第一针穿入点旁开 1.5 cm 左右的距离的同一水平处，选择再次进针点，重复上述程序，将内镜退出体外。这样缝线的两端均位于体外，助手协助轻提缝线使缝线处于紧张状态。将装有打结扣的打结器从内镜活检孔道插出，助手剪断缝线多余部分（距门齿 20～30 cm），用持针器固定缝线断端，将取线器穿过打结扣，缝线断端穿过取线器，从打结扣中抽出取线器同时也将缝线断端拉过打结扣，再用持针器固定缝线断端。沿缝线划入内镜，将打结器推送至黏膜缝合点，确定缝线收紧后，推动打结器手柄的黑白钮，使缝合结夹紧缝线两端，然后推动打结器手柄的红白钮，切断多余的缝线，仅留大约 0.5 cm 在缝合结上，完成缝合。如需再缝合，可重复以上过程。

（四）术后处理

术后常规禁食 2 小时，观察后若无并发症可进流食，次日可恢复正常饮食，术后可视情况给予抑酸剂。术后 1 周复查胃镜。

五、食管狭窄扩张术

食管狭窄（stenosis of esophagus）是指良、恶性病变或手术后瘢痕所引起的食管良、恶性狭窄，常导致食管完全或不完全梗阻。食管狭窄在临床上较为常见，常见的原因包括消化道局限性炎症、溃疡、术后吻合口狭窄、机械或强酸、强碱等化学性损伤及遗传因素等。另外，与内镜治疗相关的狭窄，如食管静脉曲张硬化、栓塞治疗术后食管狭窄及放疗后食管狭窄也是近年来常见的原因。

（一）探条扩张法

主要用于以炎症、术后瘢痕、肿瘤等形成的狭窄为主的非动力性狭窄，此种方法操作方便，探条可多次使用，价格便宜。确定狭窄段距门齿距离，患者取左侧卧位，经口内镜直视下观察狭窄段距门齿的距离，并记录。放置导丝，经内镜活检孔插入金属导丝，在内镜直视下将导丝的前段插入跨过狭窄段，在X线下观察导丝先端到达胃内，退出内镜保留导丝。插入扩张探条，先选择直径较小的扩张器进行扩张，将中空的探条扩张器套入导丝，并沿导丝慢慢将扩张器的圆锥部送入，依照内镜检查时确定的狭窄距门齿距离，插入探条直至其体部（即圆柱形部分）通过狭窄口，静置数分钟后退出扩张器，注意仍需使导丝的位置保持固定不变。如此，依次逐步增加扩张器的直径，使狭窄部分逐渐被扩开。扩张完毕后，扩张器连同导丝一起退出，再插入内镜复查，最好能进入已扩开的狭窄部远侧，仔细观察有无肿瘤或其他合并病变，如出血、穿孔等。发现异常，应及时处理。

（二）球囊扩张法

1. 贲门失弛缓内镜下扩张术。

2. 经内镜气囊扩张术

在内镜直视下将选定的扩张球囊经内镜活检孔道插入，先将其导丝插过狭窄段，在X线下确定导丝在管腔内，再将球囊沿导丝插过狭窄段，使球囊中部位于狭窄中部，必须注意的是球囊完全出了内镜活检孔道，用连接压力测定仪的液体注射器，小心往球囊内注入液体，使其直径依照狭窄大小到达预想的直径，并保持一定时间，再回抽液体，重复扩张1～2次，退出球囊，将内镜插入狭窄段进行观察，了解狭窄局部情况，同时观察扩张后局部情况。

（三）特殊情况下的狭窄扩张术

1. 高位食管狭窄和重度瘢痕狭窄

在内镜直视下经内镜活检孔道插入胆管造影管，其内含有0.035英寸的导丝，缓慢将导丝插过狭窄段，在X线下观察导丝的位置，沿导丝插入造影管，使其跨过狭窄段，退出导丝注入造影剂，确定造影剂顺利进入胃内，再插入导丝，留置导丝，退出造影管，沿导丝插入球囊，进行扩张，逐步跟进内镜，进行观察。直到狭窄完全扩开为止。

2. 长段食管狭窄

在内镜直视下经内镜活检孔道插入胆管造影管，其内含有0.035英寸的导丝，缓慢将导丝插过狭窄段，在X线下观察导丝的位置，沿导丝插入造影管，使其跨过狭窄段，退出导丝注入造影剂，确定造影剂顺利进入胃内，再插入导丝，留置导丝，退出造影管，沿导丝插入小球囊，进行扩张，逐步跟进内镜，扩张后留置导丝，沿导丝放置胃管进行观察。一周后再重复上述方法，直到狭窄完全扩开为止。

（四）扩张后观察和注意事项

食管狭窄扩张后，不可马上进食。应密切观察病情，注意有无胸痛、发热、咳嗽等。扩张后 2 小时，如无不适，可以饮水，进少量半流食。扩张后 6～8 小时内，如无不适，可离院，随诊。

六、食管狭窄支架放置术

引起食管狭窄的病因多种多样，其中最常见的为食管、贲门癌及其术后、各种化学损伤及食管放疗灼伤等。食管狭窄发生后很大一部分患者已失去了手术治疗的机会，即使可以手术治疗，患者也面临着手术创伤大、术后食管再狭窄等风险。因此，内镜下放置食管支架，以其操作简单、安全、并发症少及长期缓解食管狭窄等优点，得到了广泛重视。临床应用技术的不断成熟，亦为食管狭窄患者的治疗带来了更多选择。目前，食管支架分为金属食管支架和塑料食管支架。塑料支架成本较低，但国外一项回顾性研究显示，应用自膨式塑料支架治疗良性食管疾病，导致频繁的支架移位发生，很少有病例能够得到长期的改善，国内尚未应用此种自膨式塑料食管支架。

（一）支架置入器材

1. 扩张治疗的仪器　消化道狭窄扩张的仪器主要有两类，一类是探条扩张器，另一类是气囊或水囊扩张器，气囊或水囊扩张器的共同点是需与测压器连接，相应的压力下即可达到与之相对应的球囊直径。

2. 食管支架及与其配套的推送装置。

3. 引导导丝及胃镜。

4.X 线机。

（二）术前准备

1. 狭窄段评估

术前应该确切了解狭窄在食管的位置、长度、性质及狭窄上下的管腔结构，可以通过钡餐、内镜等检查评估，必要时行 CT 检查，了解狭窄部位及性质，病变与周围组织的关系。

2. 了解患者的心、肺功能等全身情况。

3. 术前患者准备

一般禁食 12 小时，为减少术中胃肠蠕动，可用抗胆碱制剂，对精神紧张的患者可肌内注射地西泮，不能配合治疗的儿童可按无痛胃镜给药。

（三）食管金属支架的放置方法

1. 内镜检查

操作者对狭窄部位进行常规内镜检查，观察狭窄部位、内镜可否通过，内镜无法通过的狭窄，可以先进行狭窄扩张术。

2. 选择支架长度

确定狭窄段长度以后，选上下各跨过狭窄 2 cm 长的支架。

3. 标记

将内镜放置于狭窄处，X 线下标记，在患者的相应背部固定一样金属器物。另一种方法是内镜下于狭窄下缘、上缘分别注射少量碘化油，进行标记。

4. 狭窄距门齿的距离

在选择了支架长度后，测量支架上缘位置距门齿的距离。

5. 放置导丝

经内镜活检孔道插入引导导丝 (在有食管瘘或有明显成角狭窄的患者为确保导丝进入胃腔，应在 X 线和胃镜双重引导下插入导丝) 并越过狭窄部，最好将导丝先端部放置到胃窦，退出内镜后留置导丝。

6. 支架送入

沿导丝插入含有支架的支架推送器，到达预定位置后，缓慢退出推送器外管 (释放可在内镜直视下或 X 线监控下进行)，逐渐将支架完全释放，随后退出推送器及导丝。

7. 术后确定支架位置

术后再次插入胃镜，或于 X 线下确定支架位置，如果支架位置有向上或向下偏差，可在胃镜直视下使用相关器械进行调整。

(四) 术后注意事项

1. 避免过早进食

术后禁食 12 小时，避免过早进食，造成支架脱落。12 ～ 24 小时后开始进食流质饮食，后逐渐过渡到普通饮食，忌食大块、粗纤维饮食。若放置支架材料为记忆合金，遇冷可能出现回缩，应避免进食过多冷饮及凉水。

2. 观察生命体征

注意有无呛咳、呕血、黑便等症状，若患者胸痛严重，可给予止痛药物对症处理，并密切观察患者疼痛变化，若服用止痛药物后，疼痛仍无缓解或持续加重者，提示支架直径和形状选择不合适，应考虑取出支架。

七、贲门失弛缓症扩张术

(一) 术前准备

术前常规进行胃镜检查，排除继发性贲门失弛缓症。术前禁食，术前患者流质饮食 24 小时，禁食 12 小时，潴留较多时应抽出食管内残留食物，并用盐水冲洗。尽可能地减少食管内存留食物和分泌物的量，降低操作过程中的误吸风险。患者签署知情同意书。复杂的病例应在 X 线透视下进行。

(二) 设备

常用的气囊是 Rigiflex 系统 (波士顿科学有限公司，MA)。这种气囊由聚乙烯材料制作，安装在可曲导管上 Rigiflex 气囊长 10 cm，共有三种直径：3.0 cm，3.5 cm 和 4.0 cm。这种气囊在 X 光透视下不能显示，但气囊导管有不透 X 线标记可确定气囊的上、中和远端。Rigiflex 气囊直径固定不变 (无顺应性)，这也是它设计的最大扩张直径，进一步加压只增加腔内每平方英寸的磅压，但不增加气囊的直径，一旦超过其最大压力，气囊将会破裂而不会增加直径。

其他气囊扩张器是 Witzel 扩张器 (美国内镜，Mentor，OH)，是由 15 cm 长的聚氨酯气囊包绕在一长 20 cm 乙烯聚合物管上，可逆行插入内镜。Witzel 扩张器的优点是可在内镜下直视气囊膨胀中的位置，然而，它的效果有限，因为它只有一个尺寸即直径 4.0 cm 的气囊，且与 Rigiflex 气囊相比穿孔的发生率高 2 ～ 3 倍。胃镜及所需附件：标准胃镜、光源、视频监视器、导丝、活检钳、计算机图像存储系统等。

（三）操作过程

气囊扩张术有以下三种：内镜下气囊扩张术、经内镜气囊扩张术和 X 线透视下气囊扩张术。

1. 内镜下气囊扩张

操作完全脱离放射线，将全部的操作过程完全置于内镜的直视下进行，使气囊的定位准确无误，也使患者和操作者免受射线照射。操作步骤：术前 15 分钟肌内注射 654-2 注射液 10 mg、地西泮 10 mg、哌替啶 50 mg，常规口咽部麻醉。患者取左侧屈膝卧位，先行常规的胃镜检查，以排除食管、贲门和胃的其他疾病，排除继发性贲门失弛缓。插入胃镜至胃窦，经活检孔道置入导丝，保留导丝在胃窦内退出胃镜。将气囊与测压计连接，检查气囊是否漏气。用水或造影剂充满气囊，使气囊膨胀达到最大压力，然后放气。沿导丝插入涂有润滑油的气囊扩张器。再次插入胃镜，内镜直视下将气囊之中点定位于贲门最窄处。胃镜退至距气囊口侧端 2 ～ 3 cm 处，直视下缓缓注气扩张，以有胸骨后疼痛且患者能够忍受为限。治疗过程中注意保持气囊位置，使其中点始终处于贲门狭窄处。气囊扩张持续的时间没有统一的标准，通常情况一次扩张持续时间从 30 秒到 2 分钟不等，然后重新放置气囊进行第二或第三次扩张，一般扩张压力为 7 ～ 12 PSI(磅 / 英寸，1 PSI=6.8 kPa)。扩张完后放气退出气囊及导丝，内镜观察贲门损伤及出血的情况，若渗血较多，局部喷洒去甲肾上腺素止血。术中需严密观察有无剧烈腹痛、气促、出血、发热等情况。

2. 经内镜气囊扩张

TTS 气囊的优点是容易通过，可避免反复地食管插入。操作步骤：行常规的胃镜检查，内镜尽可能通过狭窄部位。将 TTS 气囊导管插入内镜活检孔，直到内镜下见到气囊的头端。将内镜撤回到狭窄部的中间，将气囊放置到狭窄最明显处，注气行扩张，放气退出气囊及导丝。

3. X 线透视下气囊扩张

行常规的胃镜检查。在胃里放置一根 Savary 导丝，退出内镜。沿导丝插入涂有润滑油的气囊扩张器。X 线透视下可见气囊的中心通过胃食管的交界点。X 线透视下给气囊充气直到腰部消失。放气退出气囊及导丝。

（四）术后处理

如术后患者病情稳定并可以进食流质食物，观察 3 ～ 4 个小时后可出院，并告知患者如果出现胸、腹疼痛，呕血，便血，呼吸短促或出现发热时需要及时返回医院。所有患者需门诊随诊，1 个月后要评估患者的症状，食管钡餐评估食管排空情况。如果症状和 (或) 食管排空情况没有明显改善，那么应该确定再次扩张的时间并使用更大型号的扩张气囊。

（五）疗效评价

研究显示，内镜下气囊扩张与 X 线透视下气囊扩张在安全性和有效率方面相似，扩张治疗能达到一定的疗效，有效标准为扩张后在近期内吞咽困难消失，LES 压力降至正常范围。扩张后平均 1.5 年仍能维持疗效，一次治疗后经 5 年随访，有效率达 60% ～ 80%。

八、鼻胆管、鼻胰管引流术

1975 年川井和永井首先经十二指肠镜行鼻胆管引流获得成功。1977 年 Wurbs 和 Classen 采用内镜下鼻胆引流术 (ENBD) 治疗急性化脓性梗阻性胆管炎。1983 年于中麟、鲁焕章等首先在国内开展该项技术。内镜下鼻胆引流术不仅能充分引流、冲洗胆管，而且能反复进行胆管造影，一旦引流失畅，可及时发现。目前，此法已被广泛应用于临床，成为梗阻性黄疸、急性化脓性胆管炎等胆、胰疾病有效的治疗方法。

内镜下鼻胰管引流术 (ENPD) 是在内镜下鼻胆引流术的基础上发展起来的，1988 年 Huibregtse-K 等首先报道内镜下鼻胰管引流术，治疗慢性胰腺炎，在国内该技术 1999 年才有报道。内镜下鼻胰管引流术可用于胰管结石过大，或合并胰管狭窄时，减低胰管内压引流胰液，也可用于胰液收集。

(一) 器械准备

1. 内镜

治疗型纤维或电子十二指肠镜，活检孔道直径 2.8 cm 以上。行毕氏 II 式胃大部切除者也可用前视式电子及纤维胃镜。

2. ERCP 造影导管。

3. 引导钢丝

为 0.018、0.035、0.038 英寸 (1 英寸即 25.4 mm)，长 400 cm。

4. 扩张探条

为长 200 cm，外径为 6.0、7.0、8.0、9.0、10.0 及 11.5 F 等，可通过 0.035 英寸引导钢丝。

5. 扩张气囊

导管长度 200 cm，气囊长 2.0 cm，充气后外径 4 ～ 8 mm，压力 60 PSI/4 atm (1 PSI=6.8 kPa，1 atm=101.30 kPa)，可通过 0.028 ～ 0.035 英寸引导钢丝，配专用压力表。

6. 鼻胆引流管或鼻胰引流管

鼻胆管长约 250 cm，外径 6 ～ 8 F，根据前端形状不同分别适合放置于左肝管、右肝管及胆总管内，前端有可定型的圈袢，便于固定。鼻胰管长度为 250 cm，外径为 5、6、7 F，前端有数个侧孔便于引流。

7. 鼻咽引导管

可用特制的鼻咽引导管，长度为 25 cm，外径为 16 F，头端圆钝而光滑，无侧孔，也可用吸氧管及一次性导尿管替代。

(二) 患者准备

基本同 ERCP，急性化脓性胆管炎患者应注意有效地控制胆道感染及抗休克治疗，并在术中进行生命体征的监护及吸氧。

(三) 操作步骤

1. 鼻胆管引流术

常规行 ERCP，了解胆管病变性质及部位，若为急性化脓性胆管炎或由于结石或肿瘤等引起的胆管梗阻，在注入造影剂前先抽出部分胆汁，再注入等量的造影剂，可预防胆管内压力的升高，以免加重败血症。确定内镜下鼻胆引流术的必要性及引流部位，若为结石则应引流结石上方扩张的胆管；若为良性狭窄，则应引流梗阻部位上方扩张最严重的胆管；若狭窄程度严重，估计鼻胆管通过狭窄部位有困难者，则应先置入导丝，并通过狭窄部位，再沿导丝用扩张探条逐级扩张，保持导丝位置不变，退出扩张探条，沿导丝插入鼻胆管，并送至理想的引流部位。

在 X 线透视下逐步退出内镜。同时，调整鼻胆管在十二指肠及胃内形成的圈袢。将鼻胆管从口中引出，将鼻咽引导管插入鼻孔中经咽部从口中取出，再将鼻胆管引出鼻孔。在 X 线透视下，进一步调整鼻胆管在胃内的位置，并固定于颊旁及耳郭后。若不能确定鼻胆管走行位置是否理想时，可再注入少许造影剂进一步核实。

2. 鼻胰管引流术

常规行 ERCP 明确胰管病变部位，重点了解胰管结石的部位、大小、数目，胰管狭窄部位、程度及胰管扩张等情况。胰管深插管，置入导丝并越过狭窄部位，退出造影导管并保持导丝位置不变。沿导丝插入鼻胰引流管，头端越过狭窄部位或结石。按 ENBD 的操作方法，退出内镜并固定鼻胰管。

（四）术后处理

术后 3 ～ 6 小时及 24 小时检测血清淀粉酶，第 2 天常规检查血白细胞计数及其分类。术后常规禁食 1 天，第 2 天能否进食需依据血清淀粉酶来决定。鼻胆管应定期冲洗，但每次冲洗前应先抽出等量胆汁，每次注入的液体量一般不超过 20 ml，以免升高胆管内压力，加重感染。同时，还应记录引流的胆汁量，观察鼻胰管引流液量、颜色、性状，以及是否通畅。收集的胰液应迅速冷冻保存。由于内镜下鼻胆引流术及内镜下鼻胰管引流术可能丢失大量胆汁或胰液，留置不宜超过 1 周。

九、乳头括约肌切开取石术

内镜下乳头括约肌切开术 (EST) 是在 ERCP 诊断技术的基础上发展起来的一种内镜治疗方法，即在内镜下应用高频电切开乳头括约肌。此技术于 1973 年和 1974 年分别由 Kawai、Classen 及相马等首先报道，目前已可应用于胆管结石取石术。此项技术简单、并发症少、死亡率低，国内部分大、中型医院已开展了此项技术，且应用日益广泛。

（一）器械准备

1. 十二指肠镜

为通过各类碎石器，须用大活检孔道内镜，如 Olympus 公司的 JF-230(3.2 mm)、JF-240、TJF-30 及 TJF-200(4.2 mm) 等。

2. 高频电源

如 Olympus 公司 PSD-20、UES-20 等。

3. 高频电刀

包括推式、拉式及改良式。

4. 各类导丝及造影导管。

5. 取石器

如网篮型取石器及气囊型取石器等。

6. 碎石器

网篮钢丝较取石篮粗，把手构造较复杂，主要用于 > 1.5 cm 结石的挤碎和套取。碎石器包括 3 种类型：绞盘式、摇柄式及枪式把手碎石器。

（二）患者准备

1. 实验室检查

碘过敏试验，出凝血时间、血小板计数，备血等。

2. 术前准备

局部咽喉麻醉，术前 15 分钟静脉注射解痉剂、镇静剂，如丁溴东莨菪碱 20 mg、地西泮 5 ～ 10 mg、哌替啶 50 ～ 100 mg，亦可采用静脉麻醉。

（三）操作步骤

常规进行 ERCP 及胆管造影了解胆管结石的部位、大小及数量，决定是否进行内镜下乳头括约肌切开术。

乳头括约肌切开方法包括：①拉式切开法：最为常用。确定切开刀位于胆总管后，退切开刀见钢丝拉成弓状，使 1/2 ～ 2/3 刀丝露于乳头外侧，对准乳头开口 11 ～ 12 点钟方向进行逐步切开，电流强度一般为 20 ～ 30 W，乳头切开长度取决于乳头的形态及结石的大小。切开速度不宜过快，可通过控制通电时间与高频电刀的张力来调整切开速度。②推式切开法：适用于扁平状乳头及乳头开口较小、切开刀不能深插者。待将乳头做小切开后，亦可改用拉式刀继续切开。

对乳头插管困难者，可先使用针状刀将乳头作小切开或称预切开 (pre-cut)，再插入拉式刀继续切开。若乳头旁有胆管瘘管形成，可从乳头至瘘孔处将其切开。若瘘孔位置过高，亦可适当将瘘口切大，以利取石。对由于结石嵌顿无法通过拉式刀者，可选用针状刀在近乳头口处切开，使胆管减压。若为毕氏 II 式胃切除术后患者，十二指肠镜下切开刀钢丝的方向应在 6 点钟处，可使用特殊的"乙状弓形"切开刀，也可选用针状刀。

内镜下乳头括约肌切开术后结石的处理：

(1) 网篮取石：对 < 1 cm 的胆管结石均可用网篮取石，在 X 线监视下将网篮伸过结石，张开网篮抓取结石取出。

(2) 碎石：对 > 2 cm 的胆管结石须采用各类碎石器，操作过程类似网篮取石，抓住结石后粉碎。

(3) 气囊导管取石：对较小的胆管结石或用碎石器粉碎后的小结石，网篮常难以套取，可采用气囊导管取石。在 X 线监视下将气囊导管越过结石上方，待气囊充气后向胆总管下方牵拉导管，将结石带出胆管。若结石未被取尽，可先进行鼻胆管引流术，然后再择期取石。

（四）术后处理

由于多数内镜下乳头括约肌切开术的患者都曾应用镇静剂，因此，乳头括约肌切开术后应在密切观察生命体征的前提下，将患者送回病房或留观室卧床休息至完全苏醒。观察患者有无呕血、黑便、腹痛、气急、颈部皮下积气及高热等症状，一旦发现上述征象，应考虑有发生并发症的可能性。常规应禁食 2 ～ 3 天后给予流质及半流食，一周后可进普通饮食。患者一般常规应用抗生素 2 ～ 3 天。

十、胆管、胰管支架放置术

内镜下胆管塑料支架引流术 (ERBD) 首先由德国 Soehendra 于 1979 年报道，1985 年 CarrasCO 等率先将可用于血管的可膨式金属支架，应用于内镜下胆管金属支架引流术

(EBMSD)，并在动物实验中获得成功。近年来，随着治疗性 ERCP 技术的发展，支架材料及其工艺的提高，这一技术在梗阻性黄疸患者的治疗上取得了较好的临床疗效。国内自 20 世纪 90 年代初开展此技术以来，也积累了丰富的临床经验。

1983 年，Segel 等率先利用内镜下胰管支架引流术 (ERPD) 治疗慢性胰腺炎患者的胰管狭窄获得成功。近年来，胰管支架在胰腺疾病的内镜介入治疗中被广泛应用，并日益受到关注。

（一）器械准备

内镜下胆管塑料支架引流术及内镜下胰管支架引流术所需器械包括：

(1) 内镜：治疗性纤维或电子十二指肠镜，活检孔道在 3.2 mm 以上。

(2) ERCP 造影相关附件。

(3) 引导钢丝。

(4) 胆管或胰管扩张探条或扩张气囊。

(5) 支架：可有 3 类支架，即塑料胆管支架，外径 7 ～ 12 F，有多种形状；金属胆管支架，按其扩张方式分为自膨式和球囊扩张式；胰管支架，外径为 3.0 ～ 10.0 F，长为 1 ～ 12 cm。

(6) 推送器：7 ～ 8.5 F 支架推送器仅为相同口径的推送套管，10 F 以上支架的推送器，除推送管外还需 5 ～ 7 F 内引导管。

（二）患者准备

同常规 ERCP。

（三）操作步骤

1. 胆管支架放置术

常规进行 ERCP 检查了解病变性质及部位，确定选择置入塑料还是金属支架，及支架的外径和长度。塑料支架长度（两侧翼间距）是胆管梗阻部位上端至十二指肠乳头的距离。金属支架的长度应以扩张后的为准，梗阻段两端的支架长度应在 2 cm 以上为宜。插入导丝通过狭窄处，若狭窄明显者应先循导丝行探条扩张。保持导丝位置不变，循导丝插入支架及相应的推送管，术者依靠弯角钮及抬举器的力量，逐步将支架送入胆道。同时，助手回拉内套管配合。还应在 X 线透视下注意导管是否成袢，内镜下乳头是否偏离视野等。若为肝门部梗阻，可通过狭窄部于左右肝管分别插入导丝，再沿导丝置入两个塑料支架或 Y 形金属支架，此项操作难度较高。若放置塑料支架，末端侧翼以下部分应留在十二指肠乳头外，最后依次退出导丝及推送器，并可见胆汁顺利溢出。若为高位胆管梗阻需放置金属支架者，支架末端则不必露于十二指肠乳头外。退出内镜后嘱患者平卧，摄 X 线片，观察胆管支架的位置及扩张情况。

2. 胰管支架放置术

常规进行 ERCP 检查了解胰管狭窄部位、长度，确定胰瘘或假性囊肿位置、是否与主胰管相通。对疑为胰腺分裂症的患者，需经副乳头插管、造影。

(1) 主胰管狭窄支架置入：①经主乳头插管造影后，置入导丝越过狭窄段，沿导丝行狭窄段扩张，确定置入支架长度及外径。胰头狭窄伴胰管扩张者，宜先行乳头括约肌切开术，再置入支架。近端胰管扩张明显者，可置入 8.5、10.0 F 支架。近端胰管扩张不明显，可选择 5.0、7.0 F 支架。支架的长度一般以远端超过狭窄部位 1.0 cm，近端暴露于十二指肠乳头外少许为宜。②在 X 线及内镜下将胰管支架置入。③确认支架在胰管及十二指肠乳头处位置合适后，退出导丝及推送器，再退出内镜，患者平卧位摄 X 线片。

(2) 主胰管与假性囊肿相通支架置入：①常规 ERCP 检查确定主胰管与假性囊肿相通后，置入导丝并达假性囊肿内；②沿导丝行扩张术；③确定支架长度及外径后，沿导丝置入支架，远端达囊肿内，近端位于十二指肠乳头外。

(3) 经副乳头胰管支架置入：主要适用于胰腺分裂症患者。①经副乳头插管进行副胰管造影，了解副胰管狭窄情况。置入导丝，必要时行狭窄扩张；②确定支架长度及外径；③沿导丝经副乳头置入支架。

第六章 结肠动力功能检测

结肠运动功能包括结肠的收缩、舒张运动及肠内容物在结肠中的转运。目前，结肠运动功能的检测包括结肠收缩运动及结肠通过时间等。检测方法归纳起来有两类：一类是对某一结肠节段收缩活动的检测，另一类为结肠通过时间的检测，前者可提供有关结肠运动功能的状态，后者是测定结肠内容物通过结肠的所需时间。

一、结肠节段收缩的检测

结肠节段收缩的检测是通过各种测压装置，记录结肠某一节段收缩和舒张活动导致结肠腔内压力的变化，以此来了解结肠的舒缩状态，评价结肠的运动功能及感觉功能，帮助临床医师对结肠运动障碍性疾病的诊断。结肠测压术在技术上主要包括末端开放导管法、微型传感器导管法及恒压器检测法。

(一) 末端导管法

1. 原理

末端导管法是将水或其他低黏稠度液体，以恒定的速度注入末端开口的导管中，通过测定插入结肠内导管顶端流出道的阻力，来获得结肠腔内压力变化的数据。导管直径为 4.8 mm，内含 8 根更细的导管，分别于总导管末端开口与不同部位的 8 个侧孔相通，可以同时记录结肠内 8 个不同部位的腔内压力。

2. 方法

患者于测压前 1 周停用一切对胃肠道运动及中枢神经系统有影响的药物，禁食 8 ～ 12 小时，避免激烈的身体活动及情绪激动，不穿收腹裤，放松腰带，让腹部不受外来的压力。检查室的温度不能太低，应注意保温，防止患者因出现肌颤而影响测压结果。患者按结肠镜检查的要求做好肠道准备，并通过结肠镜插管。检测时间为 8 小时 (短程记录) 和 24 小时 (长程记录)。由于结肠自发性活动较少，在进行短程记录时可给予各种刺激，包括食物刺激、bisaCOdyl 刺激、胆碱能刺激、气囊刺激和应激刺激，分别表示结肠的不同功能。

(1) 食物刺激：食物刺激是最好的生理性刺激，部分患者进食后出现症状，可采用此方法进行检查。在正常情况下进食 10 分钟后即可导致结肠时相性和张力性收缩增强，远端结肠强于近端结肠，时间持续为 3 小时。

(2) bisaCOdyl 刺激：肠腔内注入 bisaCOdyl(5 ～ 10 mg) 激发结肠蠕动，bisaCOdyl 主要作用于肠肌间神经丛，该反应缺失可提示肠肌间神经丛受损。

(3) 胆碱能刺激：静脉注射麻黄碱 10 mg 激发结肠蠕动，如该反应缺失，则提示胆碱能神经受损。

(4) 气囊刺激：主要用于内脏感觉功能的检测，但也可激发结肠收缩。

(5) 应激刺激：多用于功能性肠道疾病的检测，反映应激状态下结肠的收缩反射。长程记录主要用于生理性实验检测，受试者应进食标准餐，中晚餐热量为 1 000 kcal，早餐为 400 kcal。

3. 结果分析

采用定性和定量的方法分析压力的变化及症状表现。定性方法主要可确认所记录波形是否为结肠收缩活动，并确认收缩的起源、频率、收缩传递的方向、速度及距离等；定量方法则可确认收缩曲线下面积及运动指数。同时，还应记录压力改变时受试者的症状表现。

4. 评价

末端开放导管内含 8 根细导管，与开口于导管的不同部位的侧孔相通，可以一次性同时记录结肠内 8 个不同部位的压力变化数据，因此，该方法有测压效率高、结果相对可靠等优点。但是，由于测压导管直径较细，容易堵塞，可能造成假性压力升高，因此，末端导管法具有假阳性率高的缺点。目前采用的导管测压法需要结肠镜的引导，进入结肠的某一部位，虽然测压前可以进行结肠镜检查，了解结肠有无器质性病变，但这是一种侵入性检查手段，患者痛苦大、顺从性差，其测压结果不能完全反映生理状态下的结肠压力和结肠运动。在目前的结肠测压方法中，末端开放导管法是最常被采用的测压方法，但也仅用于临床研究，尚未广泛地应用于结肠运动障碍性疾病的临床诊断。

（二）微型压力传感器法

1. 原理

在一根细的导管顶端安装一个微型压力传感器，末端通过导线与压力记录仪连接。微型固状压力传感器可以直接感受肠腔内的压力变化。并将机械性的变化转换为电流信号传入体外便携式记录仪，再通过压力描记仪将记录仪所记录的电流信号转换为压力波形记录下来。

2. 方法和注意事项

同末端开放导管法。

3. 评价

微型压力传感器导管可以直接感受结肠腔内的压力变化，无须外部灌注器或贮液器，便于携带，能够较长时间地记录结肠压力变化，适用于非麻醉性研究。微型压力传感器导管同样需要在结肠镜的引导下插管，患者痛苦大、依从性差。另外，该导管对压力的变化不如末端开放导管敏感，微型压力传感器易损坏，寿命短。因此，微型压力传感器法的应用目前尚没有末端开放导管法广泛。

（三）恒压器检测法

1. 原理

由于结肠肠腔较大，采用细的导管有时很难准确地检测到肠腔内的压力变化，因此，采用气囊检测肠腔压力变化可能是更好的方法。恒压器检测法即是将充气气囊置于受检肠段内，结肠的收缩可导致气囊容积的改变，通过体外的记录装置检测到气囊容积的变化，反映结肠的收缩功能。

2. 方法和注意事项

肠道准备和气囊放置与导管法相同。

3. 结果分析

检测的记录图像结果可通过计算机进行分析，包括基础容积变化曲线（缓慢的容积变化）和时相性容积变化曲线（在基础容积变化以上的快速容积变化），同时可合并有干扰波形（持续时间小于 5 秒)。基础容积反映结肠的张力性收缩，近段、中段和远段结肠的平均容积分别为 125 ～ 200 mL、150 ～ 250 mL 和 60 ～ 160 mL。时相性容积变化反映结肠的时相性收缩，其频率通常大于 6 次 / 分钟，容积超过基线容积的 10%。此外，恒压器还可反映结肠的顺应性。

二、结肠传输试验

结肠通过时间检测可用于了解肠内容物通过结肠所用的时间，从而判断全结肠的运动功能。根据标志物不同，全结肠通过时间的检测包括不透 X 线标志物法、染料法、化学性标志物法、透 X 线颗粒标志物法等，其中不透 X 线标志物法是目前检测结肠通过时间的主要方法。

(一) 不透 X 线标志物法

1. 不透 X 线标志物多次摄片法

(1) 原理：患者一次摄入一定数量的不透 X 线标志物，标志物为在聚乙烯管内装 20% 硫酸钡，两头热封而成的钡囊或钡条。钡囊大小 3 mm×8 mm，重量 0.2 g。也可以将不透 X 线的导管剪成小块作为标志物。患者摄入标志物后的 5 天内，每隔 24 小时摄腹部 X 线片 1 张，共 5 张。记录每次摄片不同部位存留的标志物数量，然后用公式计算标志物平均通过时间。

(2) 方法：患者于检测前一周停用一切对胃肠运动和中枢神经系统有影响的药物，并停止抽烟和饮酒。检测前 24 小时按每千克体重给予 0.2 g 的粗纤维饮食，拍摄腹部 X 线片 1 张，了解腹部有无钙化灶、泌尿系及胆系结石，以便与标志物鉴别。检测当天早上 9 时左右让患者一次准确摄入 30 枚不透 X 线的标志物后，每 24 小时拍摄腹部 X 线片 1 张，共 5 张，记录每次摄片不同部位存留标志物的数量，通过公式计算平均通过时间。

(3) 注意事项：患者不能多服或少服标志物，计数标志物数量时，要注意观察标志物的形状，并与服标志物前的腹部 X 线片做对照，排除非标志物阴影。根据不同结肠段标志物数量的变化计算不同肠段的通过时间。

2. 不透 X 线标志物一次摄片法

患者一次摄入 30 枚标志物，5 天后做一次腹部 X 线片，如果仍有 4 枚以上的标志物存留于结肠，则认为结肠通过时间延长。

3. 多次给予标志物法

让患者连续 3 天每天摄入 20 枚不透 X 线的标志物，每次摄入的标志物大小和形态各异，于检测的第四天分析第一次排出粪便中的标志物 (或拍摄腹部 X 线片 1 次)，根据排出粪便内 (或存留结肠内) 标志物的数量和类型计算结肠通过时间。

4. 评价

临床上最佳测定结肠通过时间的方法尚有待确定，目前主要检测方法之一的不透 X 线标志物法，因方法简单、结果可靠而受到人们的重视。由于检测时间长达 5 天，其中多次摄片法需要多次拍摄腹部 X 线片，给患者带来一些麻烦；一次摄片法结果可靠、方法简单，避免了多次摄片而受到人们的欢迎，不足的是该方法不能确定结肠通过的具体时间。由于标志物完全通过肠道的时间较长，有人提出了以 80% 或 50% 的标志物通过结肠所用的时间作为结肠通过时间，来评价结肠运动功能。50% 的标志物全结肠通过时间的正常参考值为 8.4 ～ 23.4 小时。

(二) 染料法

用来测定结肠通过时间的化学染料有煌蓝和胭脂绿等。患者口服一定量的某种染料后，观察粪便颜色的变化。由于该方法只能确定粪便染色的头尾端，而不能确定标志物通过的时间，故目前已不被选用。

（三）化学标志物法

用来检测结肠通过时间的化学标志物有硫氰酸铜、三氧化二铬和硫酸钡等。患者口服这类标志物后，对其粪便进行标志物定量分析，通过分析检测 3～5 天内所有粪便化学标志物的含量，计算出结肠通过时间。该方法不需要接触放射线及核素，但是，由于化学标志物可以被小肠吸收，影响对检测结果的评价，因此未被广泛采用。

（四）透 X 线颗粒标志物法

用来测定结肠通过时间的透 X 线颗粒标志物有玻璃珠、植物种子和沙粒等。由于患者口服这类标志物后不被消化吸收，3～5 天可随粪便排出体外，通过收集患者粪便进行标志物过筛，计数一定时间内排出标志物的数量，计算结肠通过时间。由于该方法需要收集患者所有的粪便进行标志物过筛检查，目前已被淘汰。

三、肛门直肠测压

（一）适应证

1. 疑有直肠肛管动力障碍性疾病

①先天性巨结肠；②功能性大便失禁；③功能性肛管直肠痛：包括提肛综合征及肛门痛等；④盆底协调障碍；⑤系统性疾病伴直肠肛管症状，如硬皮病、糖尿病及慢性特发性假性小肠梗阻等。

2. 不明原因的排便困难、便秘。

3. 不明原因的大便失禁。

4. 动力障碍性疾病治疗（药物和手术）的疗效评估。

（二）禁忌证

1. 肛门直肠有梗阻性病变。

2. 严重的器质性疾病，病情未控制者。

3. 凝血功能障碍者。

4. 相对禁忌证

5. 活动期痔疮、不能合作者。

（三）检测方法

术前详细询问病史，测压前 1 周停用一切对消化道运动或中枢神经系统有影响的药物。术前 20 分钟用自来水行直肠灌洗，以清除直肠部位固体粪便，然后要求患者排空尿液及粪便。患者取左侧屈膝卧位，髋关节和膝关节均成 90°。首先对患者进行肛门指诊，指导患者做模拟排便及缩肛动作（屏气排便动作），判断患者动作是否正确，并及时给予纠正。测压导管经润滑后从肛门插入，使 1、2、3、4 测压导联分别位于距肛门口 1、2、3、5 cm 处，固定导管。1、2、3 导联记录肛管内的压力，4 导联记录直肠内的压力。插入测压导管后患者休息 10～15 分钟适应测压导管的置入。

1. 直肠静息压

患者在静息状态下，记录 4 导联压力，记录 3～5 分钟，取其平均值为直肠静息压。参考值 3.7 ～ 18.0 mmHg(1 mmHg=0.133 kPa)。

2. 肛管静息压

记录静息状态下 1、2、3 导联压力，记录 3 ～ 5 分钟，取其平均值为肛管静息压。参考值约 60 mmHg。其中 80% ～ 90% 来自肛门内括约肌。

3. 最大肛门括约肌静息压

患者在静息状态下，记录 1、2、3 导联压力，分别取其最大值，计算 3 个最大压力的平均值为最大肛门括约肌静息压。参考值 62 ～ 74 mmHg。

4. 缩肛动作

嘱患者用力收缩肛门，并尽量延长收缩时间直至不能耐受，共完成 3 次，每两次间至少间隔 1 分钟。记录 1 导联的最大压力，计算其平均值即为最大缩肛压。参考值 150 ～ 178 mmHg。记录每次缩肛时导联压力升高持续的时间，计算其平均值即为缩肛持续时间。参考值 25 ～ 31 秒。

5. 模拟排便

休息 10 分钟后，向气囊内注射 50 ml 气体，嘱患者做模拟排便动作，共 3 次，每两次间至少间隔 1 分钟。正常人模拟排便时可观察到直肠压力升高，肛管压力降低。记录肛管压力下降幅度与原肛管压力的比值即为松弛率。参考值 30% ～ 46%。

6. 直肠肛门抑制反射

又称直肠括约肌反射，常由直肠充盈诱发。当向直肠内气囊注入气体时，若观察到肛门内括约肌（第 2 导联）处压力下降 10 ～ 15 mmHg 即为直肠肛门抑制反射。记录引起直肠肛门抑制反射的最小充气量，正常值为 10 ～ 50 ml。

参考文献

[1] 杜文贞，等 . 消化内科疾病诊疗新进展 . 西安：西安交通大学出版社 .2015.06

[2] 陈翠云，颜培光，苏金明 . 临床内科疾病与诊疗 . 北京：中医古籍出版社 .2009.09

[3] 刘晓政 . 新编临床消化内科疾病诊疗精要 . 西安：西安交通大学出版社 .2014.07

[4] 李晓利 . 临床消化内科疾病诊疗 . 北京：科学技术文献出版社 .2014.05

[5] 冯学欣，冯腾，王建玲 . 消化内科疾病诊疗学 . 长春：吉林科学技术出版社 .2012.07

[6] 高峰玉，孙爱涛，张坤勇，等 . 临床消化内科疾病诊疗学 . 北京：科学技术文献出版社 .2012.09

[7] 张尤历 . 消化内科疾病诊疗指南 . 北京：学苑出版社 .2008.04

[8] 杨志宏，张伟，吕霄玲 . 临床消化内科疾病诊疗学 . 天津：天津科学技术出版社 .2011.09

[9] 郑敏 . 消化内科疾病临床诊疗 . 天津：天津科学技术出版社 .2013.01

[10] 王玉兰 . 消化内科疾病规范化诊疗与护理 . 北京：科学技术文献出版社 .2013.01

[11] 钱家鸣 . 消化内科疾病临床诊疗思维 . 北京：人民卫生出版社 .2012.02

[12] 刘荣格，等 . 内科疾病诊疗流程 . 北京：科学技术文献出版社 .2007.11

[13] 李宝祥，狄琢玉，甄淑芳 . 内科疾病诊疗程序 . 北京：军事医学科学出版社 .2007.08

[14] 丁淑贞，丁全峰 . 消化内科临床护理 . 北京：中国协和医科大学出版社 .2016.07

[15] 黄峻，陆凤翔 . 实用内科诊疗规范 . 南京：江苏科学技术出版社 .2002.10

[16] 范玉仙，等 . 常见内科疾病诊疗与护理 . 西安：第四军医大学出版社 .2009.08

[17] 张云萍，等 . 消化系统疾病诊疗常规 . 北京：军事医学科学出版社 .2008.06

[18] 张树基，刘新光 . 现代消化内科诊疗手册 . 北京医科大学 中国协和医科大学联合出版社 .1998.05

[19] 张树基，刘新光 . 现代消化内科诊疗手册 . 北京医科大学 中国协和医科大学联合出版社 .1998.05

[20] 汪丽蕙，等 . 现代内科诊疗手册 . 北京：北京医科大学、中国协和医科大学联合出版社 .2001.05

[21] 皮红英，朱秀勤 . 内科疾病护理指南 . 北京：人民军医出版社 .2013.06